U0251716

临床牙髓再生技术

现况与展望

Clinical Approaches in Endodontic Regeneration

Current and Emerging Therapeutic Perspectives

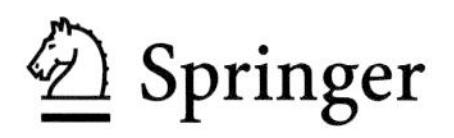

临床牙髓再生技术
现况与展望

Clinical Approaches in Endodontic Regeneration
Current and Emerging Therapeutic Perspectives

（爱尔兰）亨利·F. 邓肯
（Henry F. Duncan） 主编
（英）保罗·罗伊·库珀
（Paul Roy Cooper）
刘 贺 卢 静 主译

北方联合出版传媒（集团）股份有限公司
辽宁科学技术出版社
沈 阳

图文编辑

刘 娜 杨 洋 刘 菲 赵圆媛

图书在版编目（CIP）数据

临床牙髓再生技术：现况与展望 /（爱尔兰）亨利・F. 邓肯（Henry F.Duncan），（英）保罗・罗伊・库珀（Paul Roy Cooper）主编；刘贺，卢静主译. —沈阳：辽宁科学技术出版社，2021.1

ISBN 978-7-5591-1673-4

Ⅰ. ①临… Ⅱ. ①亨… ②保… ③刘… ④卢… Ⅲ. ①牙髓病 Ⅳ. ①R781.3

中国版本图书馆CIP数据核字（2020）第133766号

出版发行：辽宁科学技术出版社
（地址：沈阳市和平区十一纬路25号 邮编：110003）
印 刷 者：上海利丰雅高印刷有限公司
经 销 者：各地新华书店
幅面尺寸：210mm × 285mm
印 张：10.75
插 页：5
字 数：230 千字
出版时间：2021 年 1 月第 1 版
印刷时间：2021 年 1 月第 1 次印刷
策划编辑：陈 刚
责任编辑：殷 欣 苏 阳
封面设计：袁 舒
版式设计：袁 舒
责任校对：李 霞

书 号：ISBN 978-7-5591-1673-4
定 价：198.00 元

投稿热线：024-23280336
邮购热线：024-23280336
E-mail:cyclonechen@126.com
http://www.lnkj.com.cn

译者名单
Translators

主　译：

刘　贺　卢　静

副主译：

郝　晶　赵　申　潘文婷　李　恒

译　者（以姓氏笔画排序）**：**

王宗安　南京市溧水区人民医院

申　婷　中南大学湘雅口腔医院

卢　静　福建医科大学附属口腔医院

刘　贺　济宁医学院附属医院

李　里　北部战区总医院

李　恒　济宁医学院附属医院

赵　申　上海交通大学附属第九人民医院

郝　晶　中国科学院大学杭州口腔医院

潘文婷　郑州大学第一附属医院

序言
Foreword

在过去40年中，我们经历了牙髓生物学研究的黄金时代，对于健康牙髓组织与损伤牙髓组织的结构、临床表现的深入理解都取得了巨大进展。虽然牙髓生物学研究的大部分内容都围绕着基础科学，但是它为我们提供了一个坚实有力的平台，让我们可以将基础理论应用于临床实践，也使牙髓再生治疗应运而生，并最大限度地转化为临床。对于任何一名临床医生来说，新的治疗技术和方法总令人兴高采烈，牙髓治疗尤其如此，因为传统治疗技术主要围绕着有效封闭根管系统。探索牙髓-牙本质复合体的生物活性、创伤愈合能力并且应用组织工程原理都有助于指导未来的牙髓病临床诊疗策略。因此，我欣然作序来介绍这一本填补了当前文献空白的著作。本书为读者们提供了一个了解牙髓病学发展前景的独特视角。近期出版的一些著作仅仅概述了牙髓病学的临床进展，而本书汇集了一大批资深专家，为我们带来了牙髓生物学的最新进展，尤其是临床应用方面。

保罗・罗伊・库珀和亨利・F. 邓肯因在牙髓生物学与牙髓病学方面的卓越贡献及深厚造诣而享誉全球。他们之间的协作是一流的科研-临床合作关系的缩影。他们的研究领域涉及牙髓干细胞、生物活性信号分子、炎症介质和表观遗传机制，并且已经取得了大量开创性成果。他们足以胜任本书主编一职，并且召集了一批对于牙髓病临床诊疗具有远见卓识的杰出学者编写各个章节。他们将牙髓病学相关多个主题融会贯通，使本书的整体内容得到扩展和深化。牙髓病学研究生、住院医师、研究人员和临床医生都会对本书爱不释手，我相信本书将会激励临床牙髓病学领域的诸多同仁。我由衷感谢本书主编和编者们为我们提供了这些宝贵的真知灼见，本书堪称牙髓病学领域的必读书目之一。

安东尼（托尼）・J. 史密斯
牙科学院，口腔生物系
伯明翰大学
英国伯明翰

前言
Preface

在启动这个项目时，我们和托尼·J. 史密斯探讨是否有必要再出版一本牙髓生物学和牙髓再生医学领域的教科书。我们一致认为，耗费大量精力编写一本百科全书式的科研参考书毫无意义，当务之急是编写一本短小精悍的临床转化书籍。这本书应立足“前沿”并以最新科研成果为基础，探讨当前临床治疗以及未来研究方向。因此，我们召集了一批工作在牙髓生物学、牙髓再生医学以及活髓保存研究与实践最前沿的朋友、合作者和同事，并在他们的帮助下一起完成了该项目。

本书首先介绍了以临床实践和科学研究为基础的活髓保存治疗，紧接着探讨了处理牙髓疾病、深龋和牙髓暴露的现代观点，然后分析了血管形成、神经发生、炎症和表观遗传学等牙髓再生技术的生物学基础。在后面的章节中，我们分析了与生物工程、生物材料选择、再生和细胞归巢/干细胞技术相关的问题，并探讨了它们对于治疗的影响。为启发本科生、研究生和研究型牙医，本书总结了牙本质–牙髓相互作用和牙髓再生医学相关的前沿科研成果，同时强调了将这些最新的研究进展应用于日常临床实践的可能性。本书中每一章都讨论了正在快速发展的相关领域的各个方面潜在进展。

为什么医学生与临床医生都应该了解牙髓再生的当前和未来治疗策略？也许最好的答案是，在过去的10年里，牙科治疗已经从过去破坏性的“钻与补”完全转向微创、基于生物学的修复治疗。牙髓损伤的牙齿，其治疗方式从侵入性根管治疗转向更保守的治疗，旨在保护牙髓并利用其固有再生能力或者用生物性组织代替坏死牙髓。然而，这些新的治疗原则很难在牙科学中有效地贯彻，因为将这些牙髓再生治疗策略付诸实践，需要了解牙髓/根尖周疾病和修复/再生的科学过程。因此，本书的主题是将疾病和治疗相关的临床实践、涵盖炎症和再生过程的基础科学要素相结合。

也就是说，本书尽管将基础研究转化为临床实践，但并不是指导牙髓再生治疗每一步操作的牙髓生物学“操作指南”。实际上，生物学技术很少适用于这种方法，并且理解生物学过程背后的意义及其机制更为重要。编著本书并与来自世界各地的同行合作是一个令人欢欣鼓舞的过程，而且临床医生和科研人员的合作都将继续推动这一领域向前发展。我们认识到，在未来某个时刻，本书将超过“有效期”，但是本书已经涵盖了牙髓生物学领域在此期间的现况与进展。我们真诚地希望你能喜欢这本书，它会激励你在日常临床实践中以生物学的角度去处理与替代损伤的牙髓组织。

亨利 · F. 邓肯
保罗 · 罗伊 · 库珀
爱尔兰都柏林
英国伯明翰

目录
Contents

第1章 龋病与牙髓病的微创治疗

Current and Emerging Innovations in Minimally Invasive Caries and Endodontic Treatments

W. J. Wolters, L. W. M. van der Sluis

1.1 引言

根尖周炎是由细菌（浮游状态或生物膜形式）及其代谢产物激活宿主免疫系统而引起的炎症反应。细菌及其代谢产物可位于根管系统附近，也可位于根管系统的内部或外部（例如根尖外）（Haapasalo等2011）。研究表明，难治性根尖周炎与根尖外生物膜的存在有关（Wang等2013）。根管治疗的目的是清除根管内的细菌及其生物膜，从而预防或治疗根尖周炎。

细菌在液体–固体界面聚集，会逐渐形成生物膜。生物膜是由高度水合的胞外基质（EPS）及包裹其中的细菌组成（Flemming和Wingender 2010）。EPS能促进营养物质的吸收和扩散，并且赋予生物膜粘弹性。由于具有以上特性，生物膜非常顽固，难以去除（Peterson等2015），在根管清理与消毒过程中不易受到机械和化学破坏。当环境恶劣或受到化学刺激时，生物膜中的细菌可进入休眠状态从而得以存活。研究发现，细菌经过多种形式的消毒仍可存活（Flemming和Wingender 2010）。

根管预备过程中，器械常无法到达峡区、接触椭圆形根管和侧支根管等复杂根管解剖结构。而经器械清理的区域中，会形成含有牙本质碎屑的玷污层。玷污层附着于根管壁上，并且被挤入牙本

W. J. Wolters（✉）· L. W. M. van der Sluis
Center of Dentistry and Oral Hygiene，University Medical Center Groningen，
Groningen，The Netherlands
e-mail: w.j.wolters@umcg.nl，l.w.m.van.der.sluis@umcg.nl

H. F. Duncan，P. R. Cooper（eds.），*Clinical Approaches in Endodontic Regeneration*，
https://doi.org/10.1007/978-3-319-96848-3_1

质小管（Pashley等1988；Drake等1994；Violich 和Chandler 2010）。牙本质是一种由牙本质小管组成的一种多空组织，牙本质小管的直径在0.6~3.2μm之间，长度可达2mm。微生物可进入牙本质小管，并在根管壁表面和牙本质小管中形成生物膜（Haapasalo等2011）。由于生物膜的顽固性以及根管解剖的复杂性，临床上很难能彻底清除生物膜（Wang等2012）和玷污层，因此根尖周炎难以完全愈合（Wu等2006）。

欧洲牙髓病学会（ESE）认为“根管治疗成功后，牙周膜间隙在影像学上应表现正常”（欧洲牙髓病学会2006）。根尖片敏感度较低，容易产生假阴性结果。有组织学研究发现，根尖片无明显异常的患牙中约40%伴有根尖周炎（Wu等2006）。还有研究表明，根管治疗后伴有根尖周炎的患牙，绝大多数根管已感染；根管治疗后无明显根尖周透射影的患牙，大部分也已感染或被污染（Molander等1998）。这些研究使用的方法是纸尖取样和细菌培养，根据现代微生物学标准，该研究方法的敏感度较低。如果使用现代分子生物学技术重复以上研究，所有的患牙都可能已经感染，并含有多种类型的细菌。

如前所述，临床上几乎不可能将根管系统中的细菌完全消除，所以需要新的方法来预防根尖周炎的产生。我们应该预防细菌定植和根管系统感染，从而防止根尖周炎的产生。为实现以上目标，我们采用牙髓摘除术（完全摘除牙髓）治疗不可复性牙髓炎，并且取得了良好的效果（Sjogren等1990；Marquis等2006）。

很多牙髓病学研究中使用根尖周指数（PAI）来评估根尖周炎，该指数将患牙的影像学表现与组织学表现相关联（Brynolf 1967）。根尖周指数越高则表示炎症越严重。一些研究中使用较低的根尖周指数（1和2）来代表根尖周炎愈合或治疗成功（Wu等2006，2009）。研究中是否将根尖周指数为2的样本纳入治疗成功组会影响根尖周炎或活髓病例的成功率。如果不将根尖周指数为2的样本纳入治疗成功组，仅仅将根尖周指数为1的病例（影像学表现完全正常）（欧洲牙髓病学会2006）视为成功，那么活髓病例常规根管治疗的成功率将从94%下降到70%（Ørstavik等2004）。

锥形束计算机断层扫描（CBCT）是一种相对较新的成像模式，可用于评估根管治疗。与使用根尖片评估根管治疗相比，CBCT评估常规根管治疗的成功率会进一步下降约10%（Abella等2012；Al-Nuaimi等2018）。然而，这并不是活髓牙常规根管治疗唯一的问题。常规根管治疗耗时较长而价格昂贵，并且会削弱牙齿抗力，可能引起根尖裂纹，进而发展为牙根纵裂，使根管治疗后牙齿的存留率下降（Shemesh等2010；Liu等2013）。

1.2 小结

活髓牙常规根管治疗并不如预期的那么成功。临床上很难将根管系统中的细菌及生物膜彻底清除，并且患牙在完成根管治疗后还可能会再次感染。这提示我们需要考虑其他的治疗方案。那么，哪一种治疗方法是常规根管治疗术的替代选择呢?

1.3 微创治疗

近期研究表明，很多病例可以通过保存活髓以预防根尖周炎。活髓保存治疗是一种针对深龋和炎症/感染牙髓的保守治疗方法。而牙髓再生治疗（REP），即“基于生物学的一种治疗方法，目的是替换损伤的牙齿结构，包括牙本质、牙根和牙髓-牙本质复合体”，未来将为更多牙髓感染/坏死病例提供治疗机会。牙髓再生治疗成功在于控制感染，使用生物材料以及应用干细胞（Cao等2015）。

研究表明，不可复性牙髓炎的牙髓组织中含有干细胞/祖细胞群。对这些细胞群的特性进行深入研究和鉴别，将有助于确定这些细胞未来能否作为牙齿组织再生的内源性多能干细胞来源。目前牙髓再生治疗方案还未应用于临床，牙齿组织工程仍然只是一个研究课题，虽然已经取得了很多研究成果，但是所再生出的组织并不是真正的牙髓（Cao等2015；Saoud等2016）。

现代牙髓治疗的主要目标是保存牙髓和维持牙髓活力，尤其是深龋的治疗。在过去，追求彻底去腐常常导致牙髓暴露，盖髓材料的效果也不明确。氢氧化钙（CH）是最常用的盖髓材料，自1921年被引入牙科领域，在此后的几十年间它已经成为盖髓材料的金标准，然而直接盖髓术仅适用于那些没有症状、意外露髓的牙齿（Baume和Holz 1981）。传统观点认为，对于去腐露髓的深龋病例，氢氧化钙盖髓的成功率较低，建议行根管治疗（Dominguez等2003；Li等2015；Kundzina等2017）。尽管氢氧化钙被认为是金标准，但是也有文献报道了氢氧化钙的一些缺点：形成的钙化屏障中存在孔隙，引起髓腔内弥漫性钙化，在唾液中溶解度高，酸蚀后不粘接并且降解（Li等2015）。近年来出现了多种新型生物陶瓷材料，其中三氧化物聚合物（MTA），一种硅酸三钙基材料，由于其具有良好的封闭性和生物相容性（Torabinejad和Parirokh 2010），是深龋去腐露髓时最可靠的直接盖髓剂（Bogen和Kuttler 2009；Torabinejad和Parirokh 2010），成功率高达85%（Kundzina等2017）。

相比氢氧化钙，MTA有很大的优势：它可以减少炎症、充血和组织坏死。形成的钙化屏障中仅有微小的孔隙，牙本质的沉积也更快（Nair等2008；Accorinte Mde等2008；Asgary等2008）。组织学研究和体外研究也证实其良好的生物相容性、化学和物理性质、封闭性和抗菌性（Torabinejad和Parirokh 2010）以及较高的临床成功率（Li等2015）。

1.4 龋病进展和病变深度

龋病是一种慢性感染性疾病。当宿主频繁进食发酵的碳水化合物，为牙齿表面细菌生物膜内部提供发生生态转变的环境，微生物从相互制衡的生物群体转变为产酸、耐酸的致龋群体。微生物代谢产酸打破了牙体硬组织表面脱矿与再矿化的平衡，引起矿物质流失，形成龋损（Innes等2016；Fejerskov等2015）。随着牙本质脱矿软化，龋病继续进展导致牙髓炎的发生。当龋损接近牙髓时，炎症反应会增强。通常来说，除非龋损非常接近牙髓组织，否则牙髓组织炎症不会非常严重（Bjørndal 2008；Siqueira Jr 2011）。一项经典研究证实，距离牙髓1.1mm的细菌对牙髓组织几乎没有影响，只有当龋损距离牙髓0.5mm以内时，牙髓才会出现炎症反应（Reeves和Stanley 1966）。众所周知，预测深龋患牙牙髓的愈合结果极其困难，但是龋源性露髓的患牙并不一定伴有不可复性牙髓炎。事实上龋齿的进程可以是活动性的或者静止的，两者对于牙髓的影响不同（Bjørndal 2008）。这是因为当不存在促进生物膜内部生态环境转变的口腔环境，营养摄取减少时，生物膜内菌群生活状态改变，龋病的进展终止，进而软化牙本质重新硬化。现在学者们已经认识到，当感染牙本质通过封闭性良好的修复体与外界口腔环境隔绝后，残余细菌丧失营养来源，龋病进程会停止，因此并不需要将所有的感染牙本质完全清除（Innes等2016）。

在过去，龋病进展的深度曾被作为评估牙髓健康与否的指标，可通过咬合翼片对龋损的深度进行评估分类，作为制订深龋治疗方案的依据（Bjørndal等2010）。但是以上方法具有一些局限性：

1. 龋病朝向牙髓方向的进展过程是三维的。X线片仅是一种二维影像，因此不能准确评估龋病的进展。
2. 治疗的选择应基于对牙髓的诊断，因为牙髓对于龋病的反应是预测牙髓愈合潜力的重要因素。
3. 龋病进展本身或病变深度是次要的，因为牙髓愈合潜力不仅取决于龋病进展程度，还取决于生物膜活性及其对牙髓的影响，以及牙髓组织是否感染。

1.5 牙髓愈合

牙髓产生炎症并不意味着受到了不可复性损害，炎症是牙髓（和其他组织）应对刺激的正常反应（Simon等2011）。牙髓愈合是一个纵向过程，取决于组织中微生物的毒力大小和牙髓愈合能力的强弱。一项关于龋齿中牙髓愈合过程的研究为活髓治疗提供了新的见解（Simon等2011）。牙本质是一种细胞性组织，牙本质小管中含有成牙本质细胞突。因此必须将牙本质和牙髓视为一个整体，即牙髓-牙本质复合体（Pashley 1996）。当牙髓受到微生物攻击时（龋病），通过牙本质小管的硬化和第三期牙本质的形成阻止细菌及其代谢产物向牙髓扩散（Bjørndal 2008）。这些固有防御机制使牙髓能抵御微生物的攻击（Farges等2013；Bjørndal等2014）。随着硬组织脱矿和龋齿的形成，生长因子不断从牙髓-牙本质复合体释放（Finkelman等1990；Cassidy等1997；Cooper等2010，2011），而牙髓-牙本质复合体是牙本质基质初始形成时发生矿化的区域。生长因子释放并向牙髓扩散，可促进牙髓修复和再生（Smith等2012，2016）。目前一些相关研究正在揭示新的生长因子及其对于牙髓的积极影响（Tomson等2017）。

1.6 小结

由于牙髓对于微生物的抵抗力比以往认知的更加强大，因此从逻辑上讲，龋齿的进展和病变深度不应该决定治疗方式。相反，临床上所观察到的症状在预测牙髓愈合潜力方面更为重要，因此更适合指导治疗方式的选择。

1.7 牙髓炎症

牙髓可具有不同程度的炎症，在传统概念中，牙髓炎分为可复性牙髓炎（冷刺激没有延时痛）和不可复性牙髓炎（冷刺激停止后，患牙出现或轻或重的持续数秒的疼痛）。不可复性牙髓炎的常规治疗方式是牙髓摘除术，即去除髓腔和根管系统中的所有牙髓组织。然而目前尚不确定牙髓摘除术是否是不可复性牙髓炎的最佳治疗方案。通常认为延迟痛是不可复性牙髓炎的表现，而事实上，这并不代表整个牙髓处于不可复性炎症状态。

通常当患牙出现延时痛时，只有冠髓发生了不可复性炎症，而根髓相对来说并没有发炎（Ricucci等2014）。对于出现不可复性牙髓炎症状的患牙，即使在刺激去除后牙髓也很难恢复正常。所以应该去除已发炎的冠髓组织，而未发炎的根髓组织可愈合恢复（Ricucci等2014）。使用恰当的微创治疗方法，很多诊断为不可复性炎症的牙髓都有可能愈合，研究已证实该治疗策略的可行性，牙髓切断术可成功治疗不可复性牙髓炎（Taha等2017；Qudeimat等2017；Asgary等2014）。

为了更好地判断牙髓的状态，医生需要更仔细地对牙髓进行临床诊断，包括详细询问病史（Bender 2000）。临床诊断必须能够反映牙髓的炎症程度，从而为每一个病例制订最佳治疗方案。因此所有相关的临床信息，尤其是患者完整的疼痛病史，都极其重要。通过详细地询问病史和仔细检查，区分弥漫性不可复性牙髓炎（需拔除或行牙髓摘除术）和局限性不可复性牙髓炎。其中局限性不可复性牙髓炎患牙，因为部分牙髓仍有活力，炎症很可能局限在冠髓而根髓炎症仍然是可复性的（Ricucci等2014）。如果能够保留根髓，那么牙齿的预后可能会得到改善（Aguilar和Linsuwanont 2011）。叩诊是一种较为关键的诊断方法。叩诊阳性表明根尖周存在炎症（根尖周炎）。然而这并不意味着微生物一定存在于根尖周围。感染可局限于冠髓，而微生物代谢产物可扩散至根尖周引起炎症。因此根尖周炎症是无菌性的，仅仅是由于机械创伤/压力/过度负荷所引起的细胞损伤。当创伤消退时，细胞损伤停止，牙髓和根尖周组织愈合，疼痛就会消失。这表明急性根尖周炎也可分为可复性和不可复性。

临床问诊时，患者对于症状的描述可以为医生提供患牙牙髓状态的初步印象。恰当的临床检查可以准确地反映牙髓的组织学状态，这一研究结果与传统观点相左，研究表明，牙髓炎患牙的临床症状与组织学变化大体一致，临床诊断为正常/可复性和不可复性牙髓炎的病例中，与牙髓实际组织状态相一致的概率分别为96.6%和84.4%（Ricucci等2014）。可复性和不可复性牙髓炎患牙的炎症可局限于冠髓，根髓并未发炎（Aguilar和Linsuwanont 2011）。

1.8　小结

我们需要制订一套新的、更详细的系统来对不同阶段的牙髓炎进行正确的评估和诊断，这对于预测治疗结果也非常重要（Bjørndal等2010）。事实上不可复性牙髓炎患牙，其牙髓-牙本质复合体仍具有再生潜力，表明现有的牙髓炎分类可能需要修改（Ricucci等2014）。传统观点认为的不可逆转的病例，实际上仍然可以挽救，牙髓可以通过恰当的治疗将不可复性炎症转变为可复性炎症（Taha等2017）。

1.9　深龋的微创治疗

1.9.1　深龋的治疗方案

1.9.1.1　部分去腐

在处理深龋时应尽量避免根管治疗，可以采取部分（或选择性）去腐（PCR）来防止意外露髓。当深龋近髓，而患牙没有牙髓变性的体征或症状时，可使用PCR。PCR过程中需要清理龋洞边缘，包括少量正常牙釉质。洞缘牙本质质地应足够坚硬，以保证获得最佳粘接封闭性（Innes等2016）。保留邻近牙髓的部分腐质以免牙髓暴露，然后使用修复体将其“封闭”。这表明在PCR过程中，只是需要去除龋洞牙本质表面的生物膜，而并不是所有的“感染牙本质”（Gruythuysen等2010）。由于龋洞严密封闭，邻近牙髓的残余菌群不会繁殖，多项研究证实，PCR后残余腐质中的可培养菌群显著减少（Bjørndal和Larsen 2000；Paddick等2005），也有研究表明，残余腐质中的细菌对牙髓无不利影响（Ricketts等2013）。由于修复体封闭和牙本质小管硬化，残余腐质中的微生物与口腔环境隔绝，使其营养来源受限，致龋力降低（Bjørndal和Larsen 2000；Paddick等2005）。

1.9.1.2　逐步去腐

为了减少牙髓暴露的风险，逐步去腐（SW）分为两步。首先，去除周围龋坏牙本质，底部保留一层感染的软化牙本质；然后临时封闭窝洞；数周或数月后，进行第二次去腐，从而为牙本质再矿化、硬化以及第三期牙本质形成留出时间。这种处理方法非常重要，可以减少（但不能消除）第二次去腐时露髓和出现术后并发症的风险。一段时间后将腐质彻底去除，最后行永久修复（Bjørndal 2011）。

近期一篇文献综述的结论显示，治疗深龋时，部分去腐预后更佳，因为SW治疗更常导致牙髓暴露（Maltz等2018）。一项比较以上两种技术的研究显示，PCR和SW治疗后患牙的存留率分别为91%和69%。该结果说明，深龋治疗中避免二次打开窝洞再次去腐，可能更有利于保存牙髓活力（Maltz等2012a，b，2013；Hoefler等2016）。临床上很难评估两种治疗方法之后的修复失败，但是完全或者部分去腐的牙齿修复失败的风险相似（Schwendicke等2013）。一次性就诊对于患者的负担更小。

1.10　小结

部分去腐时窝洞内残余的感染牙本质并不会影响牙髓活力。当前研究表明，没有必要进行二次治疗再次打开窝洞，彻底去除感染牙本质。

1.11　何时需直接处理牙髓?

近期发表的一项关于间接牙髓治疗的研究（Hashem等2015），根据临床症状对牙髓进行了新的分类：

—轻度可复性牙髓炎：冷、热刺激和进甜食敏感，持续时间长达15~20秒。

—重度可复性牙髓炎：疼痛增加，持续时间超过几分钟，需要口服止痛药。

以上两种分类，通常临床诊断为不可复性牙髓炎，但是当使用PCR治疗这些具有不可复性牙髓炎症状的牙齿时，1年后第一类的成功率约为90.25%，第二类的成功率为68%（Hashem等2015）。这说明具有重度可复性牙髓炎的患牙，预后不可预测。通过部分牙髓切断术或完全牙髓切断术治疗重度可复性牙髓炎患牙，去除炎症牙髓，可有助于保留部分活髓。

当患牙的临床诊断为不可复性牙髓炎时，通常牙髓切断术可以作为减轻疼痛的紧急治疗措施（Eren等2018）。然而，如果根髓并未发炎/感染，那么去除感染的冠髓，然后使用生物相容性良好的材料盖髓，可以使根髓健康存活。研究表明，牙髓切断术后使用MTA盖髓，根管并未钙化闭塞，并且随访2年后也没有出现根尖周炎（Simon等2013）。因此，对于临床诊断为不可复性牙髓炎的患牙，牙髓切断术与根管治疗术（牙髓摘除术）具有相似的治疗效果（Simon等2013；Asgary等2013；Alqaderi等2016）。

如果牙齿的治疗方式是牙髓摘除术而不是牙髓切断术，目前尚不完全清楚根管预备和牙髓摘除的程度。根管预备的止点应该是根尖孔，还是有意要短一些，保留根尖活髓（Wu等2000）。文献表明，保留根尖活髓具有一些优点。与根尖狭窄附近的根尖周组织相比，根尖活髓可更好地耐受预备和冲洗的创伤。另外，根管预备时不过度深入也可预防根尖弯曲部位台阶的形成，防止根充材料超出根尖，而这些并发症会降低根管治疗的成功率。

1.12　小结

牙髓切断术成功率较高。去除牙髓组织的量与时机，取决于牙髓的炎症程度。这可以通过临床症状来确定，因此需要一种新型牙髓诊断系统来区分牙髓炎的不同阶段。

1.13　牙髓诊断

1.13.1　牙髓炎的症状评估：牙髓诊断新理念

很显然，现在我们需重新评估牙髓炎和常规根管治疗技术。牙齿治疗方式的选择不应该取决于龋病的进展程度，而应该通过患牙临床症状判断牙髓的状态，指导医生选择治疗方法。如果采用恰当的微创治疗，很多诊断为不可复性炎症的牙髓有可能愈合。这表明牙髓受到刺激后出现延时痛（通常被认为是不可复性牙髓炎的表现），不一定代表整个牙髓处于不可复性炎症状态，患牙存在以上症状时，通常只有冠髓具有不可复性炎症。PCR或冠髓切断术属于微创的治疗方法，可以使剩余的未发炎/可复性炎症牙髓再生愈合（Taha等2017）。

1.13.2　新的临床牙髓诊断术语及其相关治疗方式（Wolters等2017）

1.13.2.1　早期牙髓炎

冷刺激反应敏感，刺激去除疼痛消失，叩诊不敏感，无自发性疼痛。

治疗：间接牙髓治疗（van der Sluis等2013）。

1.13.2.2　轻度牙髓炎

冷、热刺激和进甜食反应敏感，持续可达20秒。叩诊可能敏感，但无自发性疼痛。临床症状与组织学发现一致，炎症局限于冠髓。

治疗：间接牙髓治疗（van der Sluis等2013；Asgary等2015）。

1.13.2.3　中度牙髓炎

冷刺激疼痛明显，反应增强并持续，可持续数分钟。可能伴有叩诊敏感，口服止痛药可缓解自发性钝痛。临床症状与组织学发现一致，炎症范围较大，但仍局限于冠髓。

治疗：部分或完全牙髓切除术（图1.1）

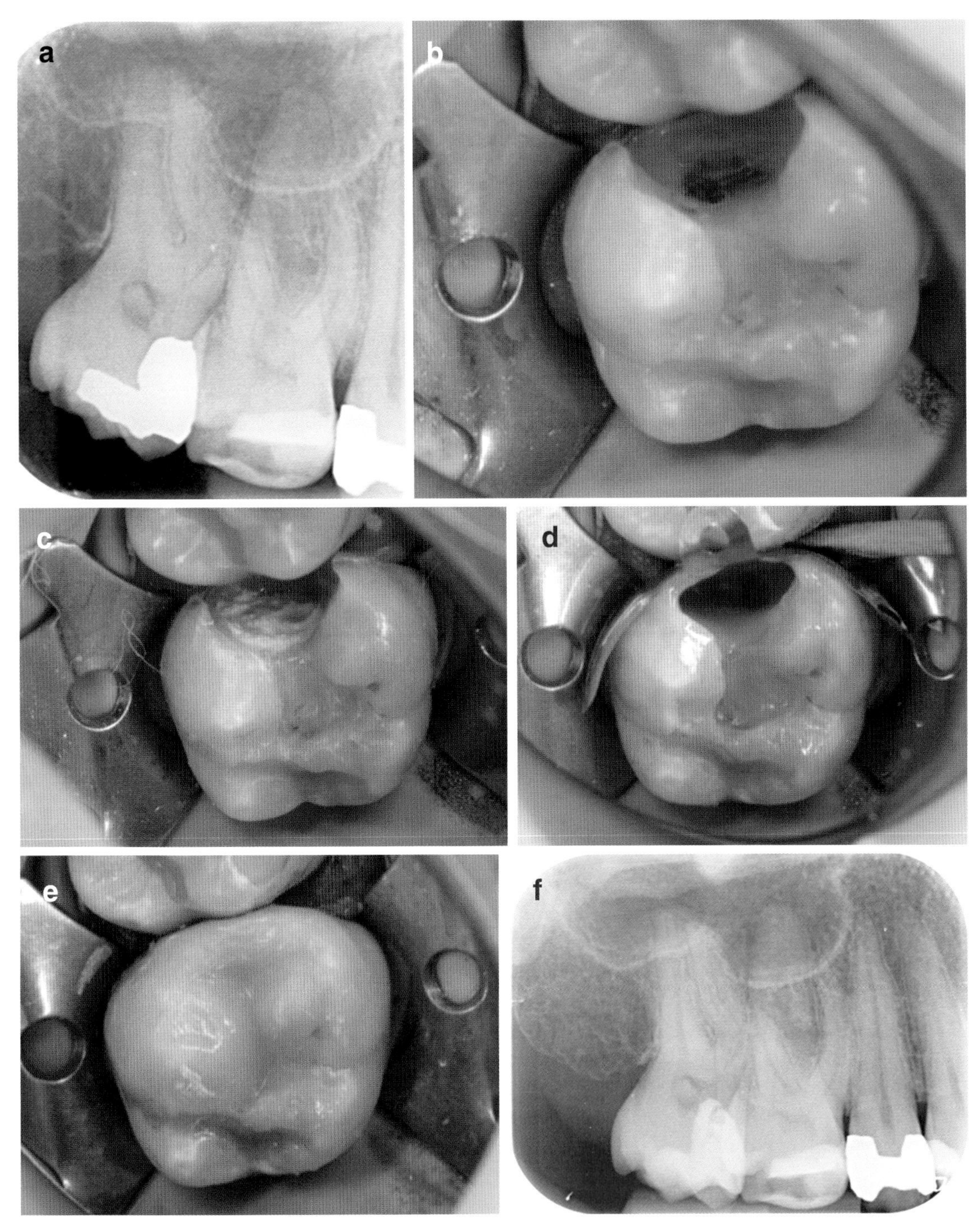

图1.1 （a~f）伴中度牙髓炎的磨牙行部分牙髓切除术（Ng等2008）。去除部分炎症/感染组织后，使用MTA盖髓，复合树脂修复。1年后患牙对冷刺激反应正常（该病例图片由M. Marques提供，私人执业，荷兰）。

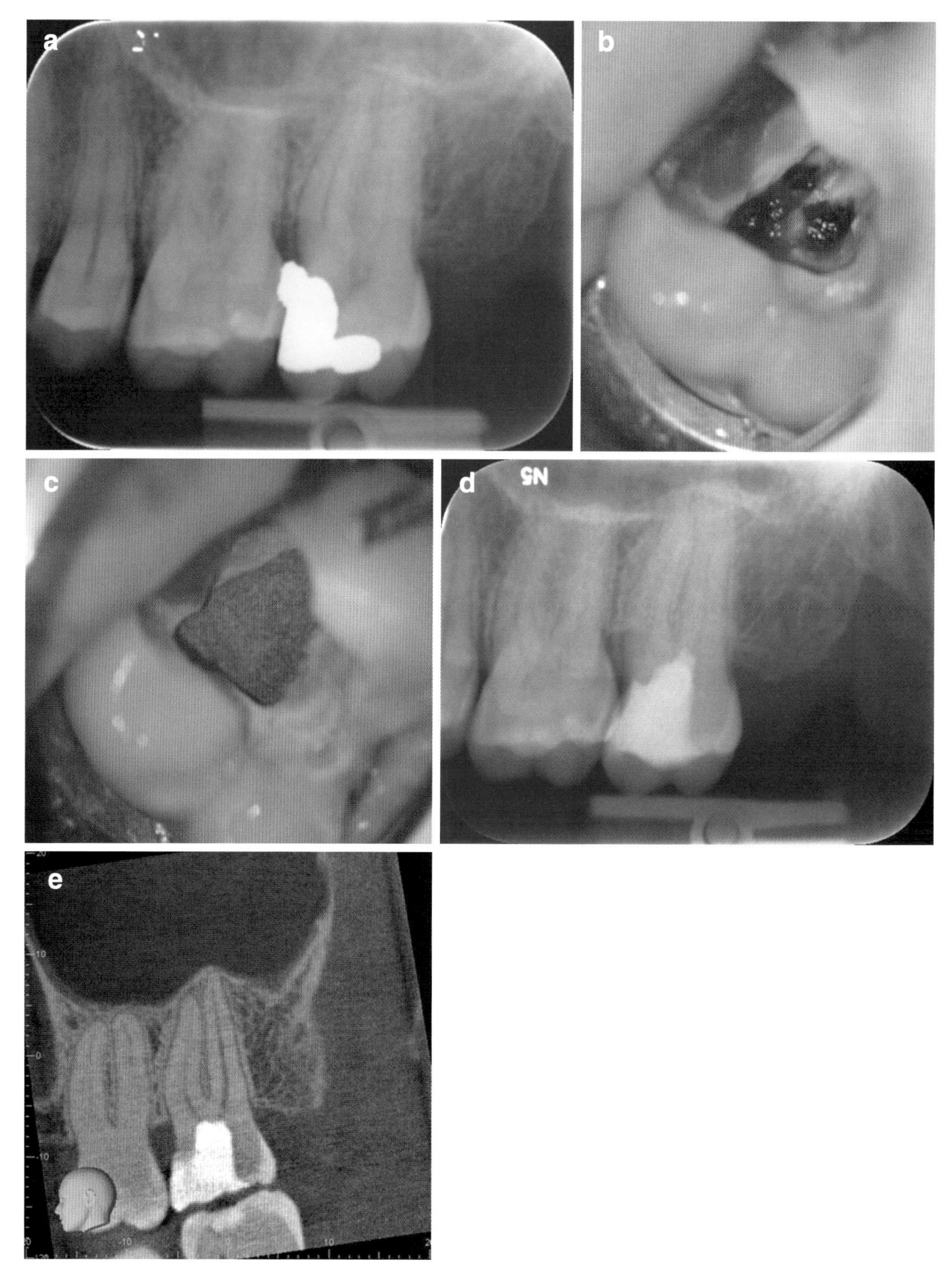

图1.2　（a~e）伴急性牙髓炎的磨牙行冠髓切除术（Wang等2010）。去除冠髓后，使用MTA覆盖根管口，复合树脂修复。15个月后，患牙未出现根尖周炎（该病例图片由M. Marques提供，私人执业，荷兰）。

1.13.2.4　重度牙髓炎

剧烈的尖锐疼痛或者钝痛，口服止痛药无法缓解，夜间痛影响睡眠（体位改变导致疼痛加剧）。冷、热刺激疼痛剧烈。叩诊和扪诊敏感。临床症状与组织学发现一致，炎症可能扩散至根髓。

治疗：冠髓切除术——如果位于根管口的牙髓创面可止血，同时没有长时间出血，使用MTA盖髓，然后进行修复（Alqaderi等2016）。如果使用2mL 2%次氯酸钠溶液冲洗后，牙髓创面仍然出血，应进一步去除牙髓。这意味着去除更多的炎症组织，直到距离影像学根尖3~4mm处。当出血停止时，保留根尖残髓，使用牙胶和封闭剂充填至牙髓断面。如果出血没有停止，应去除全部牙髓，以将根管中的所有炎症组织清除（Matsuo等1996）（图1.2）。

1.14　小结

微创牙髓治疗有以下几个优点：

—尽可能长时间地保持牙髓活力，以诱导生物学反应，预防根尖周炎，提高活髓牙治疗的成功率。

—保存牙齿结构，从而提高牙齿存留率。

—节省患者和/或社会的时间和成本。

—通过这些微创治疗，减轻患者疼痛和不适，并使牙齿长期行使功能。

参考文献

[1] Abella F, Patel S, Duran-Sindreu F, Mercadé M, Bueno R, Roig M (2012) Evaluating the peri- apical status of teeth with irreversible pulpitis by using cone-beam computed tomography scanning and periapical radiographs. J Endod 38(12):1588–1591. https://doi.org/10.1016/j. joen.2012.09.003.

[2] Accorinte Mde L, Holland R, Reis A, Bortoluzzi MC, Murata SS, Dezan E Jr, Souza V, Alessandro LD (2008) Evaluation of mineral trioxide aggregate and calcium hydroxide cement as pulp- capping agents in human teeth. J Endod 34(1):1–6.

[3] Aguilar P, Linsuwanont P (2011) Vital pulp therapy in vital permanent teeth with cariously exposed pulp: a systematic review. J Endod 37(5):581–587. https://doi.org/10.1016/j.joen.2010.12.004.

[4] Al-Nuaimi N, Patel S, Davies A, Bakhsh A, Foschi F, Mannocci F (2018) Pooled analysis of 1-year recall data from three root canal treatment outcome studies undertaken using cone beam com-puted tomography. Int Endod J 51:e216. https://doi.org/10.1111/iej.12844.

[5] Alqaderi H, Lee CT, Borzangy S, Pagonis TC (2016) Coronal pulpotomy for cariously exposed permanent posterior teeth with closed apices: a systematic review and meta-analysis. J Dent 44:1–7. https://doi.org/10.1016/j.jdent.2015.12.005.

[6] Asgary S, Eghbal MJ, Parirokh M, Ghanavati F, Rahimi H (2008) A comparative study of his-tologic response to different pulp capping materials and a novel endodontic cement. Oral Surg Oral Med Oral Pathol Oral Radiol Endod 106(4):609–614. https://doi.org/10.1016/j. tripleo.2008.06.006.

[7] Asgary S, Eghbal MJ, Ghoddusi J, Yazdani S (2013) One-year results of vital pulp therapy in per- manent molars with irreversible

pulpitis: an ongoing multicenter, randomized, non-inferiority clinical trial. Clin Oral Investig 17(2):431–439. https://doi.org/10.1007/s00784-012-0712-6.

[8] Asgary S, Fazlyab M, Sabbagh S, Eghbal MJ (2014) Outcomes of different vital pulp therapy tech- niques on symptomatic permanent teeth: a case series. Iran Endod J 9(4):295–300.

[9] Asgary S, Eghbal MJ, Fazlyab M, Baghban AA, Ghoddusi J (2015) Five-year results of vital pulp therapy in permanent molars with irreversible pulpitis: a non-inferiority multicenter randomized clinical trial. Clin Oral Investig 19(2):335–341. https://doi.org/10.1007/s00784-014-1244-z.

[10] Baume LJ, Holz J (1981) Long term clinical assessment of direct pulp capping. Int Dent J 31(4):251–260.

[11] Bender IB (2000) Reversible and irreversible painful pulpitides: diagnosis and treatment. Aust Endod J 26(1):10–14.

[12] Bjørndal L (2008) The caries process and its effect on the pulp: the science is changing and so is our understanding. Pediatr Dent 30(3):192–196.

[13] Bjørndal L (2011) In deep cavities stepwise excavation of caries can preserve the pulp. Evid Based Dent 12(3):68. https://doi.org/10.1038/sj.ebd.6400803.

[14] Bjørndal L, Larsen T (2000) Changes in the cultivable ora in deep carious lesions following a stepwise excavation procedure. Caries Res 34(6):502–508.

[15] Bjørndal L, Reit C, Bruun G, Markvart M, Kjaeldgaard M, Näsman P, Thordrup M, Dige I, Nyvad B, Fransson H, Lager A, Ericson D, Petersson K, Olsson J, Santimano EM, Wennström A, Winkel P, Gluud C (2010) Treatment of deep caries lesions in adults: randomized clinical trials comparing stepwise vs. direct complete excavation, and direct pulp capping vs. partial pulpotomy. Eur J Oral Sci 118(3):290–297. https://doi.org/10.1111/j.1600-0722.2010.00731.x.

[16] Bjørndal L, Demant S, Dabelsteen S (2014) Depth and activity of carious lesions as indicators for the regenerative potential of dental pulp after intervention. J Endod 40(4 Suppl):S76–S81. https://doi.org/10.1016/j.joen.2014.01.016.

[17] Bogen G, Kuttler S (2009) Mineral trioxide aggregate obturation: a review and case series. J Endod 35(6):777–790. https://doi.org/10.1016/j.joen.2009.03.006.

[18] Brynolf I (1967) Histological and roentgenological study of periapical region of human upper inci- sors. Odontol Revy 18(Suppl 11).

[19] Cao Y, Song M, Kim E, Shon W, Chugal N, Bogen G, Lin L, Kim RH, Park NH, Kang MK (2015) Pulp-dentine regeneration: current state and future prospects. J Dent Res 94(11):1544–1551. https://doi.org/10.1177/0022034515601658.

[20] Cassidy N, Fahey M, Prime SS, Smith AJ (1997) Comparative analysis of transforming growth factor-beta isoforms 1-3 in human and rabbit dentine matrices. Arch Oral Biol 42(3):219–223.

[21] Chavez de Paz LE (2007) Rede ning the persistent infection in root canals: possible role of bio lm communities. J Endod 33(6):652–662.

[22] Cooper PR, Takahashi Y, Graham LW, Simon S, Imazato S, Smith AJ (2010) In ammation-regeneration interplay in the dentine-pulp complex. J Dent 38(9):687–697. https://doi. org/10.1016/j.jdent.2010.05.016.

[23] Cooper PR, McLachlan JL, Simon S, Graham LW, Smith AJ (2011) Mediators of in ammation and regeneration. Adv Dent Res 23(3):290–295. https://doi.org/10.1177/0022034511405389.

[24] van der Sluis L, Kidd E, Gruythuysen R, Peters L (2013) Preventive endodontics - an argument for avoiding root canal treatment. ENDO 4:259–274.

[25] Dominguez MS, Witherspoon DE, Gutmann JL, Opperman LA (2003) Histological and scanning electron microscopy assessment of various vital pulp-therapy materials. J Endod 29(5):324–333.

[26] Drake DR, Wiemann AH, Rivera EM, Walton RE (1994) Bacterial retention in canal walls in vitro:effect of smear layer. J Endod 20(2):78–82.

[27] Eren B, Onay EO, Ungor M (2018) Assessment of alternative emergency treatments for symp-tomatic irreversible pulpitis: a randomized clinical trial. Int Endod J 51:e227. https://doi.org/10.1111/iej.12851.

[28] European Society of Endodontology (2006) Quality guidelines for endodontic treatment: consen- sus report of the European Society of Endodontology. Int Endod J 39(12):921–930.

[29] Farges JC, Alliot-Licht B, Baudouin C, Msika P, Bleicher F, Carrouel F (2013) Odontoblast control of dental pulp in ammation triggered

by cariogenic bacteria. Front Physiol 4:326. https://doi. org/10.3389/fphys.2013.00326.

[30] Fejerskov O, Nyvad B, Kidd EA (2015) Pathology of dental caries. In: Fejerskov O, Nyvad B, Kidd EAM (eds) Dental caries: the disease and its clinical management, 3rd edn. Wiley Blackwell, Oxford, pp 7–9.

[31] Finkelman RD, Mohan S, Jennings JC, Taylor AK, Jepsen S, Baylink DJ (1990) Quantitation of growth factors IGF-I, SGF/IGF-II, and TGF-beta in human dentine. J Bone Miner Res 5(7):717–723.

[32] Flemming HC, Wingender J (2010) The bio lm matrix. Nat Rev Microbiol 8(9):623–633. https:// doi.org/10.1038/nrmicro2415.

[33] Gruythuysen RJ, van Strijp AJ, Wu MK (2010) Long-term survival of indirect pulp treatment per- formed in primary and permanent teeth with clinically diagnosed deep carious lesions. J Endod 36(9):1490–1493. https://doi.org/10.1016/j.joen.2010.06.006.

[34] Haapasalo M, Shen Y, Ricucci D (2011) Reasons for persistent and emerging post-treatment end- odontic disease. Endod Topics 18:31–50. https://doi.org/10.1111/j.1601-1546.2011.00256.x.

[35] Hashem D, Mannocci F, Patel S, Manoharan A, Brown JE, Watson TF, Banerjee A (2015) Clinical and radiographic assessment of the ef cacy of calcium silicate indirect pulp capping: a randomized controlled clinical trial. J Dent Res 94(4):562–568. https://doi. org/10.1177/0022034515571415.

[36] Hoe er V, Nagaoka H, Miller CS (2016) Long-term survival and vitality outcomes of permanent teeth following deep caries treatment with step-wise and partial-caries-removal: a systematic review. J Dent 54:25–32. https://doi.org/10.1016/j.jdent.2016.09.009.

[37] Innes NPT, Frencken JE, Bjørndal L, Maltz M, Manton DJ, Ricketts D, Van Landuyt K, Banerjee A, Campus G, Doméjean S et al (2016) Managing carious lesions: consensus recommendations on terminology. Adv Dent Res 28(2):49–57. https://doi. org/10.1177/0022034516639276.

[38] Kundzina R, Stangvaltaite L, Eriksen HM, Kerosuo E (2017) Capping carious exposures in adults: a randomized controlled trial investigating mineral trioxide aggregate versus calcium hydrox- ide. Int Endod J 50(10):924–932. https://doi.org/10.1111/iej.12719.

[39] Leksell E, Ridell K, Cvek M, Mejàre I (1996) Pulp exposure after stepwise versus direct complete excavation of deep carious lesions in young posterior permanent teeth. Endod Dent Traumatol 12(4):192–196.

[40] Li Z, Cao L, Fan M, Xu Q (2015) Direct pulp capping with calcium hydroxide or mineral tri- oxide aggregate: a meta-analysis. J Endod 41(9):1412–1417. https://doi.org/10.1016/j. joen.2015.04.012.

[41] Liu R, Kaiwar A, Shemesh H, Wesselink PR, Hou B, Wu MK (2013) Incidence of apical root cracks and apical dentineal detachments after canal preparation with hand and rotary les at different instrumentation lengths. J Endod 39(1):129–132. https://doi.org/10.1016/j.joen.2012.09.019.

[42] Maltz M, Garcia R, Jardim JJ, de Paula LM, Yamaguti PM, Moura MS, Garcia F, Nascimento C, Oliveira A, Mestrinho HD (2012a) Randomized trial of partial vs. stepwise caries removal: 3-year follow-up. J Dent Res 91(11):1026–1031. https://doi. org/10.1177/0022034512460403.

[43] Maltz M, Henz SL, de Oliveira EF, Jardim JJ (2012b) Conventional caries removal and sealed caries in permanent teeth: a microbiological evaluation. J Dent 40(9):776–782. https://doi. org/10.1016/j.jdent.2012.05.011.

[44] Maltz M, Jardim JJ, Mestrinho HD, Yamaguti PM, Podestá K, Moura MS, de Paula LM (2013) Partial removal of carious dentine: a multicenter randomized controlled trial and 18-month follow-up results. Caries Res 47(2):103–109. https://doi.org/10.1159/000344013.

[45] Maltz M, Koppe B, Jardim JJ, Alves LS, de Paula LM, Yamaguti PM, Almeida JCF, Moura MS, Mestrinho HD (2018) Partial caries removal in deep caries lesions: a 5-year multicenter random- ized controlled trial. Clin Oral Investig 22:1337. https://doi.org/10.1007/s00784-017-2221-0.

[46] Marquis VL, Dao T, Farzaneh M, Abitbol S, Friedman S (2006) Treatment outcome in endodon- tics: the Toronto Study. Phase III: initial treatment. J Endod 32(4):299–306.

[47] Matsuo T, Nakanishi T, Shimizu H, Ebisu S (1996) A clinical study of direct pulp capping applied to carious-exposed pulps. J Endod 22(10):551–556.

[48] Molander A, Reit C, Dahlén G, Kvist T (1998) Microbiological status of root- lled teeth with api- cal periodontitis. Int Endod J 31(1):1–7.

[49] Murray PE, Garcia-Godoy F, Hargreaves KM (2007) Regenerative endodontics: a review of cur- rent status and a call for action. J Endod 33(4):377–390.

[50] Nair PN, Duncan HF, Pitt Ford TR, Luder HU (2008) Histological, ultrastructural and quantitative investigations on the response of

healthy human pulps to experimental capping with mineral trioxide aggregate: a randomized controlled trial. Int Endod J 41(2):128–150.

[51] Ng YL, Mann V, Rahbaran S, Lewsey J, Gulabivala K (2008) Outcome of primary root canal treatment: systematic review of the literature -- Part 2. In uence of clinical factors. Int Endod J 41(1):6–31.

[52] Ørstavik D, Qvist V, Stoltze K (2004) A multivariate analysis of the outcome of endodontic treat- ment. Eur J Oral Sci 112(3):224–230.

[53] Paddick JS, Brailsford SR, Kidd EA, Beighton D (2005) Phenotypic and genotypic selection of microbiota surviving under dental restorations. Appl Environ Microbiol 71(5):2467–2472.

[54] Pashley DH (1996) Dynamics of the pulpo-dentine complex. Crit Rev Oral Biol Med 7(2):104–133.

[55] Pashley DH, Tao L, Boyd L, King GE, Horner JA (1988) Scanning electron microscopy of the substructure of smear layers in human dentine. Arch Oral Biol 33(4):265–270.

[56] Peterson BW, He Y, Ren Y, Zerdoum A, Libera MR, Sharma PK, van Winkelhoff A-J, Neut D, Stoodley P, van der Mei HC, Busscher HJ (2015) Viscoelasticity of bio lms and their recalci- trance to mechanical and chemical challenges. FEMS Microbiol Rev 39(2):234–245. https:// doi.org/10.1093/femsre/fuu008.

[57] Qudeimat MA, Alyahya A, Hasan AA (2017) Mineral trioxide aggregate pulpotomy for permanent molars with clinical signs indicative of irreversible pulpitis: a preliminary study. Int Endod J 50(2):126–134. https://doi.org/10.1111/iej.12614.

[58] Reeves R, Stanley HR (1966) The relationship of bacterial penetration and pulpal pathosis in cari- ous teeth. Oral Surg Oral Med Oral Pathol 22(1):59–65.

[59] Ricketts D, Lamont T, Innes NP, Kidd E, Clarkson JE (2013) Operative caries management in adults and children. Cochrane Database Syst Rev 3:CD003808. https://doi.org/10.1002/14651858. CD003808.pub3.

[60] Ricucci D, Loghin S, Siqueira JF Jr (2014) Correlation between clinical and histologic pulp diag- noses. J Endod 40(12):1932–1939. https://doi.org/10.1016/j.joen.2014.08.010.

[61] Saoud TM, Martin G, Chen YH, Chen KL, Chen CA, Songtrakul K, Malek M, Sigurdsson A, Lin LM (2016) Treatment of mature permanent teeth with necrotic pulps and apical periodonti- tis using regenerative endodontic procedures: a case series. J Endod 42(1):57–65. https://doi. org/10.1016/j.joen.2015.09.015.

[62] Schwendicke F, Dörfer CE, Paris S (2013) Incomplete caries removal: a systematic review and meta-analysis. J Dent Res 92(4):306–314. https://doi.org/10.1177/0022034513477425.

[63] Shemesh H, Wesselink PR, Wu MK (2010) Incidence of dentineal defects after root canal lling procedures. Int Endod J 43(11):995–1000. https://doi.org/10.1111/j.1365-2591.2010.01740.x.

[64] Simon SR, Berdal A, Cooper PR, Lumley PJ, Tomson PL, Smith AJ (2011) Dentine-pulp complex regeneration: from lab to clinic. Adv Dent Res 23(3):340–345. https://doi. org/10.1177/0022034511405327.

[65] Simon S, Perard M, Zanini M, Smith AJ, Charpentier E, Djole SX, Lumley PJ (2013) Should pulp chamber pulpotomy be seen as a permanent treatment? Some preliminary thoughts. Int Endod J 46(1):79–87. https://doi.org/10.1111/j.1365-2591.2012.02113.x.

[66] Siqueira JF Jr (2011) Treatment of endodontic infections. Quintessence Publishing, London.

[67] Sjogren U, Hagglund B, Sundqvist G, Wing K (1990) Factors affecting the long-term results of endodontic treatment. J Endod 16(10):498–504.

[68] Smith AJ, Scheven BA, Takahashi Y, Ferracane JL, Shelton RM, Cooper PR (2012) Dentine as a bioactive extracellular matrix. Arch Oral Biol 57(2):109–121. https://doi.org/10.1016/j.archoralbio.2011.07.008.

[69] Smith AJ, Duncan HF, Diogenes A, Simon S, Cooper PR (2016) Exploiting the bioactive proper- ties of the dentine-pulp complex in regenerative endodontics. J Endod 42(1):47–56. https://doi. org/10.1016/j.joen.2015.10.019.

[70] Stewart PS, Franklin MJ (2008) Physiological heterogeneity in bio lms. Nat Rev Microbiol 6(3):199–210. https://doi.org/10.1038/nrmicro1838.

[71] Taha NA, Ahmad MB, Ghanim A (2017) Assessment of mineral trioxide aggregate pulpotomy in mature permanent teeth with carious exposures. Int Endod J 50(2):117–125. https://doi. org/10.1111/iej.12605.

[72] Tomson PL, Lumley PJ, Smith AJ, Cooper PR (2017) Growth factor release from dentine matrix by pulp-capping agents promotes pulp tissue repair-associated events. Int Endod J 50(3):281– 292. https://doi.org/10.1111/iej.12624.

[73] Torabinejad M, Parirokh M (2010) Mineral trioxide aggregate: a comprehensive literature review- -part II: leakage and biocompatibility investigations. J Endod 36(2):190–202. https://doi. org/10.1016/j.joen.2009.09.010.

[74] Violich DR, Chandler NP (2010) The smear layer in endodontics - a review. Int Endod J 43(1):2– 15. https://doi.org/10.1111/j.1365-2591.2009.01627.x.

[75] Wang Z, Pan J, Wright JT, Bencharit S, Zhang S, Everett ET, Teixeira FB, Preisser JS (2010) Putative stem cells in human dental pulp with irreversible pulpitis: an exploratory study. J Endod 36(5):820–825. https://doi.org/10.1016/j.joen.2010.02.003.

[76] Wang Z, Shen Y, Ma J, Haapasalo M (2012) The effect of detergents on the antibacterial activ- ity of disinfecting solutions in dentine. J Endod 38(7):948–953. https://doi.org/10.1016/j. joen.2012.03.007.

[77] Wang J, Chen W, Jiang Y, Liang J (2013) Imaging of extraradicular bio lm using combined scan- ning electron microscopy and stereomicroscopy. Microsc Res Tech 76(9):979–983. https://doi. org/10.1002/jemt.22257.

[78] Wolters WJ, Duncan HF, Tomson PL, Karim IE, McKenna G, Dorri M, Stangvaltaite L, van der Sluis LWM (2017) Minimally invasive endodontics: a new diagnostic system for assessing pulpitis and subsequent treatment needs. Int Endod J 50(9):825–829. https://doi. org/10.1111/ iej.12793.

[79] Wu MK, Wesselink PR, Walton RE (2000) Apical terminus location of root canal treatment proce- dures. Oral Surg Oral Med Oral Pathol Oral Radiol Endod 89(1):99–103.

[80] Wu MK, Dummer PM, Wesselink PR (2006) Consequences of and strategies to deal with residual post-treatment root canal infection. Int Endod J 39(5):343–356.

[81] Wu MK, Shemesh H, Wesselink PR (2009) Limitations of previously published systematic reviews evaluating the outcome of endodontic treatment. Int Endod J 42(8):656–666. https://doi. org/10.1111/j.1365-2591.2009.01600.x.

第2章 牙髓疼痛和神经发生

Current and Future Views on Pulpal Pain and Neurogenesis

Fionnuala T. Lundy, Ikhlas El karim, Ben A. Scheven

2.1 引言

2.1.1 神经发生概述

神经发生是指新神经元的形成，包括神经祖细胞的增殖、迁移和分化以及新生神经元/神经组织的整合（Braun和Jessberger 2014）。神经发生的基本原则是神经源性微环境中存在神经干细胞（NSC），也称为神经干细胞生态位。在胚胎发育期间，神经上皮干细胞通常位于神经外胚层衍生的神经管中，其产生放射状神经胶质细胞。放射状神经胶质细胞能够分化为神经和神经胶质前体细胞，并且在引导新生神经细胞的迁移中发挥作用。因此，放射状神经胶质细胞类似于NSC（Xu等 2017），尽管可能存在多种类型的NSC，并且已有文献描述了胚胎和成人NSC的差异与相似性，但是通常认为胶质样NSC有助于胚胎和成人的神经发生（Kriegstein和Alvarez-Buylla 2009）。

学者们通过各种标记和追踪研究，在动物（包括脊椎和哺乳动物）的成年大脑组织中证实了NSC的存在和神经发生过程（Jessberger和Gage 2014）。NSC已经从成人大脑组织中分离出来，可以

F. T. Lundy (✉) · I. El karim
Wellcome-Wolfson Institute of Experimental Medicine, School of Medicine, Dentistry and Biomedical Sciences, Queen's University Belfast, Belfast, Northern Ireland
e-mail: f.lundy@qub.ac.uk; i.elkarim@qub.ac.uk

B. A. Scheven
School of Dentistry, Institute of Clinical Sciences, College of Medical and Dental Sciences, University of Birmingham, Birmingham, UK
e-mail: b.a.scheven@bham.ac.uk

H. F. Duncan, P. R. Cooper (eds.), *Clinical Approaches in Endodontic Regeneration*,
https://doi.org/10.1007/978-3-319-96848-3_2

作为典型的神经球进行培养，并可在神经发生条件下向神经元和胶质细胞（星形胶质细胞和少突胶质细胞）表型分化。由于神经发生不限于胚胎和围生期发育阶段，因此成人大脑具有比以往认为的更强的可塑性，其在神经系统的维持和功能中发挥作用。传统观点认为，成人神经发生是在大脑范围内，它们位于大脑中离散的典型神经发生区域，即海马齿状回（DG）的颗粒下区（SGZ）和侧脑室（LV）的脑室下区（SVZ）。神经发生与学习和记忆有关，并对各种环境刺激、攻击或疾病（例如体育活动、脑外伤、脑卒中）做出反应。然而，内源性NSC在中枢神经系统（CNS）修复中的作用似乎受到限制，这是由于内在抑制因子和障碍阻碍神经前体细胞的有效迁移，抑制损伤部位神经元细胞的成熟和功能整合。目前尚不清楚NSC在人脑中的数量及其确切生理作用和潜能。

周围神经系统（PNS）中的神经发生较少受到关注，但是感觉神经节［例如背根神经节（DRG）］中存在神经胶质样前体细胞，这表明神经发生可能有助于PNS受损后再生（参考见下文）。除了典型的成年大脑NSC之外，神经组织中可能含有具有NSC样特性的内源性（实质）细胞，这些细胞可能在组织损伤后激活。这种局部NSC的候补细胞包括室管膜细胞、嗅球神经上皮及神经嵴衍生的多能细胞，这些细胞可能存在于特定的成人器官中。

值得注意的是，牙齿间充质干细胞可来源于神经胶质细胞（Kaukua等2014）。此外，这些细胞也来源于神经嵴，这表明其具有类似NSC的特征。事实上，牙髓干细胞（DPSC）具有多种神经元谱系标记物，包括巢蛋白、胶质纤维酸性蛋白（GFAP）和神经营养素受体p75NTR（CD271）。

2.2　牙齿神经发生和神经支配

牙髓的神经支配在牙齿功能的调节中发挥关键作用，包括牙本质形成、牙髓血管发生、血流和炎症（Holland 1996；Olgart等1991）。然而，牙髓神经纤维和牙本质形成之间的发育性及功能性关系较为复杂，且尚未完全阐明（Holland 1996）。神经生长因子（NGF）、神经胶质源神经营养因子（GDNF）等神经营养因子（NTF），在保护神经以及维持神经元的生存和活性中具有重要作用，也直接参与牙本质形成和牙齿修复（Mitsiadis和Luukko 1995；Gale等2011）。众所周知，牙髓的非神经间充质细胞可以产生各种NTF，因此牙髓基质/干细胞可能在牙髓稳态的各个方面具有重要作用，包括牙髓神经的调控和感觉功能（例如疼痛感知和牙本质形成）。

牙齿发育是一个复杂而精细的过程，涉及胚胎口腔上皮和外胚层间充质之间错综复杂的相互作用（Nanci 2012）。口腔上皮对于牙齿发育的起始至关重要，并且引导其下方的外胚层间充质参与牙齿的形成。依据紧密相关的时空依赖性过程，神经发育与牙齿形成的连续阶段密切相关。通常，局部环境因子将发育中的神经引导至特定部位。在胚胎发育的早期阶段，从三叉神经节向外生长的神经纤维进入下颌突并定位于口腔上皮附近的牙源性区域，这表明神经元可能在牙齿发育中发挥作用（Kollar和Lumsden 1979）。然而，体外“重组”组织培养试验表明，三叉神经节神经不是牙齿发育起始所必需的（Lumsden和Buchanan 1986）。牙齿发育的相关分子和细胞过程仍需进一步阐明，并且不能排除入侵和聚集的外胚层间充质在获得其牙源性功能（诱导、控制和引导先锋轴突长入）之前，在早期影响口腔上皮。

三叉神经纤维首先在原发性上皮带下方聚集的间充质附近形成神经丛：这些间充质仍然保留在牙胚外，并且形成牙乳头，但在帽状晚期/钟状早期进入牙囊。轴突在钟状晚期进入牙乳头，这与牙齿组织开始分化和矿化的时间相一致。因此，牙齿神经支配和釉质、牙本质形成的起始与进展密切相关。影响轴突导向和神经支配的局部信号调节因子在牙齿发育的上皮-间充质相互作用过程中产生（Hildebrand等1995；Fried等2000；Luukko和Kettunen 2014）。因此，牙齿在发育中调节其自身的神经支配。牙齿轴突导向因子的候选者包括NTF［例如NGF和脑源性神经营养因子（BDNF）］以及脑信号蛋白家族成员（Luukko和Kettunen 2014；Løes等2001），特别是Sema3A，其在牙齿发育早期阶段的外胚层间充质中表达，在牙齿轴突导向和模式化中具有重要作用。近期一项研究证实，Sema3A是一种成骨细胞诱导因子，可能在牙齿损伤后修复性牙本质的形成过程中发挥作用（Yoshida等2016）。

2.3 牙髓的神经支配

牙髓是一种体积较小而功能复杂的感觉器官，能够产生与牙髓病密切相关的神经变化。成熟牙髓受PNS的感觉神经纤维和自主神经纤维共同支配。牙髓的感觉神经支配表现为牙本质敏感或牙齿疼痛（Chung等2013）。为缓解牙齿疼痛，目前已有大量研究将牙髓感觉神经作为研究对象。牙髓自主神经的相关研究较少，但是越来越多的证据表明，自主神经在慢性炎症期间牙髓血流的调节和炎症细胞的募集中发挥重要作用（Haug和Heyeraas 2006）。

牙髓的感觉神经纤维由A纤维和C纤维组成，而自主神经纤维由交感神经纤维和副交感神经纤维组成。牙髓中的感觉神经纤维比交感神经纤维更为丰富，副交感神经数量最少。表2.1中简要说明了各种类型的神经纤维及其在牙髓中的分布。然而，需要注意的是，我们无法从解剖学或生物化学的角度对牙髓神经进行完整的描述，因为神经元表型可能会改变，特别是在牙髓损伤或感染期间。实际上，在组织损伤/炎症期间，牙髓中的神经纤维会出芽，同时神经递质也会发生生化改变。多种神经递质在牙髓炎症消退后会恢复至稳态，这将在本章后面详细讨论。

研究发现，超过900个轴突从三叉神经节进入人的前磨牙（Reader和Foreman 1981），其中大部分通过主根尖孔进入牙根。轴突穿过根髓，然后在冠髓发出大量分支。有观点认为DRG神经的胞体大小与轴突的长度成正比（Lawson和Waddell 1991）。尽管支配牙髓的大多数神经具有中等或较大的胞体（Fried等1989），但是它们的轴突比DRG的轴突短，这是因为三叉神经在牙齿内的分支较为广泛。事实上，单个牙髓轴突可以支配多达100个牙本质小管（Gunji 1982）。因此，轴浆的总量

表2.1 牙髓的神经支配

神经纤维类型	亚类	髓鞘	分布
感觉			
A纤维	A-beta（Aβ）	有	髓核、成牙本质细胞下层、成牙本质细胞层、前期牙本质和牙本质小管
	A-delta快速（Aδ-f）	有	髓核、成牙本质细胞下层，成牙本质细胞层、前期牙本质和牙本质小管
	A-delta慢速（Aδ-s）	无/轻/薄	髓核（包括血管）、成牙本质细胞亚层
C纤维	疼痛感受C纤维	无	髓核、成牙本质细胞亚层
	胶质衍生的神经营养因子调节的C纤维	无	髓核（包括血管）
	多觉型C纤维	无	髓核（包括血管）和免疫活性细胞
自主			
交感	交感	无	髓核（包括血管）和免疫活性细胞
副交感[a]	副交感	未知	髓核（包括血管）和免疫活性细胞但未知

有髓鞘和无髓鞘的感觉神经以及无髓鞘的自主神经分布在整个牙髓中。可以通过轴突直径确定神经是有髓鞘还是无髓鞘。较大直径的轴突往往有髓鞘，而较小直径的轴突往往无髓鞘。与无髓鞘轴突相比，有髓鞘轴突的传导速度更快。快速传导的Aδ纤维引起快速、剧烈的疼痛感，而缓慢传导的C纤维引起缓慢、迟钝、搏动性疼痛

[a]目前牙髓副交感神经支配的相关研究较少。研究证实，某些神经肽（例如血管活性肠多肽）与副交感神经支配有关［Rodd和Boissonade 2002；El Karim等2006a（图1A）；Caviedes-Bucheli等2008］

（由轴突的长度和三叉神经末梢分支的大小决定）可能与胞体的大小成正比。

绝大多数（70%~90%）牙髓感觉轴突是无髓鞘或C纤维类型，其余大部分属于Aδ纤维，Aβ纤维的数量非常少（Cadden等1983）。尽管大多数牙髓神经没有髓鞘，但是它们进入根尖孔前的轴突往往有髓鞘。因此，当很多牙髓神经从根部进入冠部，并逐渐分支和变细时，其轴突失去髓鞘。免疫组化研究证实了以上现象，因为无髓鞘牙髓轴突上存在髓鞘标记物（例如神经丝）（Henry等2012）。轴突也可以分支到邻近牙齿的牙髓（Atkinson和Kenyon 1990），这也解释了为什么临床上有时难以将疼痛定位到正确的牙齿上。

2.4 牙齿疼痛感受的细胞和分子机制

国际疼痛研究协会将疼痛定义为“一种与实际或潜在的组织损伤相关的、令人不快的感觉和情绪体验”（Loeser和Treede 2008）。疼痛通常作为一种保护机制，并且也是各种病理状况的警报系

统。“疼痛感受”这一术语被广泛用于定义伤害性刺激的外周探测、传导和处理过程，其描述了外周和中枢神经系统的神经机制与途径。

牙髓中疼痛的感知取决于刺激的性质，但在很大程度上取决于神经纤维的类型（形态）和神经递质的促炎/抗伤害感受平衡。初级感觉神经元通常根据其形态进行分类（表2.1），也可以根据其神经化学特点（受体/通道和神经递质的表达）进行分类。这些受体或通道在检测各种有害刺激中具有至关重要的作用，然后痛觉感受神经元将刺激转化为电信号，以传导至中枢神经系统（CNS）。膜蛋白［属于瞬时受体电位（TRP）家族］构成痛觉感受神经元上主要的离子通道，以及酸敏感离子通道（ASIC）、钾、钠和配体门控离子通道等其他通道。

这些受体和通道也存在于成牙本质细胞上。成牙本质细胞是位于牙本质和牙髓之间的牙髓特征细胞，在牙本质形成中起主要作用。成牙本质细胞的解剖位置使它们具有独特的作用。当龋病或外伤导致牙釉质和牙本质破坏时，成牙本质细胞可成为外部刺激的靶点（Ruch 1998）。近期研究证实，成牙本质细胞可作为一种感觉细胞，通过表达多个离子通道［包括钾离子通道（Magloire等2003）、电压门控钠通道（Allard等2006）和TRP通道（El Karim等2011）］来探测各种刺激。事实上，成牙本质细胞通过成牙本质细胞层中对称的缝隙连接通道，形成独立的合胞体（Ikeda和Suda 2013）。学者们已在人类牙髓的成牙本质细胞亚层中（邻近成牙本质细胞）检测到$P2X_3$阳性神经纤维（Alavi等2001），并且有观点认为成牙本质细胞可通过ATP将刺激信号直接传导至神经系统（Liu等2015；Solé-Magdalena等2018）。TRP离子通道家族是一种非选择性阳离子通道，除了在痛觉感受神经元上表达外，它们还存在于多种细胞类型中，包括成牙本质细胞。它们可被各种刺激激活，包括温度、化学和机械刺激（Ramsey等2006）。根据TRP通道的序列同系性可将其分为6个哺乳动物亚家族：香草素（TRPV）、锚蛋白（TRPA）、黑素抑制素（TRPM）、经典（TRPC）、多囊素（TRPP）和黏脂素（TRPML）亚家族。迄今为止，学者们已经对TRPV和TRPA家族进行了最深入的研究。简要介绍如下：

TRPV1通道是1997年第一个克隆的哺乳动物TRP（Caterina等1997），对辣椒素（8-甲基-N-香草基-反式-6-壬烯酰胺）敏感，而辣椒素是辣椒的有效成分。TRPV1还对热刺激（激活阈值>43℃）和酸性刺激（激活阈值<pH5.5）有反应。TRPV家族的其他成员，例如TRPV2、TRPV3和TRPV4，随着温度的升高，具有不同的激活阈值（Caterina等1999；Smith等2002；Güler等2002）。功能性TRPV1基因缺陷小鼠（$Trpv1^{-/-}$）对于有害热刺激的敏感性显著下降（Caterina等2000），这表明TRPV1在热感应中发挥作用。此外，炎症因子可以显著增强TRPV1对有害热刺激的敏感性，这是组织损伤产生热超敏反应的机制（Julius和Basbaum 2001）。

TRPA1通道（TRPA家族的唯一成员）位于温度谱的另一端，其激活阈值<17℃（Story等2003）。TRPA1通道在感觉神经元（直径较小）的不同亚群上表达，这种直径较小的感觉神经元上也表达TRPV1。除了低温激活外，TRPA1还可以被含天然异硫氰酸酯的化合物（例如辣根、芥末油

和芥末）激活（Jordt等2004）。TRPM8是一种来自TRPM家族的热敏通道，其激活阈值<27℃，并且可以被凉味剂（例如薄荷醇）激活（McKemy等2002；Peier等2002）。

在寻找TRP通道的内源性化学激活剂的研究中，学者们发现花生四烯酸及其代谢物是TRPV4、TRPA1和TRPV1的激动剂（Watanabe等2003；Redmond等2014；Hargreaves和Ruparel 2016；Sisignano等2014）；其他的内源性激活剂显然还有待发现。除了它们的热敏感性之外，TRPV2和TRPV4对于机械或渗透刺激也会发生反应（Liedtke等2000；Muraki等2007）。

2.5　健康与炎症牙髓中的疼痛信号传导机制

通过膜通道（例如TRP）检测有害刺激，是疼痛信号传递至CNS的第一个阶段。如果TRP检测到的有害刺激被转换成足够大的电活动，则开始沿着轴突驱动动作电位到达CNS。突触通讯在疼痛感知中具有重要作用，因为支配牙齿和口面组织的神经具有位于三叉神经节的细胞体、支配口面组织的外周轴突以及进入CNS与二级神经元（感知疼痛）形成突触的中枢轴突。CNS对牙齿疼痛的感知是一种保护性反应，旨在防止组织损伤进一步加剧。但是，很多时候，局部牙髓组织中的炎症环境可改变感觉神经末梢上通道和受体的表达，这一过程称为神经再塑。因此，牙髓中的痛觉感受神经不是一种静态检测器，而是具有高度可塑性，并且可根据微环境条件（例如在牙髓损伤或炎症期间）而变化。

2.6　牙髓的炎症性疼痛

与其他软组织一样，牙髓中的炎症具有细胞和血管成分。这些组分活化后会导致血管舒张，炎症细胞浸润到损伤/感染部位。牙髓是一种高度神经化的组织。当牙髓受到损伤时，可产生神经源性炎症反应，释放P物质、降钙素基因相关肽（CGRP）和神经肽Y等神经肽（Awawdeh等2002；Lundy和Linden 2004；El Karim等2006b）（图2.1）。当外部和内部刺激激活感觉神经元时，可通过轴突反射释放神经肽。这些神经肽可在多个方面协调炎症，包括增加血管通透性、血浆外渗和水肿形成（Lundy和Linden 2004）。细胞浸润随着以上血管变化而出现，导致免疫细胞的募集和浸润，以及随后炎症细胞因子的产生，比如肿瘤坏死因子-α（TNF-α）、白细胞介素-1β（IL-1β）、白细胞介素-8（IL-8）和神经营养因子（例如NGF）（Julius和Basbaum 2001）。这些炎症介质能够调节痛觉感受性TRP通道，从而能够在损伤、炎症和各种疾病过程中通过各种机制持续稳定地激活这些通道。学者们已经提出了TRP在病理条件下的简化作用机制（Mickle等2016）。病理状况可导致：（1）TRPV1和TRPA1的局部热激活，或通过轻度至中度的酸性刺激或氧化应激使其活化；（2）抑制通道脱敏，使其活化时间延长；（3）促进TRPV1和TRPA1蛋白的表达和表面运输，使

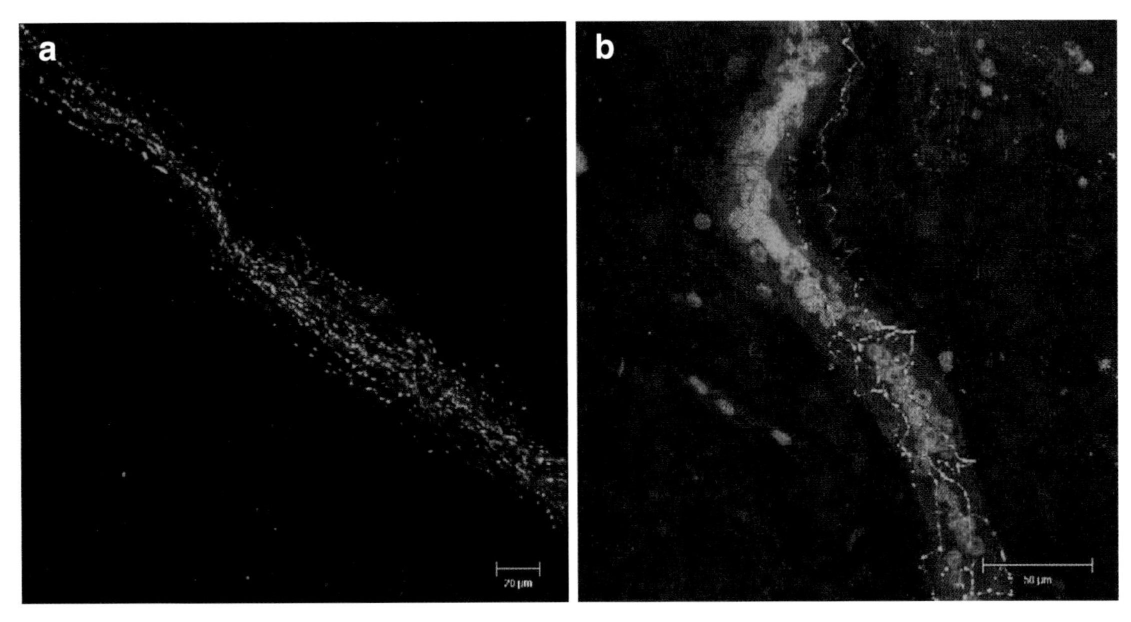

图2.1　血管活性肠多肽（VIP）和神经肽Y（NPY）在牙髓中的表达。（a）在中龋患牙的髓核中，可见VIP免疫反应性神经纤维（El Karim等2006a）。（b）在健康牙髓中，可见NPY免疫反应性神经纤维，其围绕着一根血管（El Karim等2006b）。

通道的激活增强；（4）通道激活的交叉敏化（通过Ca^{2+}和其他细胞内信号传导分子）；（5）促进这些通道的基因表达和mRNA翻译。以上过程共同导致伤害性刺激增强、痛觉感受器的活化时间延长，从而为疼痛的靶向治疗提供了机遇与挑战（Mickle等2016）。

神经出芽（图2.2）与龋源性牙髓炎有关（Rodd和Boissonade 2000）。在龋源性牙髓炎中，痛觉感受离子通道（包括TRPV1、TRPA1和NaV1）的表达上调（Luo等2008）。此外，还有研究证实，神经营养因子（例如NGF）和其他细胞因子可以增强三叉神经元的敏感性（Diogenes等2007），并且这些细胞因子在疼痛性牙髓炎中呈高表达水平。这些研究进一步证实了它们在牙齿疼痛信号传导中的作用。

上述神经源性炎症的特征在牙髓炎症期间会发生不同程度的变化。当牙髓炎症程度有限且位于狭小空间时（例如可复性牙髓炎），其神经支配和神经发芽通常会增强，导致冷刺激（热敏离子通道）或机械刺激（机械敏感性离子通道）的疼痛敏感度增加。在这种临床情况下，牙髓的疼痛通常较为尖锐，可定位，仅在受到刺激时产生，并且去除刺激后疼痛立即消失。产生以上这种疼痛类型的神经纤维通常是Aδ纤维。然而，目前尚无确切证据表明，与可复性牙髓炎相关的轻度至中度炎症仅仅会影响Aδ纤维，但是由于这些神经纤维大部分位于牙髓外层并延伸至牙本质内层，因此最容易受到牙髓早期炎症的影响。

然而，对于严重的牙髓炎症或不可复性牙髓炎，其生物学状况和临床表现更为复杂。在这种情况下，牙髓通常已被细菌感染，并且牙髓组织深部已产生了严重的炎症反应（累及深层的C纤维）

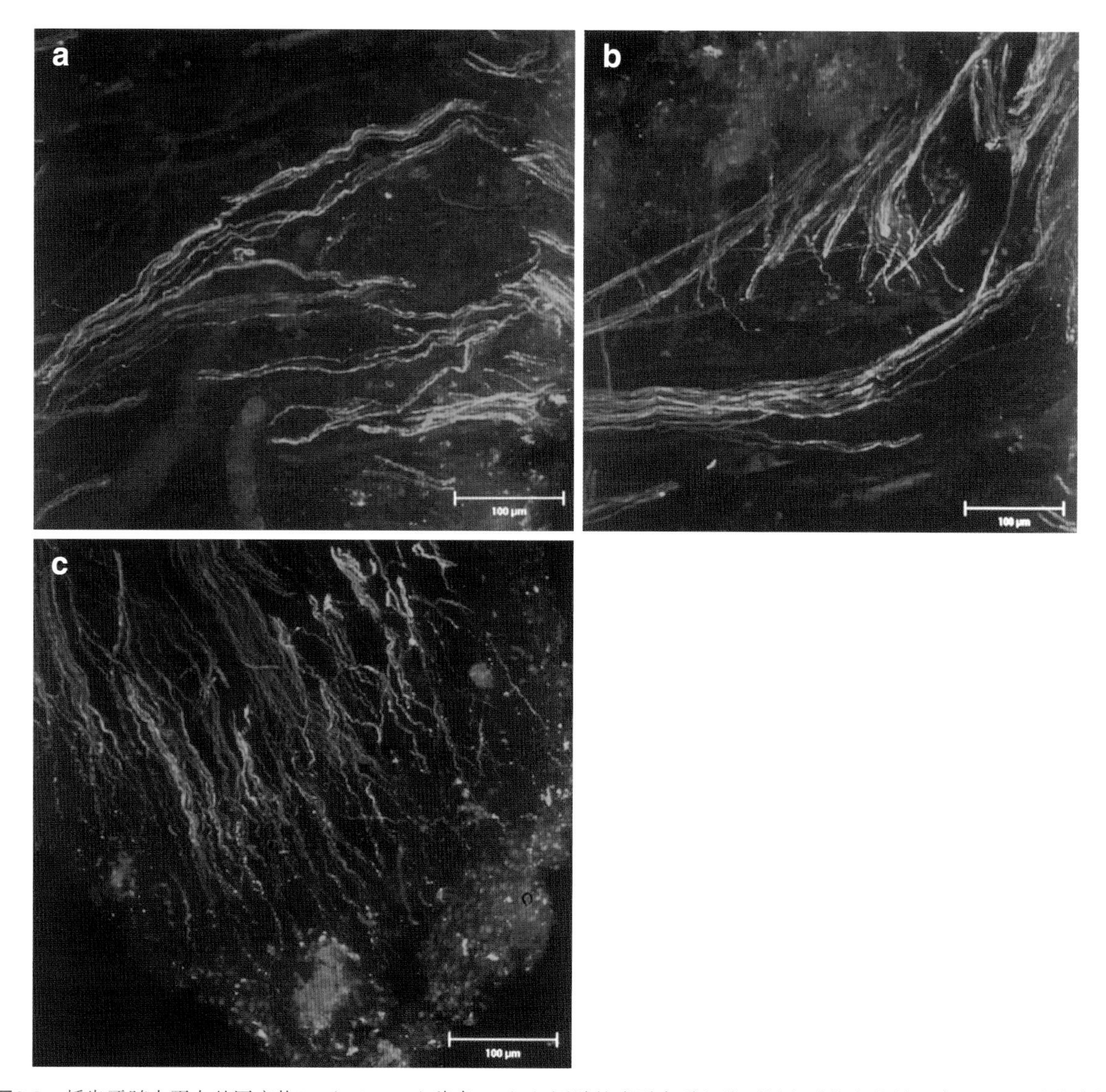

图2.2　龋齿牙髓中蛋白基因产物9.5（PGP 9.5）染色。（a）冠髓的成牙本质细胞下层和髓核中的神经束。（b）髓核中的神经束。（c）根髓中的神经束。

（Närhi等1992）。此处的神经纤维（与可复性牙髓炎一样）已被炎症介质致敏，并且随着神经出芽的增强，外部刺激可导致牙髓出现痛觉过敏和异常性疼痛。然而，在这种情况下，牙髓会出现锐痛或钝痛，通常较为严重。去除刺激后疼痛通常会持续。当牙髓产生剧烈炎症时，会出现自发性疼痛，这可能是由于炎症成分持续激活痛觉感受器，以及严重的炎症反应引起髓腔内压力升高所致（Heyeraas和Berggreen 1999）。在炎症性疼痛条件下（例如牙髓炎）（图2.3），TRPA1（冷受体）和TRPV1（热受体）等离子通道可被组织损伤产物以及炎症环境的酸性pH直接激活（Bautista等2013；Taylor-Clark等2009；Morales-Lázaro等2013）。不可复性牙髓炎中的细菌和细菌产物也可以直接激活这些通道，产生自发性疼痛（Meseguer等2014）。

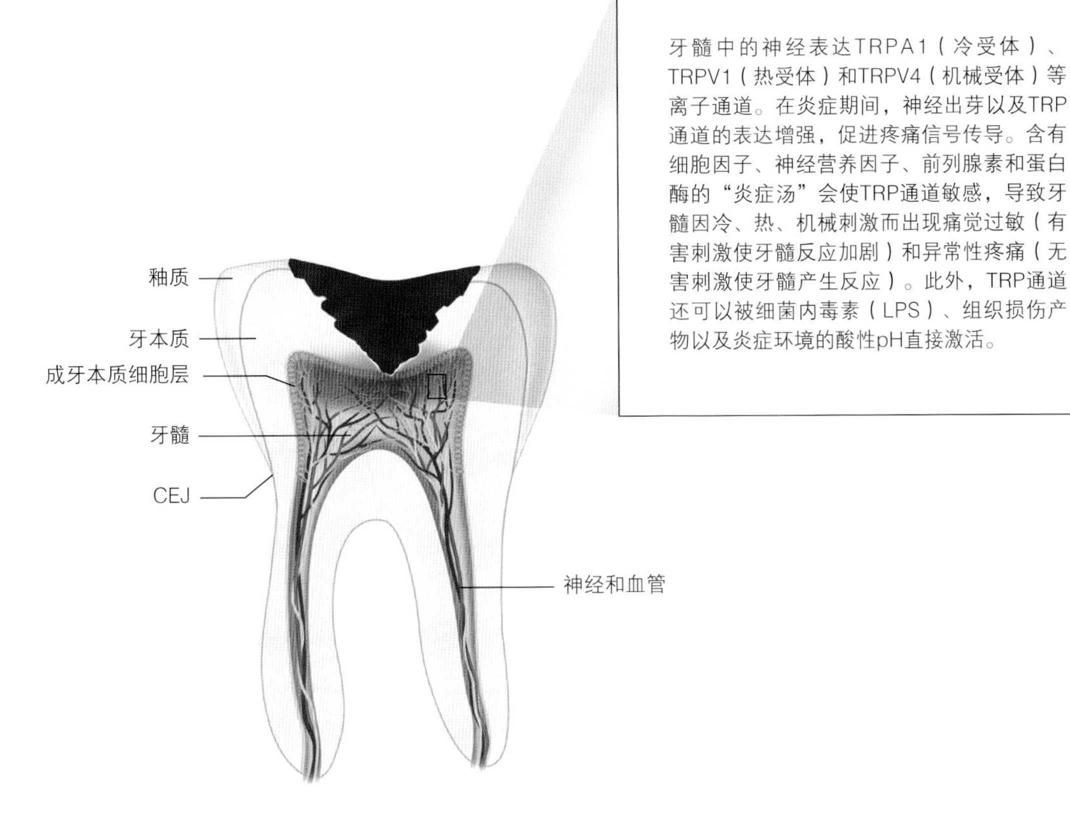

图2.3　牙髓炎症增强神经出芽或离子通道的激活、调制功能。

从逻辑上讲，疼痛严重程度应该与炎症水平和神经敏感程度相关，但是传统观点认为，成熟恒牙的临床体征和症状与其牙髓组织学状态之间不存在明显的相关性（Seltzer等1963；Dummer等1980）。然而，近期一项组织学研究对这一观点提出质疑（Ricucci等2014）。该研究发现，牙髓炎的临床症状与病变牙髓的组织学状态之间存在良好的相关性。这一结论使一些学者重新思考了当前的牙髓炎诊断系统，并且对不可复性牙髓炎的定义提出挑战（Wolters等2017）。他们认为，应根据炎症程度将牙髓炎分为早期、轻度、中度和重度，而不能简单地分为可复性或不可复性。

然而，疼痛是一种主观感觉，并且在疼痛信号传导中还需要考虑其他因素，比如心理因素和以往的疼痛经历。因此，医生应综合考虑疼痛史、临床检查（牙髓温度测试和电测试）和影像学检查结果，以对牙髓疼痛做出诊断。然而，即便采用以上方法，目前用于确定牙髓真正状态的临床方法的有效性仍受到质疑。近期一项文献系统综述得出结论，当前证据不足以支持这些临床方法的准确性（Mejre等2012）。因此，目前的诊断方法并不能可靠地识别牙髓的炎症状态，需要进一步研究以促进牙髓诊断，并开发出用于牙髓修复的新型靶向治疗策略。

2.7 牙齿的神经支配与修复

在牙齿发育过程中，间充质控制着牙髓神经支配，这表明间充质是调节牙髓中轴突修复和再生的关键。与CNS不同，PNS具有强大的修复和再生能力，特别是当轴突被切断但是仍然附着于完整的神经元胞体时。PNS损伤后，将发生一系列事件，使受损轴突形成（或脱失）髓鞘，并引导新的轴突末梢生长，该过程也称为神经出芽或神经发生，大量特异性细胞和分子成分参与其中，包括支持细胞（施旺细胞）和免疫细胞（巨噬细胞）、神经保护和神经再生信号因子［NTF（例如NGF、GDNF）］和IGF-I（Frostick等1998；Ishii等1994）。文献中已经描述了DRG的广泛再生，并且除了已有神经元的轴突再生之外，局部神经祖细胞或干细胞也可分化为神经元和胶质细胞（可参考上文）。这表明感觉神经节内的神经干细胞毫具有固有的自我再生能力（Czaja等2012）。同样，含有牙齿感觉神经的三叉神经节具有相似的再生特性（Holland 1996；Arthur等2009）。

越来越多的证据表明，出生后牙髓间充质也能够分泌一系列NTF和其他神经血管调节因子，如血小板衍生生长因子（PDGF）和血管内皮生长因子（VEGF）。这些因子可能参与牙髓稳态、神经功能、神经再支配和修复。事实上，在牙外伤或正畸治疗后，包括NGF和VEGF在内的生长因子的表达显著增加（Mitsiadis等2017）。值得注意的是，在牙本质形成期间，很多信号分子储存在牙本质基质内。这些信号分子可以在牙齿龋坏期间释放，有助于牙髓修复、神经修复和神经再支配以及修复性牙本质形成（Smith等2012）。

2.8 牙髓干细胞（DPSC）的神经源性和神经营养性特征

DPSC来源于神经嵴，可用于牙科和非牙科神经元修复中的各种细胞治疗中。事实上，大量研究证实，DPSC可用于修复神经损伤和各种神经退行性疾病，比如缺血性脑卒中、帕金森病（Mead等2016）。DPSC的潜在作用机制尚未阐明，可能涉及多个方面，包括细胞分化或替代，以及通过分泌促生长、抗炎信号分子和NTF激活内源性修复（Sakai等2012；Mead等2017）。

神经嵴衍生的DPSC不仅具有间充质细胞谱系经典的成骨、软骨形成和脂肪形成能力，还具有神经源性分化功能（Huang等2009）。Gronthos等的一项开创性研究（Gronthos等2000）首次证实了DPSC的神经源性分化功能，他们将DPSC从成人磨牙中分离，然后在神经源性培养基中培养，能够使DPSC获得神经元特征。还有一些研究报道了异质DPSC及其亚群的神经元表型分化（Huang等2009；Arthur等2008；Gervois等2015）。无论在培养基中是否真正检测到了神经样细胞，其神经元功能仍然存在争议（Mead等2016，2017）。

DPSC也具有分化为胶质细胞的能力。研究证实，在含有各种分化诱导因子（例如视黄酸、毛喉素和PDGF）的培养基中，DPSC可分化为施旺样细胞（Martens等2014）。然而，这些分化的牙髓细胞不仅具有施旺样细胞的标记物（例如GFAP），而且与“天然”未分化的DPSC相比，它们可分泌更多的NTF。DPSC衍生的施旺细胞也能够以旁分泌的方式间接地促进DRG神经突向外生长（Martens等2014）。因此，分化为神经胶质细胞可能是DPSC发挥其治疗作用的核心机制之一。

除了细胞分化之外，MSC（间充质干细胞）/DPSC的旁分泌效应也在神经修复中发挥关键作用（Mead等2017）。DPSC可分泌较多的NTF，包括NGF、BDNF和GDNF，可能超过其他MSC，例如BMMSC和脂肪来源的干细胞，这表明与其他MSC相比，DPSC在神经修复中更具有优势（Mead等2014a，b）。在视神经挤压伤模型中，视网膜神经节细胞（RGC）由于缺乏营养而发生退化，在玻璃体内注射DPSC能够保护RGC神经并促进视神经再生（Mead等2014b，2013）。在试验性青光眼模型中也可观察到类似的治疗效果，并且证实DPSC比BMSC更有效（Mead等2016）。此外，我们还需要研究DPSC / MSC的分泌蛋白质组和细胞外囊泡（包括外泌体），是否与细胞疗法一样可有效促进神经元修复和神经发生。毫无疑问，这些研究将产生更多可控的、“现成的”无细胞治疗方法。

实际上，新的证据表明，DPSC的神经营养性和神经源性特征使其具备有效而且可靠的治疗潜能，这与牙齿发育过程中外胚层在牙齿神经支配中的作用相一致。另外，牙齿神经元和牙髓来源的NTF可能参与牙本质形成和牙齿修复的调节。我们需要继续开展研究，以将DPSC广泛地应用于神经修复，包括应用于牙科临床，以促进牙髓健康活力。此外，我们还可以使用基于DPSC的疗法，通过NTF（例如GDNF）的镇痛作用或刺激修复性牙本质形成，封闭牙本质小管，从而缓解牙齿疼痛或牙本质敏感（Mitsiadis和Luukko 1995；Boucher和McMahon 2001；Scheven等2009）。

小结

过去几十年的科学发现极大地加深了我们对于牙痛和神经发生的理解。TRP通道的发现及其在炎症期间的调节是我们理解牙髓疼痛分子机制的重要一步，为缓解疼痛的新型靶向治疗铺平了道路。越来越多的研究证实DPSC的神经源性潜能。这些神经嵴来源的细胞在神经再生中更具优势，不仅可用于牙髓再生治疗，还可用于其他PNS的治疗。基于牙髓干细胞分化的人类神经元模型（Clarke等2017）可用于体外PNS研究，有可能成为动物模型的一种替代选择。

参考文献

[1] Alavi AM, Dubyak GR, Burnstock G (2001) Immunohistochemical evidence for ATP receptors in human dental pulp. J Dent Res 80(2):476–483.

[2] Allard B, Magloire H, Couble ML, Maurin JC, Bleicher F (2006) Voltage-gated sodium chan- nels confer excitability to human odontoblasts: possible role in tooth pain transmission. J Biol Chem 281(39):29002–29010.

[3] Arthur A, Rychkov G, Shi S, Koblar SA, Gronthos S (2008) Adult human dental pulp stem cells differentiate toward functionally active neurons under appropriate environmental cues. Stem Cells 26(7):1787–1795.

[4] Arthur A, Shi S, Zannettino AC, Fujii N, Gronthos S, Koblar SA (2009) Implanted adult human dental pulp stem cells induce endogenous axon guidance. Stem Cells 27(9):2229–2237.

[5] Atkinson ME, Kenyon C (1990) Collateral branching innervation of rat molar teeth from trigemi- nal ganglion cells shown by double labeling with uorescent retrograde tracers. Brain Res 508:289–292.

[6] Awawdeh L, Lundy FT, Shaw C, Lamey P-J, Linden GJ, Kennedy JG (2002) Quantitative analysis of substance P, neurokinin A and calcitonin gene-related peptide in pulp tissue from painful and healthy human teeth. Int Endod J 35:30–36.

[7] Bautista DM, Pellegrino M, Tsunozaki M (2013) TRPA1: a gatekeeper for in ammation. Annu Rev Physiol 75:181–200.

[8] Boucher TJ, McMahon SB (2001) Neurotrophic factors and neuropathic pain. Curr Opin Pharmacol 1(1):66–72.

[9] Braun SM, Jessberger S (2014) Adult neurogenesis: mechanisms and functional signi cance. Development 141(10):1983–1986.

[10] Cadden SW, Lisney SJ, Matthews B (1983) Thresholds to electrical stimulation of nerves in cat canine tooth-pulp with A beta-, A delta- and C- bre conduction velocities. Brain Res 261(1):31–41.

[11] Caterina MJ, Schumacher MA, Tominaga M, Rosen TA, Levine JD, Julius D (1997) The capsaicin receptor: a heat-activated ion channel in the pain pathway. Nature 389:816–824.

[12] Caterina MJ, Rosen TA, Tominaga M, Brake AJ, Julius D (1999) A capsaicin-receptor homologue with a high threshold for noxious heat. Nature 398(6726):436–441.

[13] Caterina MJ, Lef er A, Malmberg AB, Martin WJ, Trafton J et al (2000) Impaired nociception and pain sensation in mice lacking the capsaicin receptor. Science 288:306–313.

[14] Caviedes-Bucheli J, Muñoz HR, Azuero-Holguín MM, Ulate E (2008) Neuropeptides in dental pulp: the silent protagonists. J Endod 34(7):773–788.

[15] Chung G, Jung SJ, Oh SB (2013) Cellular and molecular mechanisms of dental nociception. J Dent Res 92(11):948–955.

[16] Clarke R, Monaghan K, About I, Grif n CS, Sergeant GP, El Karim I, McGeown JG, Cosby SL, Curtis TM, McGarvey LP, Lundy FT (2017) TRPA1 activation in a human sensory neuronal model: relevance to cough hypersensitivity? Eur Respir J 50(3). [pii] 1700995.

[17] Czaja K, Fornaro M, Geuna S (2012) Neurogenesis in the adult peripheral nervous system. Neural Regen Res 7(14):1047–1054.

[18] Diogenes A, Akopian AN, Hargreaves KM (2007) NGF up-regulates TRPA1: implications for orofacial pain. J Dent Res 86(6):550–555.

[19] Dummer PM, Hicks R, Huws D (1980) Clinical signs and symptoms in pulp disease. Int Endod J 13(1):27–35.

[20] El Karim IA, Lamey PJ, Ardill J, Linden GJ, Lundy FT (2006a) Vasoactive intestinal polypeptide (VIP) and VPAC1 receptor in adult human dental pulp in relation to caries. Arch Oral Biol 51(10):849–855.

[21] El Karim IA, Lamey PJ, Linden GJ, Awawdeh LA, Lundy FT (2006b) Caries-induced changes in the expression of pulpal neuropeptide Y. Eur J Oral Sci 114(2):133–137.

[22] El Karim IA, Linden GJ, Curtis TM, About I, McGahon MK, Irwin CR, Lundy FT (2011) Human odontoblasts express functional thermo-sensitive TRP channels: implications for dentin sensi- tivity. Pain 152(10):2211–2223.

[23] Fried K, Arvidsson J, Robertson B, Brodin E, Theodorsson E (1989) Combined retrograde tracing and enzyme/immunohistochemistry of trigeminal ganglion cell bodies innervating tooth pulps in the rat. Neuroscience 33(1):101–109.

[24] Fried K, Nosrat C, Lillesaar C, Hildebrand C (2000) Molecular signaling and pulpal nerve devel- opment. Crit Rev Oral Biol Med 11(3):318–332.

[25] Frostick SP, Yin Q, Kemp GJ (1998) Schwann cells, neurotrophic factors, and peripheral nerve regeneration. Microsurgery 18(7):397–405.

[26] Gale Z, Cooper PR, Scheven BA (2011) Effects of glial cell line-derived neurotrophic factor on dental pulp cells. J Dent Res 90(10):1240–1245.

[27] Gervois P, Struys T, Hilkens P, Bronckaers A, Ratajczak J, Politis C, Brône B, Lambrichts I, Martens W (2015) Neurogenic maturation of human dental pulp stem cells following neuro- sphere generation induces morphological and electrophysiological characteristics of functional neurons. Stem Cells Dev 24(3):296–311.

[28] Gronthos S, Mankani M, Brahim J, Robey PG, Shi S (2000) Postnatal human dental pulp stem cells (DPSCs) in vitro and in vivo. Proc Natl Acad Sci U S A 97(25):13625–13630.

[29] Güler AD, Lee H, Iida T, Shimizu I, Tominaga M, Caterina M (2002) Heat-evoked activation of the ion channel, TRPV4. J Neurosci 22(15):6408–6414.

[30] Gunji T (1982) Morphological research on the sensitivity of dentin. Arch Histol Jap 45:45–67.

[31] Hargreaves KM, Ruparel S (2016) Role of oxidized lipids and TRP channels in orofacial pain and in ammation. J Dent Res 95(10):1117–1123.

[32] Haug SR, Heyeraas KJ (2006) Modulation of dental in ammation by the sympathetic nervous system. J Dent Res 85(6):488–495.

[33] Henry MA, Luo S, Levinson SR (2012) Unmyelinated nerve bers in the human dental pulp express markers for myelinated bers and show sodium channel accumulations. BMC Neurosci 13:29.

[34] Heyeraas KJ, Berggreen E (1999) Interstitial uid pressure in normal and in amed pulp. Crit Rev Oral Biol Med 10(3):328–336.

[35] Hildebrand C, Fried K, Tuisku F, Johansson CS (1995) Teeth and tooth nerves. Prog Neurobiol 45(3):165–222.

[36] Holland GR (1996) Experimental trigeminal nerve injury. Crit Rev Oral Biol Med 7(3):237–258.

[37] Huang GT, Gronthos S, Shi S (2009) Mesenchymal stem cells derived from dental tissues vs. those from other sources: their biology and role in regenerative medicine. J Dent Res 88(9):792–806.

[38] Ikeda H, Suda H (2013) Odontoblastic syncytium through electrical coupling in the human dental pulp. J Dent Res 92(4):371–375.

[39] Ishii DN, Glazner GW, Pu SF (1994) Role of insulin-like growth factors in peripheral nerve regen-eration. Pharmacol Ther 62(1-2):125–144.

[40] Jessberger S, Gage FH (2014) Adult neurogenesis: bridging the gap between mice and humans. Trends Cell Biol 24(10):558–563.

[41] Jordt SE, Bautista DM, Chuang HH, McKemy DD, Zygmunt PM, Högestätt ED, Meng ID, Julius D (2004) Mustard oils and cannabinoids excite sensory nerve bres through the TRP channel ANKTM1. Nature 427(6971):260–265.

[42] Julius D, Basbaum AI (2001) Molecular mechanisms of nociception. Nature 413:203–210.

[43] Kaukua N, Shahidi MK, Konstantinidou C, Dyachuk V, Kaucka M, Furlan A, An Z, Wang L, Hultman I, Ahrlund-Richter L, Blom H, Brismar H, Lopes NA, Pachnis V, Suter U, Clevers H, Thesleff I, Sharpe P, Ernfors P, Fried K, Adameyko I (2014) Glial origin of mesenchymal stem cells in a tooth model system. Nature 513(7519):551–554.

[44] Kollar EJ, Lumsden AG (1979) Tooth morphogenesis: the role of the innervation during induction and pattern formation. J Biol Buccale 7(1):49–60.

[45] Kriegstein A, Alvarez-Buylla A (2009) The glial nature of embryonic and adult neural stem cells. Annu Rev Neurosci 32:149–184.

[46] Lawson SN, Waddell PJ (1991) Soma neuro lament immunoreactivity is related to cell size and bre conduction velocity in rat primary sensory neurons. J Physiol 435:41–63.

[47] Liedtke W, Choe Y, Martí-Renom MA, Bell AM, Denis CS, Sali A, Hudspeth AJ, Friedman JM, Heller S (2000) Vanilloid receptor-related osmotically activated channel (VR-OAC), a candi-date vertebrate osmoreceptor. Cell 103(3):525–535.

[48] Liu X, Wang C, Fujita T, Malmstrom HS, Nedergaard M, Ren YF, Dirksen RT (2015) External dentin stimulation induces ATP release in human teeth. J Dent Res 94(9):1259–1266.

[49] Løes S, Kettunen P, Kvinnsland IH, Taniguchi M, Fujisawa H, Luukko K (2001) Expression of class 3 semaphorins and neuropilin receptors in the developing mouse tooth. Mech Dev 101(1-2):191–194.

[50] Loeser JD, Treede RD (2008) The Kyoto protocol of IASP basic pain terminology. Pain 137:473–477.

[51] Lumsden AG, Buchanan JA (1986) An experimental study of timing and topography of early tooth development in the mouse embryo with an analysis of the role of innervation. Arch Oral Biol 31:301–311.

[52] Lundy FT, Linden GJ (2004) Neuropeptides and neurogenic mechanisms in oral and periodontal in ammation. Crit Rev Oral Biol Med 15:82–98.

[53] Luo S, Perry GM, Levinson SR, Henry MA (2008) Nav1.7 expression is increased in painful human dental pulp. Mol Pain 4:16.

[54] Luukko K, Kettunen P (2014) Coordination of tooth morphogenesis and neuronal development through tissue interactions: lessons from mouse models. Exp Cell Res 325(2):72–77.

[55] Magloire H, Lesage F, Couble ML, Lazdunski M, Bleicher F (2003) Expression and localization of TREK-1 K+ channels in human odontoblasts. J Dent Res 82(7):542–545.

[56] Martens W, Sanen K, Georgiou M, Struys T, Bronckaers A, Ameloot M, Phillips J, Lambrichts I (2014) Human dental pulp stem cells

can differentiate into Schwann cells and promote and guide neurite outgrowth in an aligned tissue-engineered collagen construct in vitro. FASEB J 28(4):1634–1643.

[57] McKemy DD, Neuhausser WM, Julius D (2002) Identi cation of a cold receptor reveals a general role for TRP channels in thermosensation. Nature 416(6876):52–58.

[58] Mead B, Logan A, Berry M, Leadbeater W, Scheven BA (2013) Intravitreally transplanted dental pulp stem cells promote neuroprotection and axon regeneration of retinal ganglion cells after optic nerve injury. Invest Ophthalmol Vis Sci 54(12):7544–7556.

[59] Mead B, Logan A, Berry M, Leadbeater W, Scheven BA (2014a) Paracrine-mediated neuroprotec-tion and neuritogenesis of axotomised retinal ganglion cells by human dental pulp stem cells: comparison with human bone marrow and adipose-derived mesenchymal stem cells. PLoS One 9(10):e109305.

[60] Mead B, Logan A, Berry M, Leadbeater W, Scheven BA (2014b) Dental pulp stem cells, a paracrine-mediated therapy for the retina. Neural Regen Res 9(6):577–578.

[61] Mead B, Hill LJ, Blanch RJ, Ward K, Logan A, Berry M, Leadbeater W, Scheven BA (2016) Mesenchymal stromal cell-mediated neuroprotection and functional preservation of retinal ganglion cells in a rodent model of glaucoma. Cytotherapy 18(4):487–496.

[62] Mead B, Logan A, Berry M, Leadbeater W, Scheven BA (2017) Concise review: dental pulp stem cells: a novel cell therapy for retinal and central nervous system repair. Stem Cells 35(1):61–67.

[63] Mejre IA, Axelsson S, Davidson T et al (2012) Diagnosis of the condition of the dental pulp: a systematic review. Int Endod J 45:597–613.

[64] Meseguer V, Alpizar YA, Luis E, Tajada S, Denlinger B, Fajardo O, Manenschijn JA, Fernández- Peña C, Talavera A, Kichko T, Navia B, Sánchez A, Señarís R, Reeh P, Pérez-García MT, López-López JR, Voets T, Belmonte C, Talavera K, Viana F (2014) TRPA1 channels medi- ate acute neurogenic in ammation and pain produced by bacterial endotoxins. Nat Commun 5:3125.

[65] Mickle AD, Shepherd AJ, Mohapatra DP (2016) Nociceptive TRP channels: sensory detectors and transducers in multiple pain pathologies. Pharmaceuticals (Basel) 9(4). [pii] E72. Review.

[66] Mitsiadis TA, Luukko K (1995) Neurotrophins in odontogenesis. Int J Dev Biol 39(1):195–202.

[67] Mitsiadis TA, Magloire H, Pagella P (2017) Nerve growth factor signalling in pathology and regeneration of human teeth. Sci Rep 7(1):1327.

[68] Morales-Lázaro SL, Simon SA, Rosenbaum T (2013) The role of endogenous molecules in modu-lating pain through transient receptor potential vanilloid 1 (TRPV1). J Physiol 591(13):3109–3121. https://doi.org/10.1113/jphysiol.2013.251751.

[69] Muraki K, Shigekawa M, Imaizumi Y (2007) A new insight into the function of TRPV2 in circula-tory organs. In: Liedtke WB, Heller S (eds) TRP Ion channel function in sensory transduction and cellular signaling cascades. CRC Press/Taylor & Francis, Boca Raton, FL.

[70] Nanci A (2012) Ten Cate Oral Histology. Mosby, St. Louis, MO.

[71] Närhi M, Jyväsjärvi E, Virtanen A, Huopaniemi T, Ngassapa D, Hirvonen T (1992) Role of intra-dental A- and C-type nerve bres in dental pain mechanisms. Proc Finn Dent Soc 88(Suppl 1):507–516.

[72] Olgart L, Edwall L, Gazelius B (1991) Involvement of afferent nerves in pulpal blood- ow reactions in response to clinical and experimental procedures in the cat. Arch Oral Biol 36(8):575–581.

[73] Peier AM, Moqrich A, Hergarden AC, Reeve AJ, Andersson DA, Story GM, Earley TJ, Dragoni I, McIntyre P, Bevan S, Patapoutian A (2002) A TRP channel that senses cold stimuli and men-thol. Cell 108(5):705–715.

[74] Ramsey IS, Delling M, Clapham DE (2006) An introduction to TRP channels. Annu Rev Physiol 68:619–647.

[75] Reader AI, Foreman DW (1981) An ultrastructural quantitative investigation of human intradental innervation. J Endod 7:493–499.

[76] Redmond WJ, Gu L, Camo M, McIntyre P, Connor M (2014) Ligand determinants of fatty acid activation of the pronociceptive ion channel TRPA1. PeerJ 2:e248.

[77] Ricucci D, Loghin S, Siqueira JF Jr (2014) Correlation between clinical and histologic pulp diag-noses. J Endod 40(12):1932–1939. https://doi.org/10.1016/j.joen.2014.08.010.

[78] Rodd HD, Boissonade FM (2000) Substance P expression in human tooth pulp in relation to caries and pain experience. Eur J Oral Sci 108(6):467–474.

[79] Rodd HD, Boissonade FM (2002) Comparative immunohistochemical analysis of the peptidergic innervation of human primary and permanent tooth pulp. Arch Oral Biol 47(5):375–385.

[80] Ruch JV (1998) Odontoblast commitment and differentiation. Biochem Cell Biol 76(6):923–938.

[81] Sakai K, Yamamoto A, Matsubara K, Nakamura S, Naruse M, Yamagata M, Sakamoto K, Tauchi R, Wakao N, Imagama S, Hibi H, Kadomatsu K, Ishiguro N, Ueda M (2012) Human dental pulp-derived stem cells promote locomotor recovery after complete transection of the rat spinal cord by multiple neuro-regenerative mechanisms. J Clin Invest 122(1):80–90.

[82] Scheven BA, Shelton RM, Cooper PR, Walmsley AD, Smith AJ (2009) Therapeutic ultrasound for dental tissue repair. Med Hypotheses 73(4):591–593.

[83] Seltzer S, Bender IB, Ziontz M (1963) The dynamics of pulp in ammation: correlations between diagnostic data and actual histologic ndings in the pulp. Oral Surg Oral Med Oral Pathol 16:846–871.

[84] Sisignano M, Bennett DL, Geisslinger G, Scholich K (2014) TRP-channels as key integrators of lipid pathways in nociceptive neurons. Prog Lipid Res 53:93–107.

[85] Smith GD, Gunthorpe MJ, Kelsell RE, Hayes PD, Reilly P, Facer P, Wright JE, Jerman JC, Walhin JP, Ooi L, Egerton J, Charles KJ, Smart D, Randall AD, Anand P, Davis JB (2002) TRPV3 is a temperature-sensitive vanilloid receptor-like protein. Nature 418(6894):186–190.

[86] Smith AJ, Scheven BA, Takahashi Y, Ferracane JL, Shelton RM, Cooper PR (2012) Dentine as a bioactive extracellular matrix. Arch Oral Biol 57(2):109–121.

[87] Solé-Magdalena A, Martínez-Alonso M, Coronado CA, Junquera LM, Cobo J, Vega JA (2018) Molecular basis of dental sensitivity: the odontoblasts are multisensory cells and express mul- tifunctional ion channels. Ann Anat 215:20–29.

[88] Story GM, Peier AM, Reeve AJ, Eid SR, Mosbacher J, Hricik TR, Earley TJ, Hergarden AC, Andersson DA, Hwang SW, McIntyre P, Jegla T, Bevan S, Patapoutian A (2003) ANKTM1, a TRP-like channel expressed in nociceptive neurons, is activated by cold temperatures. Cell 112(6):819–829.

[89] Taylor-Clark TE, Ghatta S, Bettner W, Undem BJ (2009) Nitrooleic acid, an endogenous product of nitrative stress, activates nociceptive sensory nerves via the direct activation of TRPA1. Mol Pharmacol 75:820–829.

[90] Watanabe H, Vriens J, Prenen J, Droogmans G, Voets T, Nilius B (2003) Anandamide and arachidonic acid use epoxyeicosatrienoic acids to activate TRPV4 channels. Nature 424(6947):434–438.

[91] Wolters WJ, Duncan HF, Tomson PL, El karim I, McKenna G, Dorri M, Stangvaltaite L, van der Sluis LWM (2017) Minimally invasive endodontics: a new diagnostic system for assessing pulpitis and subsequent treatment needs. Int Endod J 50(9):825–829.

[92] Xu W, Lakshman N, Morshead CM (2017) Building a central nervous system: the neural stem cell lineage revealed. Neurogenesis (Austin) 4(1):e1300037.

[93] Yoshida S, Wada N, Hasegawa D, Miyaji H, Mitarai H, Tomokiyo A, Hamano S, Maeda H (2016) Semaphorin 3A induces odontoblastic phenotype in dental pulp stem cells. J Dent Res 95(11):1282–1290.

第3章　牙髓血管生成

Current and Future Views on Pulpal Angiogenesis

Petra Hilkens, Ivo Lambrichts, Annelies Bronckaers

3.1　引言

牙髓组织在维持牙齿活力、提供营养和氧气、神经支配、感知疼痛、免疫反应以及修复性牙本质的形成方面具有重要功能。外伤、过度磨损或致龋菌的入侵可使牙髓损伤，最终会导致不可复的急性免疫/炎症事件以及牙髓组织的破坏。保持牙髓活力是牙髓病诊疗的主要目的之一，因为死髓牙更容易受到伤害并且随后易于丧失。年轻恒牙的治疗较为复杂，因为任何干扰牙髓的因素都可能影响牙根发育。血运的充分重建是成功保存牙髓组织的决定性因素。本章将首先讨论胚胎发育期间和出生后血管形成的分子机制，从而了解牙髓血管的形成过程。

3.2　血管形成的原理

人体内存在着广泛的动脉、静脉和毛细血管网络，负责氧气和营养供应，排泄废物和运输多种不同类型的细胞与分子。根据其功能和位置，脉管系统还显示出不同的组织特异性和器官特异性特征，这些特征在胚胎发育期间就已经确定。

血管的生成和成熟具有3种不同的机制，即血管发生、血管形成和动脉生成。

P. Hilkens（✉）· I. Lambrichts · A. Bronckaers
Morphology Research Group，Biomedical Research Institute，Hasselt University，Diepenbeek，Belgium
e-mail：petra.hilkens@uhasselt.be

H. F. Duncan，P. R. Cooper（eds.），*Clinical Approaches in Endodontic Regeneration*，https：//doi.org/10.1007/978-3-319-96848-3_3

3.2.1 血管发生

在胚胎发育期间，原始血管网络最初由血管发生形成（图3.1a）。该过程包括募集中胚层衍生的内皮前体细胞或成血管细胞。这一过程始于卵黄囊，并将产生为卵黄囊供血的原始血管丛以及胚胎内的第一原始网络，形成主静脉和背主动脉等血管。随后，该网络通过血管形成和动脉生成等过程扩大，这是成体血管形成的关键过程（Jain 2003；Swift和Weinstin 2009）。

3.2.2 血管形成

血管形成是指预先存在的血管中形成新的毛细血管（图3.1a）。血管形成包括毛细血管出芽和套叠，即先前形成的血管的内部分裂，毛细血管出芽是成体内最主要的血管形成方式（Swift和Weinstein 2009）。

与任何多步骤生物学过程一样，毛细血管出芽的起始和持续进行受到大量生长因子、趋化因子和其他蛋白质的协调。通常，这些调节机制在血管形成的激活和抑制之间存在明显平衡，其中抑制因素占主导地位，因此可以维持一种静止状态。当存在缺氧或者需要氧气、营养以及新血管形成的任何其他情况存在时，刺激蛋白的过量产生启动“血管生成开关”，使平衡倾向血管形成（Bronckaers等2014；Distler等2003）。

内皮细胞（EC）是血管形成过程中的主要细胞类型之一。如前所述，这些细胞通常保持一种静止状态，由血管基底膜和周细胞、平滑肌细胞等壁细胞包围并提供支持，保护其免受环境影响并防止细胞分离（Potente等2011）。广泛的生长因子信号传导，例如在创伤或炎症之后，导致内皮激活和特化内皮表型的瞬时形成（Phng和Gerhardt 2009）。广泛的Notch信号传导与血管内皮生长因子（VEGF）能够共同建立协调良好的尖端细胞和茎细胞模式（Potente等2011；Phng和Gerhardt 2009）。由于促血管形成信号传导，尖端细胞将通过分泌基质金属蛋白酶（MMP）促进血管基底膜的蛋白分解，并随后通过其丝状伪足探测周围环境，以获得血管形成线索，从而引导内皮细胞迁移（Potente等2011；Adams和Alitalo 2007）。另一方面，茎细胞将大量增殖以延伸形成血管芽。细胞内形成的液泡将与相邻EC的液泡融合，最终将导致血管腔形成。通过产生细胞外基质（ECM），茎细胞也保护了血管芽的完整性（Potente等2011；Phng和Gerhardt 2009）。最后，通过相邻血管芽的融合和壁细胞的募集，形成稳定的血管网。血液灌注后，促血管生成信号将减少，EC恢复至静息表型（Potente等2011）。

3.2.3 动脉生成

动脉生成，即新生血管结构的成熟和稳定，包括周细胞和平滑肌细胞的主动募集，支持性ECM的沉积和确保血管功能的血管壁组织特异性特化（Jain 2003）。

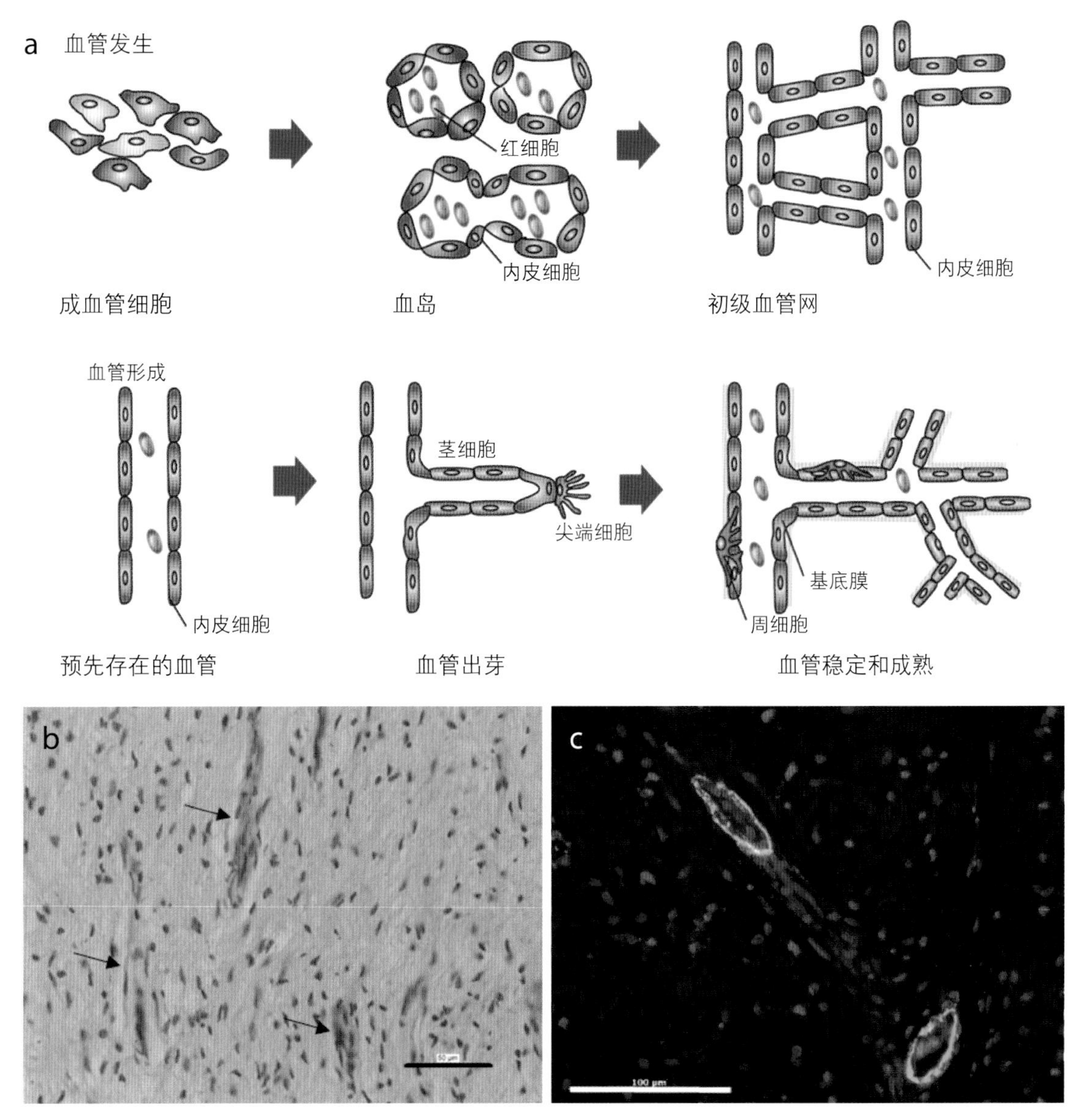

图3.1　（a）血管发生和血管形成的示意图。血管发生是指中胚层衍生的内皮前体细胞，例如成血管细胞，形成原始血管网络。在胚胎发育期间，成血管细胞将首先形成原始血岛并分化成内皮细胞和红细胞。随后，原始血管丛形成，其通过血管形成进一步延伸。血管形成即胚胎发育期间以及成体后从预先存在的血管中形成血管。广泛的生长因子信号传导而形成特化的内皮表型，并产生未成熟的血管。简而言之，尖端细胞将朝向某些趋化性刺激迁移，然后是茎细胞的增殖。细胞内形成液泡，最终将导致血管腔产生。在血管形成的最后阶段，比如血管成熟期间，通过相邻血管芽的融合、基底膜的形成和周细胞的募集，形成稳定的血管网。（b）人牙髓组织的苏木精–伊红染色，表明血管的存在（黑色箭头）。比例尺=50μm。（c）人牙髓组织的免疫荧光染色：VEGF（红色）和CD146（绿色）。DAPI（蓝色）用于染色细胞核。该染色表明牙髓血管中CD146高表达，而周围的基质细胞中可见大量的VEGF表达。比例尺=100μm。

在胚胎发育过程中，动静脉特化和内皮分化，即血管特化，不仅取决于血流动力学负荷，还包括涉及VEGF、Notch和Eph受体激酶成员及其肝配蛋白配体的特定分子相互作用，最终将形成一个结构完善，具有组织特异性的动脉、静脉和毛细血管网（Jain 2003；Swift和Weinstein 2009）。

与血管发生和血管形成相似，血管成熟受不同分子信号传导通路的严格调控。例如，转化生长因子-β（TGF-β）与ECM的产生以及壁细胞的诱导分化密切相关。另外，周细胞的募集由血小板衍生的生长因子受体-β（PDGFR-β）信号介导。血管生成素1和2（ANGPT1和ANGPT2）也在动脉发生过程中起关键作用。Tie1和Tie2与其受体结合，促进血管稳定，并通过紧缩内皮细胞连接以防止渗漏。鞘氨醇-1-磷酸受体信号通过改变细胞骨架组织和细胞黏附，控制EC和壁细胞之间的相互作用（Jain 2003；Gaengel等2009）。

3.3 牙髓中的血管和淋巴管

3.3.1 牙齿发育

在哺乳动物牙齿发育期间，神经嵴衍生的间充质组织和外胚层衍生的牙齿上皮之间发生强烈的相互作用。牙齿的形态发生和分化包括不同阶段，每个阶段都表现出特定的时空事件，最终导致牙齿萌出（Jussila等2013）。由于牙齿的神经血管供应和牙齿形态发生之间的密切关系，在帽状晚期和/或钟状早期，神经纤维和血管已经进入间充质（Jussila等2013；Nait Lechguer等2008）。此外，血管压力的变化可能在牙齿萌出的时机和速度中发挥作用，尽管目前无法得出明确结论（Burn-Murdoch 1990；Kjaer 2014；Wise和King 2008）。

3.3.2 牙髓脉管系统的解剖

牙髓的主要血液供应来自颈外动脉分支之一：上颌动脉。上颌动脉汇入牙齿动脉，通过小动脉进入牙髓，形成牙髓微血管（Kim 1985）。在结构排列方面，牙髓微循环的特征是组织分层较为明显：小动脉遍布牙髓的中心部分并最终形成成牙本质细胞亚层毛细血管网（Kim 1985；Yu和Abbott 2007）。这种外周毛细血管丛具有强烈的区域差异，从根部的鱼网状结构到髓角中的发夹形毛细血管的密集网络（Kim 1985）。牙髓血管主要由连续的内皮层衬里，而具有内皮开窗的成牙本质细胞亚层毛细血管，反映了该区域明显的代谢需求（Berggreen等2010）。血液最终流入小静脉，小静脉主要构成牙髓组织的中央部分，并通过根尖孔离开牙齿（Kim 1985）。

牙髓微血管还具有某些特征，例如存在血管分流。这些血管吻合包括动静脉、静脉-静脉或U形环，并且可能在调节血流方面发挥重要作用。因为小动脉和小静脉直接连接，绕过了上述毛细血管丛（Kim 1985；Yu和Abbott 2007）。

牙髓组织血管网旁边（图3.1b，c）也存在淋巴管，可通过其VEGF受体-3（VEGFR-3）和淋巴管内皮透明质酸受体-1（LYVE-1）的表达来识别（Pimenta等2003；Berggreen等2009）。这些薄壁脉管起源于牙髓的冠状区域，其缺乏红细胞并且管壁不连续，可以与小静脉明显区分（Nanci 2008）。淋巴管通过根尖孔或者侧支根管离开牙髓（Berggreen等2010；Nanci 2008）。

3.3.3　牙髓脉管系统的重要性和调节

牙髓微循环的主要功能是为组织中的固有细胞提供足够的氧气和营养并排出废物。与血管压力相比，牙髓组织内的间质组织压力相对较高。然而，牙髓组织中存在恒定体积的组织液，这表明牙髓微血管网在调控管腔内压和牙髓组织压方面具有重要作用（Yu和Abbott 2007；Heyeraas 1989）。

由于牙髓的顺应性较低，缺乏侧方血供，及其在维持压力和血流中的重要作用，牙髓血液循环的严密调控对于保护牙髓组织的健康至关重要（Yu和Abbott 2007）。在生理条件下，血管张力受到局部、神经和体液等不同水平的调控（Berggreen等2010）。

牙髓具有丰富的神经分布，含有传入感觉纤维、副交感神经和交感神经纤维，它们与牙髓脉管系统密切相关（Rodd和Boissonade 2003；Zhang等1998；Caviedes-Bucheli等2008）。牙髓脉管系统除了受交感神经调控之外，还受感觉神经纤维释放的多种神经肽调节，特别是通过舒张血管。具体来说，当牙齿受到刺激时，P物质、降钙素基因相关肽（CGRP）和神经激肽A会引起牙髓血流持久增加（Caviedes-Bucheli等2008）。

对于牙髓血流的局部调控，不同的血管活性剂根据组织的需要调节血管阻力（Berggreen等2010）。例如，在内皮细胞和成牙本质细胞中已检测到NO的产生，很多动物模型中NO对于血管舒张的调控具有重要作用（Berggreen等2010；Berggreen和Heyeraas 1999；Toda等2012）。另外，体外和体内研究已证实内皮素-1（EDN-1）可引起剂量依赖性的牙髓血流减少（Yu等2002）。除了局部产生的调节剂之外，肾上腺素、多巴胺和血管紧张素Ⅱ等血管活性剂，可通过血液转运到达牙髓，在体液水平上控制牙髓血流（Berggreen等2010）。

3.4　炎症和血管形成

如前所述，牙髓中富含神经和血管，具有许多特殊的生理功能。尽管牙本质壁为牙髓提供机械支撑和保护，但是一旦髓腔的结构完整性被破坏，牙髓组织非常容易受到创伤、龋齿和感染等损害。在急性炎症期，由于牙髓组织的顺应性较低，血管舒张将导致牙髓组织压力增加（Yu和Abbott 2007）。由于牙髓组织中的弹性明胶样基质，这些压力差以及因此导致的细胞死亡只在局部存在，然而慢性炎症可导致组织全部坏死（Yu和Abbott 2007；Heyeraas和Berggreen 1999）。研究表明，低度炎症可能诱导血管形成和干细胞介导的再生，而持续的炎症导致组织破坏并抑制再生。因此，炎症过程的严重程度可被认为是再生和修复的决定性因素（Cooper等2010）。例如，大鼠的根尖周炎模型中，血管EC、炎症浸润物、破骨细胞和基质细胞中可检测到VEGF同种型及其受体持续上调超过21天，这表明存在广泛的血管和骨重建（Bletsa等2012）。另外，不可复性牙髓炎患者牙髓组织中的VEGF表达和微血管密度显著下调（Artese等2002）。

除了龋病和感染之外，正畸牙齿移动还可以引起炎症反应，从而影响牙髓血流和血管形成（Javed等2015）。例如，Derringer等发现，正畸力施加2周后，牙髓组织中可观察到微血管密度增加（Derringer等1996）。他们进一步研究发现，正畸力会导致牙髓中释放表皮生长因子（EGF）、bFGF、VEGF、TGF-β和PDGF等促血管生长因子（Derringer和Linden 2003，2007）。此外，牙齿长期暴露于正畸力后，牙髓血流会出现瞬时变化（Javed等2015）。

如前所述，神经肽通过调节牙髓血流在维持牙髓稳态中发挥重要作用。除了正常的牙髓生理外，神经肽还有助于神经源性炎症、再生和修复（Caviedes-Bucheli等2008）。例如，当存在咬合创伤时，随后出现的神经源性炎症和P物质等神经肽的释放，通过直接调节内皮细胞行为或通过刺激旁分泌来促进血管形成。由此导致的血管分布增加将促进矿化组织形成，发挥防御和修复作用（Caviedes-Bucheli 2017）。神经肽还可以通过其与牙髓细胞（干细胞）的相互作用来调控炎症反应并调节血管形成（Caviedes-Bucheli等2008）。对牙齿施加正畸力后，可在牙髓组织中观察到CGRP上调，可能促进牙髓血管形成（Caviedes-Bucheli等2011）。有研究已证实，将牙髓成纤维细胞在体外暴露于不同神经肽之后，肝细胞生长因子（HGF）、EGF和胎盘生长因子等促血管生长因子的表达发生变化（El Karim等2009）。

3.5 促进牙髓血管形成的方法

3.5.1 无细胞方法

血管形成需要大量生长因子、细胞因子和ECM组分之间复杂的相互作用。因此，血运重建的策略首先是在生物可降解支架中使用血管生成因子。学者们在牙齿再生的临床前研究或体外研究中已经测试了多种支架。天然生物材料包括胶原蛋白、纤维蛋白、丝蛋白等蛋白质以及壳聚糖、透明质酸、藻酸盐和琼脂糖等多糖。合成生物材料包括聚乳酸（PLA）、聚乳酸-共-羟基乙酸（PLGA）等有机聚合物或者羟基磷灰石（HA）、β-磷酸三钙（β-TCP）等无机磷酸钙材料（Sharma等2014）。这些支架作为促血管生长因子的载体，不仅吸引血管，而且还诱导干细胞归巢。例如，将VEGF处理后的牙切片植入免疫缺陷的小鼠皮下可增强血管形成和组织再生（Mullane等2008）。将载有FGF-2的胶原支架放入人牙根中，然后植入大鼠背部，可成功诱导血管形成和组织再生（Suzuki等2011）。将含有bFGF、VEGF、PDGF、神经生长因子（NGF）和骨形态发生蛋白-7的人牙植入小鼠背部，3周后可产生细胞化和血管化组织（Kim等2010）。

除了使用单一或多种重组蛋白外，还可以应用这些因子的天然混合物。血小板、血凝块和富血小板血浆（PRP）、富血小板纤维蛋白（PRF）和富含白细胞、血小板的纤维蛋白（L-PRF）等血小板浓缩物中含有丰富的促血管生长因子，包括VEGF、FGF-2、胸苷磷酸化酶和PDGF（Masoudi等2016）。牙髓血运重建术的成功证实了血小板及其衍生物的再生潜能。牙髓血运重建术需要通过刺激根尖周组织来诱导血凝块形成。血凝块可作为新生血管的支架，也可以诱导根尖牙乳头干细胞进入根管。血小板浓缩物的性价比较高，含有大量的生长因子，可从自体获得。在近期的一项三盲临床试验中，学者们比较了PRP、PRF和引血在死髓与年轻恒牙血运重建中的效果。对于根尖周病变愈合，PRP比其他两种方法效果更好。而对于牙根增长和管壁增厚，以上3种方法效果相似（Shivashankar等2017）。

3.5.2　基于干细胞的牙髓血运重建

由于人类牙齿内的血管通路局限于根尖孔，血运重建和再生治疗的成功很大程度上取决于根尖孔的大小。基于细胞归巢的方法可诱导根尖直径1.1~1.5mm的牙齿重建血运、愈合，而与此相比，基于干细胞的方法可使摘除牙髓的根尖直径为0.7mm的犬牙成功再生出血管化组织（Hilkens等2015；Iohara等2011）。由于干细胞不仅能再生组织，而且还可产生大量的（血管）生长因子，这些细胞在牙髓血运重建和再生中被广泛研究。

胚胎发育期间以及成体中存在多种干细胞群体，每种干细胞群体都具有各自特征。胚胎干细胞的分离和使用会带来复杂的伦理问题，而诱导多能干细胞（iPSC）已被证明是多能干细胞的替代来源。Takahashi等通过对体细胞进行基因重编程将其转化为iPSC（Takahashi和Yamanaka 2006）。从那时起，这些干细胞的广泛表征不仅显示它们具有精细的分化潜能，而且还表明它们在体外和体内促进血管形成的能力（Clayton等2015）。从理论上讲，iPSC可被认为是牙髓血运重建和再生首选的干细胞类型。然而，这些干细胞在使用中存在一些缺陷，例如重编程效率的差异、畸胎瘤形成、与病毒细胞转化相关的癌基因活化等（Malhotra 2016）。因此，多能或成体干细胞，特别是间充质干细胞（MSC）和牙齿干细胞（DSC）被认为是再生牙医学中的最佳细胞类型。

3.5.2.1　间充质干细胞

1970年，Friedenstein等报道了所谓集落形成单位成纤维细胞的存在，后来被定义为间充质干细胞（MSC）（Friedenstein等1970）。这些干细胞的精细表征使国际细胞疗法协会（ISCT）制订了这些干细胞必须符合的最低标准。更具体地说，MSC在标准培养条件下必须具有塑料黏附能力；必须表达细胞表面标记物CD73、CD90和CD105，并且不表达CD14、CD34、CD45、CD79a和HLA-DR；在体外具有三系分化能力（成脂肪、成软骨和成骨）（Dominici等2006）。人体多种不同组织中都可以发现MSC，如骨髓、肌腱、脐带、脂肪组织和牙齿，骨髓来源的MSC（BM-MSC）是被最广泛研究和应用的MSC之一（Arana等2013；Bi等2007；Huang等2009；Kim等2013）。

除了具有精细的分化潜能外，BM-MSC还具有显著的血管形成特性。学者们在分析BM-MSC分泌蛋白质组时发现大量促血管生长因子的表达，包括但不限于血管生成素、ANGPT1、ANGPT2、FGF-2、HGF、胰岛素样生长因子-1（IGF-1）、白细胞介素-8（IL-8）、单核细胞趋化蛋白-1（MCP-1）、MMP、TGF-β和VEGF（Bronckaers等2014）。除了在体外促进内皮细胞增殖、迁移和管腔化外（Estrada等2009；Gruber等2005；Potapova等2007），BM-MSC还可以促进外周动脉疾病、心肌梗死和脑缺血等多种动物模型中的血管形成（Bronckaers 2014）。对于BM-MSC在再生牙髓病学中的应用潜能，有学者使用BM-MSC在大鼠的牙髓摘除模型中成功地再生出牙髓样组织。然而，他们没有描述移植后组织正常血管化的任何表现（Ito等2017）。另外，Zhang等证实SDF-1诱导系统归巢的BM-MSC可再生出牙髓样组织（Zhang等2015）。在犬牙模型中原位移植BM-MSC的$CD31^-$侧群后也得到了类似的结果（Ishizaka等2012）。尽管BM-MSC具有上述较高的血管形成潜能，但是BM-MSC的分离方法具有侵入性和创伤性，因此需要其他来源的MSC（Holdsworth等2003）。

例如，脂肪组织来源的间充质干细胞（AD-MSC）可以通过吸脂相对容易地分离。与BM-MSC类似，这些干细胞也分泌几种促进血管生长因子，例如HGF、IGF-1、TGF-β和VEGF（Nakagami等2005；Rehman等2004）。AD-MSC已成功应用于缺血性心脏病、伤口愈合和外周血管疾病的动物模型中（Zhao等2017）。关于AD-MSC在牙髓血运重建和再生中的应用，这些干细胞的$CD105^+$亚群不能在犬牙牙髓摘除模型中形成显著的血管化、牙髓样组织（Iohara等2011）。Hung等发现AD-MSC和牙髓干细胞（DPSC）可成功再生出神经支配和血管化的牙种植体，但是他们没有报道这两种干细胞新生组织血管化比率的差异（Hung等2011）。有学者使用根尖完全闭合的犬牙模型比较DPSC、BM-MSC和AD-MSC $CD31^-$侧群的再生潜能，发现这些干细胞群体在新生血管形成方面没有显著差异（Ishizaka等2012）。然而，与类似的DPSC群体相比，粒细胞集落刺激因子（G-CSF）动员的AD-MSC群体形成的牙髓样组织量较低，血管形成较少（Murakami等2015）。

3.5.2.2 牙齿干细胞

DSC基于其固有的修复和再生能力，是牙髓再生医学中研究最广泛的干细胞群之一。DPSC、人类脱落乳牙干细胞（SHED）、SCAP和牙囊前体细胞（FSC）已成功地应用于牙髓再生的不同体内模型中（Hilkens等2015；Ratajczak等2016）。根据前面提到的ISCT的最低标准，DSC被认为是间充质样干细胞（Dominici等2006；Huang等2009）。在过去的10年中，学者们已经对DSC促进血管形成的能力进行了大量研究。

牙齿干细胞的血管形成特性

关于DSC的血管形成特性，大量研究表明它们能够分泌广泛的促血管生长因子和刺激蛋白，如血管生成素、ANGPT1、ANGPT2、FGF-2、CSF、二肽基肽酶Ⅳ、EDN-1、IGF-1、胰岛素样生长因子结合蛋白-3、IL-8、HGF、MMP、MCP-1、PDGF、尿激酶型纤溶酶原激活物和VEGF（Ratajczak等2016）。此外，DSC分泌蛋白组还含有大量的抑制蛋白，更具体地说是内皮抑素、穿透素-3、色素上皮衍生因子、纤溶酶原激活物抑制剂-1、基质金属蛋白酶组织抑制剂和血小板反应蛋白-1（Ratajczak等2016）。

由于DSC分泌刺激性蛋白和抑制性蛋白，学者们已经在不同的体外模型中广泛研究了DSC对EC行为的潜在影响（Ratajczak等2016）。关于内皮细胞增殖，我们的研究小组证实DPSC、SCAP或FSC对人微血管内皮细胞（HMEC）的增殖没有显著影响（Hilkens等2014）。相比之下，缺氧预处理的DPSC可使时间依赖性的内皮细胞增殖（Aranha等2010），这证实了Iohara等的早期发现，即DPSC CD31⁻/CD146⁻亚群可显著增强人类脐静脉内皮细胞（HUVEC）的增殖和存活（Iohara等2008）。在内皮细胞增殖之后，DPSC和SCAP可成功地诱导内皮细胞沿蛋白质梯度趋化迁移（Hilkens等2014）。正如在各种直接和间接共培养系统中所示，DSC也能够促进内皮细胞管腔形成（Hilkens等2014；Tran-Hung等2006；Yuan等2015；Dissanayaka等2012；Janebodin等2013）。关于DSC对整个血管形成过程的潜在影响，我们以及其他研究小组发现，在鸡胚绒毛尿囊膜测定中应用DPSC或SCAP后，血管数量显著增加（Hilkens等2014；Bronckaers等2013；Woloszyk等2016）。

除了血管形成的旁分泌调节之外，MSC还可通过分化成EC直接促进血管形成（Sieveking和Ng 2009）。DSC，特别是DPSC、SCAP和SHED可成功地分化为EC（Ratajczak等2016；2014）。DPSC可在分选的亚群成骨分化后，共分化为内皮细胞（d' Aquino等2007）。分化的DPSC也能够在体外形成广泛的毛细血管网（Barachini等2014；Marchionni等2009）。SHED也得到了类似的结果，即VEGF诱导的内皮标记物上调以及体外和体内毛细血管出芽（Bento等2013；Cordeiro等2008；Sakai等2010；Zhang等2016）。Bakopoulou等最近报道了SCAP的内皮分化，描述了内皮标记物的上调和常氧培养条件下毛细血管的形成。对这些细胞进行缺血预处理甚至会产生更明显的内皮表型（Bakopoulou等2015）。

牙齿干细胞在牙髓血运重建和再生中的应用

在过去15年中，学者们已经发表了大量关于DSC应用于牙髓再生治疗的相关研究。目前已证实DPSC和SCAP都可以被有效应用于牙髓再生治疗中，在各种体内模型中再生出了血管化的牙髓样组织。Takeuchi等在异位牙根移植模型中使用动员的DSPC亚群，成功地再生出了牙髓组织。虽然与基于细胞归巢的方法之间的血管化比率没有差异，但是在移植胶原凝胶支持的DPSC后，新生组织中毛细血管密度显著增加（Takeuchi等2015）。Kuang等研究发现，移植含有缺氧预处理的DPSC的纳米纤维海绵状微球后，形成了血管化的牙髓样组织，与常氧培养条件下的DPSC相比，其血管数量显著增加（Kuang等2016）。当在异位牙根移植模型中将DPSC与VEGF组合应用时，与仅含有DPSC的根管相比，前者形成的组织量要比后者高得多。然而就血管形成而言，未发现明显差异（Li等2016）。与应用单独的PRF颗粒相比，原位移植含有犬DPSC和PRF或DPSC的构建体可明显促进血管形成（Chen等2015）。Dissanayaka等使用另一种组合方法，在异位牙根移植模型中移植含有DPSC和HUVEC的水凝胶后再生出了血管化的牙髓样组织。与仅含有DPSC的牙根片段相比，这种组合方法可明显促进血管生成（Dissanayaka等2015）。

正如之前Rombouts和其他学者所述，DSC及其微环境之间的相互作用是一个关键因素，这种相互作用不仅存在于移植细胞的植入中，而且存在于其内在行为的调节中，例如旁分泌因子的分泌（Rombouts等2017；Tran和Damaser 2015）。我们小组近期在3D打印的羟基磷灰石支架中成功再生出了血管化的牙髓样组织。然而对组织血管化比率进行量化发现，与阴性对照组相比，含有DPSC和/或SCAP的构建体中的每平方毫米血管量显著减少。以上数据以及在干细胞构建体中观察到矿化组织的形成，表明DSC优先成骨/牙源性分化，而不是在其应用的时间范围内促进血管生成，突显出移植时微环境的决定性作用，该微环境部分取决于实验条件，如支架材料的选择和构建体移植的持续时间（Hilkens等2017）。

3.6 结论和未来展望

在过去的20年中，学者们在揭示血管形成过程，在动物模型中应用促血管生成蛋白、血小板产品和干细胞诱导血管形成，以及随后的牙髓再生治疗中已经取得了实质性进展。此外，组织工程领域的最新进展（例如生物打印支架），可能会在再生牙科学中具有应用前景。Athirasala等近期开发出了具有部分牙本质基质的可打印藻酸盐水凝胶，增强了包裹在这些水凝胶中的SCAP的牙源性分化（Athirasala等2018）。纳米技术也有良好的应用前景，它使通过琼脂糖珠、胶原海绵、藻酸盐凝胶和水凝胶微球等载体输送蛋白质或药物成为可能，从而使这些物质能够缓慢而持久地释放到微环境中。

尽管干细胞、3D打印和重组蛋白等血管形成方法具有很大的潜力，但是这些疗法应用于临床之前还需要大量的研究。例如，大规模培养干细胞、生物打印或生产生物支架目前尚不可行或者成本较高。此外，应用上述血管形成方法需要耗费大量人力，并且仍然需要密切监测。其临床转化较为复杂，仍需解决多个问题，例如时间、剂量与合适的微环境/支架。文献中的大多数研究基于人类健康牙齿的小鼠皮下植入模型。这些研究中不存在任何炎症和细菌感染，并且通常是在免疫缺陷的动物中进行。这与临床情况相去甚远，临床上伴有牙髓坏死、炎症或根尖周炎的牙齿最需要再生牙髓。此外，牙髓治疗中需要去除坏死组织和消毒根管，这可能会对生物组织及其再生潜力带来损害。因此需要开发出模拟临床情况的新的动物模型，以确保使用这些方法能够成功地进行牙本质-牙髓再生。总之，尽管牙组织工程领域已取得诸多进展，也可更明确地促进血管形成，但是牙髓血运重建或者牙髓再生技术有效地应用于牙髓治疗仍前路漫漫。

参考文献

[1] About I (2014) Pulp vascularization and its regulation by the microenvironment. In: Goldberg M (ed) The dental pulp: biology, pathology, and regenerative therapies. Springer, Berlin, pp 61–74.

[2] Adams RH, Alitalo K (2007) Molecular regulation of angiogenesis and lymphangiogenesis. Nat Rev Mol Cell Biol 8(6):464–478.

[3] Arana M et al (2013) Adipose tissue-derived mesenchymal stem cells: isolation, expansion, and characterization. Methods Mol Biol 1036:47–61.

[4] Aranha AM et al (2010) Hypoxia enhances the angiogenic potential of human dental pulp cells. J Endod 36(10):1633–1637.

[5] Artese L et al (2002) Vascular endothelial growth factor (VEGF) expression in healthy and in amed human dental pulps. J Endod 28(1):20–23.

[6] Athirasala A et al (2018) A Dentin-derived hydrogel bioink for 3D printing of cell laden scaffolds for regenerative dentistry. Biofabrication 10:024101.

[7] Bakopoulou A et al (2015) Angiogenic potential and secretome of human apical papilla mesenchy-mal stem cells in various stress microenvironments. Stem Cells Dev 24(21):2496–2512.

[8] Barachini S et al (2014) Plasticity of human dental pulp stromal cells with bioengineering plat-forms: a versatile tool for regenerative medicine. Micron 67:155–168.

[9] Bento LW et al (2013) Endothelial differentiation of SHED requires MEK1/ERK signaling. J Dent Res 92(1):51–57.

[10] Berggreen E, Heyeraas KJ (1999) The role of sensory neuropeptides and nitric oxide on pulpal blood ow and tissue pressure in the ferret. J Dent Res 78(9):1535–1543.

[11] Berggreen E et al (2009) Characterization of the dental lymphatic system and identi cation of cells immunopositive to speci c lymphatic markers. Eur J Oral Sci 117(1):34–42.

[12] Berggreen E, Bletsa A, Heyeraas KJ (2010) Circulation in normal and in amed dental pulp. Endod Topics 17:2–11.

[13] Bi Y et al (2007) Identi cation of tendon stem/progenitor cells and the role of the extracellular matrix in their niche. Nat Med 13(10):1219–1227.

[14] Bletsa A, Virtej A, Berggreen E (2012) Vascular endothelial growth factors and receptors are up- regulated during development of apical periodontitis. J Endod 38(5):628–635.

[15] Bronckaers A et al (2013) Angiogenic properties of human dental pulp stem cells. PLoS One 8(8):e71104.

[16] Bronckaers A et al (2014) Mesenchymal stem/stromal cells as a pharmacological and therapeutic approach to accelerate angiogenesis. Pharmacol Ther 143(2):181–196.

[17] Burn-Murdoch R (1990) The role of the vasculature in tooth eruption. Eur J Orthod 12(1):101–108.

[18] Caviedes-Bucheli J et al (2008) Neuropeptides in dental pulp: the silent protagonists. J Endod 34(7):773–788.

[19] Caviedes-Bucheli J et al (2011) The effect of orthodontic forces on calcitonin gene-related peptide expression in human dental pulp. J Endod 37(7):934–937.

[20] Caviedes-Bucheli J et al (2017) Angiogenic mechanisms of human dental pulp and their relation-ship with substance P expression in response to occlusal trauma. Int Endod J 50(4):339–351.

[21] Chen YJ et al (2015) Potential dental pulp revascularization and odonto-/osteogenic capacity of a novel transplant combined with dental pulp stem cells and platelet-rich brin. Cell Tissue Res 361(2):439–455.

[22] Clayton ZE, Sadeghipour S, Patel S (2015) Generating induced pluripotent stem cell derived endo-thelial cells and induced endothelial cells for cardiovascular disease modelling and therapeutic angiogenesis. Int J Cardiol 197:116–122.

[23] Cooper PR et al (2010) In ammation-regeneration interplay in the dentine-pulp complex. J Dent 38(9):687–697.

[24] Cordeiro MM et al (2008) Dental pulp tissue engineering with stem cells from exfoliated decidu-ous teeth. J Endod 34(8):962–969.

[25] d’Aquino R et al (2007) Human postnatal dental pulp cells co-differentiate into osteoblasts and endotheliocytes: a pivotal synergy leading to adult bone tissue formation. Cell Death Differ 14(6):1162–1171.

[26] Derringer KA, Linden RW (2003) Angiogenic growth factors released in human dental pulp fol-lowing orthodontic force. Arch Oral Biol 48(4):285–291.

[27] Derringer K, Linden R (2007) Epidermal growth factor released in human dental pulp following orthodontic force. Eur J Orthod 29(1):67–71.

[28] Derringer KA, Jaggers DC, Linden RW (1996) Angiogenesis in human dental pulp following orth-odontic tooth movement. J Dent Res 75(10):1761–1766.

[29] Dissanayaka WL et al (2012) Coculture of dental pulp stem cells with endothelial cells enhances osteo-/odontogenic and angiogenic potential in vitro. J Endod 38(4):454–463.

[30] Dissanayaka WL et al (2015) The interplay of dental pulp stem cells and endothelial cells in an injectable peptide hydrogel on angiogenesis and pulp regeneration in vivo. Tissue Eng Part A 21(3-4):550–563.

[31] Distler JH et al (2003) Angiogenic and angiostatic factors in the molecular control of angiogenesis. Q J Nucl Med 47(3):149–161.

[32] Dominici M et al (2006) Minimal criteria for de ning multipotent mesenchymal stromal cells. The International Society for Cellular Therapy position statement. Cytotherapy 8(4):315–317.

[33] El Karim IA et al (2009) Neuropeptides regulate expression of angiogenic growth factors in human dental pulp broblasts. J Endod 35(6):829–833.

[34] Estrada R et al (2009) Secretome from mesenchymal stem cells induces angiogenesis via Cyr61. J Cell Physiol 219(3):563–571.

[35] Friedenstein AJ, Chailakhjan RK, Lalykina KS (1970) The development of broblast colonies in monolayer cultures of guinea-pig bone marrow and spleen cells. Cell Tissue Kinet 3(4):393–403.

[36] Gaengel K et al (2009) Endothelial-mural cell signaling in vascular development and angiogen-esis. Arterioscler Thromb Vasc Biol 29(5):630–638.

[37] Gruber R et al (2005) Bone marrow stromal cells can provide a local environment that favors migration and formation of tubular structures of endothelial cells. Tissue Eng 11(5-6):896–903.

[38] Heyeraas KJ (1989) Pulpal hemodynamics and interstitial uid pressure: balance of transmicro-vascular uid transport. J Endod 15(10):468–472.

[39] Heyeraas KJ, Berggreen E (1999) Interstitial uid pressure in normal and in amed pulp. Crit Rev Oral Biol Med 10(3):328–336.

[40] Hilkens P et al (2014) Pro-angiogenic impact of dental stem cells in vitro and in vivo. Stem Cell Res 12(3):778–790.

[41] Hilkens P et al (2015) Dental stem cells in pulp regeneration: near future or long road ahead? Stem Cells Dev 24(14):1610–1622.

[42] Hilkens P et al (2017) The angiogenic potential of DPSCs and SCAPs in an in vivo model of dental pulp regeneration. Stem Cells Int 2017:2582080.

[43] Holdsworth MT et al (2003) Pain and distress from bone marrow aspirations and lumbar punc- tures. Ann Pharmacother 37(1):17–22.

[44] Huang GT, Gronthos S, Shi S (2009) Mesenchymal stem cells derived from dental tissues vs. those from other sources: their biology and role in regenerative medicine. J Dent Res 88(9):792–806.

[45] Hung CN et al (2011) A comparison between adipose tissue and dental pulp as sources of MSCs for tooth regeneration. Biomaterials 32(29):6995–7005.

[46] Iohara K et al (2008) A novel stem cell source for vasculogenesis in ischemia: subfraction of side population cells from dental pulp. Stem Cells 26(9):2408–2418.

[47] Iohara K et al (2011) Complete pulp regeneration after pulpectomy by transplantation of CD105+ stem cells with stromal cell-derived factor-1. Tissue Eng Part A 17(15-16):1911–1920.

[48] Ishizaka R et al (2012) Regeneration of dental pulp following pulpectomy by fractionated stem/progenitor cells from bone marrow and adipose tissue. Biomaterials 33(7):2109–2118.

[49] Ito T et al (2017) Dental pulp tissue engineering of pulpotomized rat molars with bone marrow mesenchymal stem cells. Odontology 105:392.

[50] Jain RK (2003) Molecular regulation of vessel maturation. Nat Med 9(6):685–693.

[51] Janebodin K et al (2013) VEGFR2-dependent angiogenic capacity of pericyte-like dental pulp stem cells. J Dent Res 92(6):524–531.

[52] Javed F et al (2015) In uence of orthodontic forces on human dental pulp: a systematic review. Arch Oral Biol 60(2):347–356.

[53] Jussila M, Juuri E, Thesleff I (2013) Tooth morphogenesis and renewal. In: Huang GT, Thesleff I (eds) Stem cells in craniofacial development and regeneration. Blackwell-Wiley, Hoboken, NJ, pp 109–134.

[54] Kim S (1985) Microcirculation of the dental pulp in health and disease. J Endod 11(11):465–471.

[55] Kim JY et al (2010) Regeneration of dental-pulp-like tissue by chemotaxis-induced cell homing. Tissue Eng Part A 16(10):3023–3031.

[56] Kim DW et al (2013) Wharton's jelly-derived mesenchymal stem cells: phenotypic charac-terization and optimizing their therapeutic potential for clinical applications. Int J Mol Sci 14(6):11692–11712.

[57] Kjaer I (2014) Mechanism of human tooth eruption: review article including a new theory for future studies on the eruption process. Scienti ca (Cairo) 2014:341905.

[58] Kuang R et al (2016) Nano brous spongy microspheres for the delivery of hypoxia-primed human dental pulp stem cells to regenerate vascularized dental pulp. Acta Biomater 33:225–234.

[59] Li X et al (2016) Pulp regeneration in a full-length human tooth root using a hierarchical nano-brous microsphere system. Acta Biomater 35:57–67.

[60] Malhotra N (2016) Induced pluripotent stem (iPS) cells in dentistry: a review. Int J Stem Cells 9(2):176–185.

[61] Marchionni C et al (2009) Angiogenic potential of human dental pulp stromal (stem) cells. Int J Immunopathol Pharmacol 22(3):699–706.

[62] Masoudi E et al (2016) Platelet-rich blood derivatives for stem cell-based tissue engineering and regeneration. Curr Stem Cell Rep 2(1):33–42.

[63] Mullane EM et al (2008) Effects of VEGF and FGF2 on the revascularization of severed human dental pulps. J Dent Res 87(12):1144–1148.

[64] Murakami M et al (2015) Trophic effects and regenerative potential of mobilized mesenchymal stem cells from bone marrow and adipose tissue as alternative cell sources for pulp/dentin regeneration. Cell Transplant 24(9):1753–1765.

[65] Nait Lechguer A et al (2008) Vascularization of engineered teeth. J Dent Res 87(12):1138–1143.

[66] Nakagami H et al (2005) Novel autologous cell therapy in ischemic limb disease through growth factor secretion by cultured adipose tissue-derived stromal cells. Arterioscler Thromb Vasc Biol 25(12):2542–2547.

[67] Nanci A (2008) Dentin-pulp complex. In: Ten Cate's oral histology: development, structure, and function. Mosby Elsevier, St. Louis, MO, pp 191–238.

[68] Phng LK, Gerhardt H (2009) Angiogenesis: a team effort coordinated by notch. Dev Cell 16(2):196–208.

[69] Pimenta FJ, Sa AR, Gomez RS (2003) Lymphangiogenesis in human dental pulp. Int Endod J 36(12):853–856.

[70] Potapova IA et al (2007) Mesenchymal stem cells support migration, extracellular matrix invasion, proliferation, and survival of endothelial cells in vitro. Stem Cells 25(7):1761–1768.

[71] Potente M, Gerhardt H, Carmeliet P (2011) Basic and therapeutic aspects of angiogenesis. Cell 146(6):873–887.

[72] Ratajczak J et al (2016) The neurovascular properties of dental stem cells and their importance in dental tissue engineering. Stem Cells Int 2016:9762871.

[73] Rehman J et al (2004) Secretion of angiogenic and antiapoptotic factors by human adipose stromal cells. Circulation 109(10):1292–1298.

[74] Rodd HD, Boissonade FM (2003) Immunocytochemical investigation of neurovascular relation- ships in human tooth pulp. J Anat 202(2):195–203.

[75] Rombouts C et al (2017) Pulp vascularization during tooth development, regeneration, and ther- apy. J Dent Res 96(2):137–144.

[76] Sakai VT et al (2010) SHED differentiate into functional odontoblasts and endothelium. J Dent Res 89(8):791–796.

[77] Sharma S et al (2014) Biomaterials in tooth tissue engineering: a review. J Clin Diagn Res 8(1):309–315.

[78] Shivashankar VY et al (2017) Comparison of the effect of PRP, PRF and induced bleeding in the revascularization of teeth with necrotic pulp and open apex: a triple blind randomized clinical trial. J Clin Diagn Res 11(6):ZC34–ZC39.

[79] Sieveking DP, Ng MK (2009) Cell therapies for therapeutic angiogenesis: back to the bench. Vasc Med 14(2):153–166.

[80] Suzuki T et al (2011) Induced migration of dental pulp stem cells for in vivo pulp regeneration. J Dent Res 90(8):1013–1018.

[81] Swift MR, Weinstein BM (2009) Arterial-venous speci cation during development. Circ Res 104(5):576–588.

[82] Takahashi K, Yamanaka S (2006) Induction of pluripotent stem cells from mouse embryonic and adult broblast cultures by de ned factors. Cell 126(4):663–676.

[83] Takeuchi N et al (2015) Similar in vitro effects and pulp regeneration in ectopic tooth transplan- tation by basic broblast growth factor

and granulocyte-colony stimulating factor. Oral Dis 21(1):113–122.

[84] Toda N, Ayajiki K, Okamura T (2012) Neurogenic and endothelial nitric oxide regulates blood circulation in lingual and other oral tissues. J Cardiovasc Pharmacol 60(1):100–108.

[85] Tran C, Damaser MS (2015) Stem cells as drug delivery methods: application of stem cell secre- tome for regeneration. Adv Drug Deliv Rev 82-83:1–11.

[86] Tran-Hung L, Mathieu S, About I (2006) Role of human pulp broblasts in angiogenesis. J Dent Res 85(9):819–823.

[87] Wise GE, King GJ (2008) Mechanisms of tooth eruption and orthodontic tooth movement. J Dent Res 87(5):414–434.

[88] Woloszyk A et al (2016) Human dental pulp stem cells and gingival broblasts seeded into silk broin scaffolds have the same ability in attracting vessels. Front Physiol 7:140.

[89] Yu C, Abbott PV (2007) An overview of the dental pulp: its functions and responses to injury. Aust Dent J 52(1 Suppl):S4–S16.

[90] Yu CY et al (2002) An in vivo and in vitro comparison of the effects of vasoactive mediators on pulpal blood vessels in rat incisors. Arch Oral Biol 47(10):723–732.

[91] Yuan C et al (2015) Coculture of stem cells from apical papilla and human umbilical vein endo- thelial cell under hypoxia increases the formation of three-dimensional vessel-like structures in vitro. Tissue Eng Part A 21:1163.

[92] Zhang JQ, Nagata K, Iijima T (1998) Scanning electron microscopy and immunohistochemi- cal observations of the vascular nerve plexuses in the dental pulp of rat incisor. Anat Rec 251(2):214–220.

[93] Zhang LX et al (2015) Systemic BMSC homing in the regeneration of pulp-like tissue and the enhancing effect of stromal cell-derived factor-1 on BMSC homing. Int J Clin Exp Pathol 8(9):10261–10271.

[94] Zhang Z et al (2016) Wnt/beta-catenin signaling determines the vasculogenic fate of post-natal mesenchymal stem cells. Stem Cells 34:576.

[95] Zhao L, Johnson T, Liu D (2017) Therapeutic angiogenesis of adipose-derived stem cells for isch- emic diseases. Stem Cell Res Ther 8(1):125.

第4章　牙髓暴露的处理及其表观遗传学影响

Current and Future Views on Pulp Exposure Management and Epigenetic Influences

Henry F. Duncan, Yukako Yamauchi

4.1　引言

在完好无损的牙齿中，外层牙釉质和牙本质起到保护牙髓的作用。牙外伤或龋病可以破坏这种保护作用，使微生物容易侵入牙本质，从而刺激牙髓发炎。如果不及时进行处理，牙髓炎症会逐渐加重，最终导致牙髓坏死（Farges等2015）。如果在牙髓坏死之前去除刺激源，修复牙齿，牙髓炎症可能会消退（Tronstad和Mjör 1972）。近年来，人们已经认识到了保留全部或部分牙髓的重要性，因为与根管治疗相比，活髓保存治疗更微创、技术要求更低，更基于生物学原则（Smith等2016）。

当处理深龋时，选择性地去除龋坏组织并避免牙髓暴露是最佳的治疗方式（Schwendicke等2016）；然而，有时龋病已进展到一定程度，牙髓暴露不可避免或者临床症状提示必须去除一部分牙髓，以促进愈合（Simon等2013）。明确牙髓炎症程度，仔细处理损伤牙髓，正确选择盖髓材料以及随后的修复都是处理牙髓暴露的重要方面，也是本章第一部分的重点。

H. F. Duncan（✉）
Division of Restorative Dentistry and Periodontology，Dublin Dental University Hospital，
Dublin 2，Ireland

Division of Restorative Dentistry & Periodontology，Dublin Dental University Hospital，
Trinity College Dublin，University of Dublin，Dublin 2，Ireland
e-mail：Hal.Duncan@dental.tcd.ie

Y. Yamauchi
Division of Restorative Dentistry & Periodontology，Dublin Dental University Hospital，
Trinity College Dublin，University of Dublin，Dublin 2，Ireland

H. F. Duncan，P. R. Cooper（eds.），*Clinical Approaches in Endodontic Regeneration*，
https：//doi.org/10.1007/978-3-319-96848-3_4

然而，当前处理牙髓暴露的方法仍依靠临床经验且尚未明确。我们需要制订新的治疗方案并且确定治疗失败的原因，就需要进一步地了解遗传和表观遗传因素在控制牙髓炎症、矿化和修复等过程中的作用。DNA甲基化、组蛋白修饰等表观遗传改变，已成为损伤牙髓防御和修复反应的关键调节剂。本章的后半部分将从临床角度介绍这些改变，解释其含义、重要性及其在活髓保存治疗（VPT）中的应用前景。

4.2 牙髓暴露后，牙本质的形成与牙髓的修复

原发性牙本质形成的过程始于牙齿发育的钟状晚期，此时牙乳头的外周细胞终末分化为成牙本质细胞（Ruch等1995）。虽然该过程与成骨有一些相似之处，但也存在某些差异，成牙本质细胞保留在矿化基质的外围，而不是像骨细胞那样包裹在矿化基质中。通过分泌有机基质（包括胶原纤维），成牙本质细胞形成牙本质的矿化外壳，但仍位于牙髓和牙本质的界面。成牙本质细胞的迁移形成牙本质小管，其在整个牙本质中呈放射状分布。成牙本质细胞突延伸到牙本质小管中，显示了原发性牙本质形成过程中成牙本质细胞的移动轨迹。

成釉细胞，即形成牙釉质的细胞，仅在牙齿发育期间存在，然而成牙本质细胞可在牙齿的整个生命周期中存活并持续分泌继发性牙本质。尽管与原发性牙本质相比，其形成速度大大降低。继发性牙本质组织结构良好，其持续沉积可导致髓腔生理性缩窄，随着年龄的增长而更加明显（Morse 1991）。

龋病、牙外伤以及修复治疗等刺激也可导致牙本质局部沉积，所有这些刺激都可以引起牙髓炎症反应，炎症性质和程度反映了刺激的严重程度（Mjör和Tronstad 1972）。不同程度（轻度到中度）的刺激上调成牙本质细胞的基质分泌活性，导致第三期牙本质沉积，这一过程称为反应性牙本质形成（Lesot等1994；Smith 2002）。更严重的损伤（例如牙髓暴露）导致成牙本质细胞死亡和牙髓干/祖细胞的募集、分化为成牙本质样细胞，形成修复性牙本质（Lesot等1994）（图4.1）。修复性牙本质的形成受到牙髓和牙本质基质释放出的生物活性分子的影响（Rutherford等1993；Nakashima 1994；Cassidy等1997；Smith和Lesot 2001）。这些祖细胞的来源和性质仍存在争议，包括牙髓内的干细胞（SC）群（Smith和Lesot 2001）、从牙齿外部迁移的SC（Feng等2011；Frozoni等2012）以及来自多细胞层和髓核血管周围区域的未分化间充质细胞（Fitzgerald等1990；Machado等2015）。目前关于主导修复性牙本质形成的祖细胞群尚未达成共识，尽管分析表面标记物已证实其间充质来源（Simon和Smith 2014）。与原发性牙本质形成相比，第三期牙本质的形成快速且不规则，在牙髓暴露的情况下所形成的硬组织通常不均匀并且缺乏连续的管状结构。

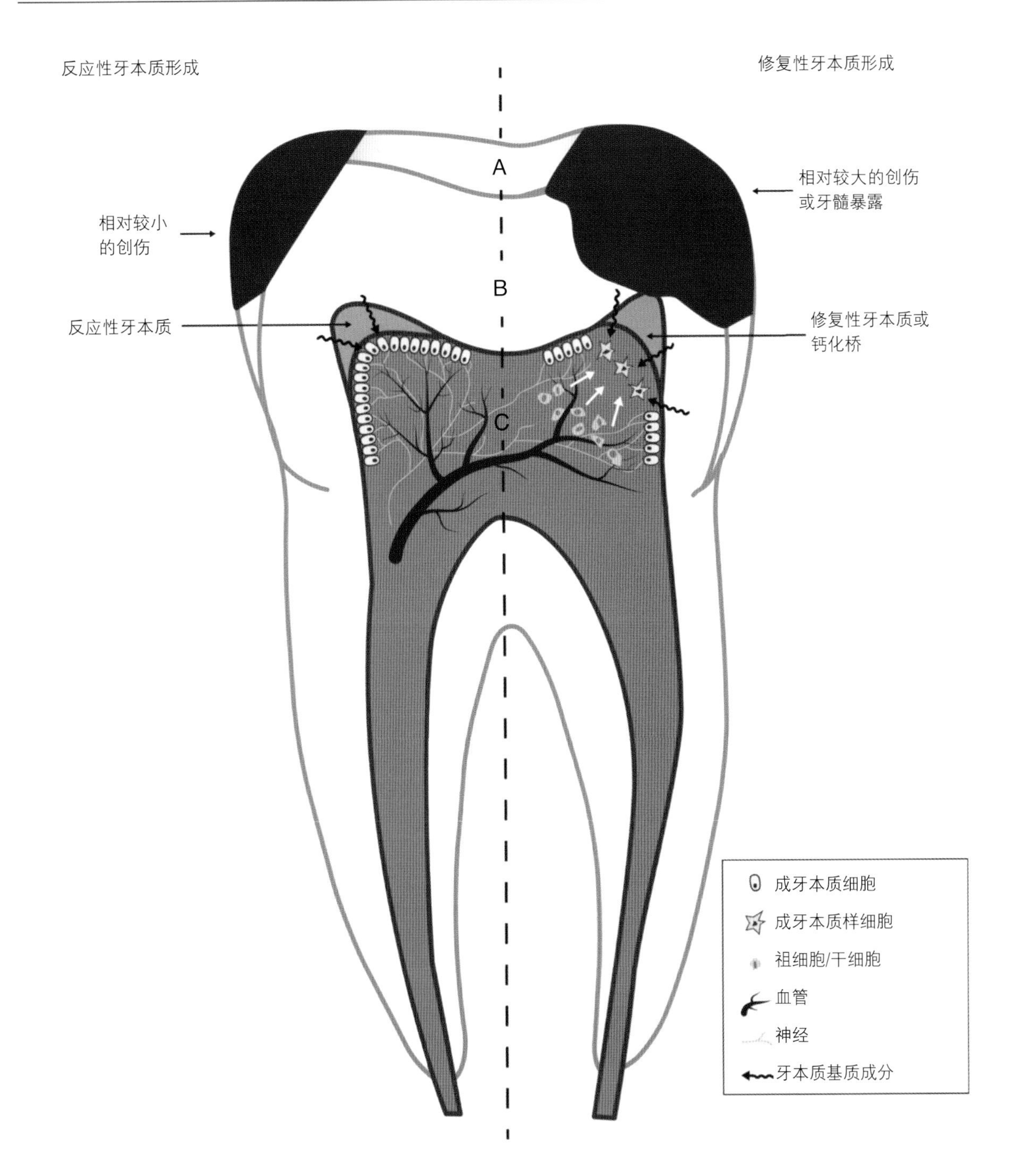

图4.1　第三期牙本质形成过程的示意图。反应性和修复性牙本质的分泌细胞来源不同。反应性牙本质由原发性成牙本质细胞形成，轻度刺激（例如龋病的早期阶段）上调成牙本质细胞活性。在反应性牙本质形成过程中，成牙本质细胞识别细菌产物并释放经牙本质小管扩散的牙本质基质成分（DMC），增强细胞活性。修复性牙本质形成则更为复杂，严重地刺激（例如牙本质龋坏加深）导致原发性成牙本质细胞死亡，随后在生物活性分子（包括DMC）的调节下将祖细胞或干细胞分化为成牙本质样细胞后，将死亡的原发性成牙本质细胞取代。尽管细胞反应的性质可能取决于牙髓的环境，但是沉积在牙髓表面的矿化组织可能会具有发育不良的表现。（A）釉质；（B）牙本质；（C）牙髓。

4.3 牙髓暴露是否是不良预后因素?

微生物刺激和修复体周围的微渗漏是牙髓炎症的主要原因（Kakehashi等1965；Brännström和Nyborg 1973）。牙本质龋或不良修复体可使细菌及其副产物引起不同程度的牙髓炎症，即使龋损仅位于外层牙本质也是如此（Brännström和Lind 1965）。随着龋损接近牙髓，其炎症反应则随之增加；然而，只有当龋损距牙髓0.5mm以内时，才会产生严重的炎症反应（Reeves和Stanley 1966）。这可能是与创伤性、非龋源性露髓相比，龋源性露髓后VPT预后不佳的原因（Mejàre和Cvek 1993）。

对于恒牙外伤露髓，VPT是一种预后良好的治疗方法，其预后与拔牙和根管治疗相似（Cvek 1978；Al-Hiyasat等2006）。如果牙髓在龋病过程中持续受到细菌刺激，VPT效果不明确，成功率为20%（Barthel等2000；Bjørndal等2017）到80%之间（Marques等2015；Taha和Khazali 2017）。成功率的波动范围较大，增加了比较各个盖髓研究结果的难度，因为这些数据存在异质性，某些研究是根据患者的症状和对于牙髓的诊断（Taha和Khazali 2017），而其他研究同时纳入了龋源性和创伤性露髓病例（Mente等2014）。

当处理恒牙龋病时，通常来说必须清理龋坏边缘并严密封闭。然而，是否应该彻底去除接近牙髓的龋坏牙本质，目前仍存在大量争议（Ricketts等2006；Marques等2015）。对于伴有深龋而牙髓健康的牙齿，选择性去腐优于非选择性去腐，因为后者增加了牙髓暴露的风险（Bjørndal等2010；2017；Innes等2016；Schwendicke等2016）。这种处理深龋的间接牙髓治疗可以一次性完成，也可以通过逐步去腐分两次完成（Schwendicke等2016）（图4.2）。目前关于恒牙龋病治疗的随机对照试验相对较少，一项随访5年的研究（Bjørndal等2010）发现，与非选择性完全去腐相比，选择性去腐和逐步去腐可使更多的牙齿保持牙髓活力（Bjørndal等2017）。值得注意的是，术中暴露的牙髓其存活率非常低（9%）。尽管牙髓存活率非常低，但是应考虑到该研究中没有使用新型硅酸钙材料，并且该研究的样本量相对较少（Bjørndal等2017）。其他前瞻性研究却得到了相反的结果，即无论是对于牙髓专科医生（Marques等2015），还是全科牙医（Hilton等2013），甚至是在大学医院里工作的医生（研究对象为不可复性牙髓炎患牙）（Taha和Khazali 2017），龋源性露髓牙活髓保存治疗的成功率都很高。

总之，为证实牙髓暴露的重要性，需要在VPT病例中明确界定龋病程度和牙髓症状的情况。如果在VPT中仔细地对组织进行处理，使用放大设备，选择正确的盖髓材料，治疗结果可能会得到改善，需要强调的是这些治疗可能像根管治疗术一样对技术要求很高（Bogen等2008；Marques等2015；Bjørndal等2017）。

4.4　牙髓暴露的处理

外伤、龋病或医源性因素可能导致牙髓暴露。其治疗方法包括拔牙、去除牙髓（即牙髓摘除术）以及旨在保留全部或部分牙髓组织的活髓保存治疗。VPT的目的是保持牙髓活力和功能，同时诱导硬组织修复（ESE 2006；Witherspoon 2008）。VPT包括保留全部牙髓组织的技术，即盖髓术（间接和直接）以及去除不同程度牙髓组织的技术，即牙髓切断术（部分或完全）（ESE 2006）（图4.2）。

4.4.1　评估牙髓的炎症状态

VPT成功的关键因素是牙髓的炎症状态，与外伤暴露相比，龋源性露髓通常预后较差（Mejàre和Cvek 1993；Barthel等2000）。传统上牙髓炎症分类为可复性牙髓炎和不可复性牙髓炎（美国牙髓病学会2013）；然而，由于基于生物学的治疗方案（例如牙髓切断术）可成功治疗不可复性牙髓炎，已有学者提出了替代的诊断分类（Hashem等2015；Wolters等2017）。新的诊断分类试图将诊断与治疗结合起来，并使用轻度、中度和重度牙髓炎等诊断术语（Wolters等2017）（第2章）。医生应该详细地询问疼痛史，进行临床和影像学检查，然后确定牙髓状态，并通过特定的测试方法（例如牙髓活力测试）辅助诊断。然而，这些基于临床体征或症状的方法相对粗糙，仅具有指导意义，以往观点认为这些方法并不能反映牙髓的真实组织病理学状态（Garfunkel等1973；Dummer等1980）。值得注意的是，近期一项研究证实可复性/不可复性牙髓炎的临床体征和症状与牙髓的组织学状态之间存在强烈的相关性（Ricucci等2014）。这一结论可能有助于判断牙髓状态，因为如果术前无法准确评估牙髓状态，那么很难预测治疗结果。

可复性牙髓炎的症状可从无症状到热/冷刺激剧烈疼痛；一旦刺激消除，疼痛通常会立即消失。如果患牙出现自发性疼痛并且影响睡眠，往往表明炎症已进展到不可复性（Dummer等1980），此时去除刺激后疼痛会持续存在。然而，过分依靠患者的症状会导致误诊，因为14%~60%不可复性牙髓炎病例可能无任何症状（Seltzer等1963；Michaelson和Holland 2002）。因此，在患牙接受盖髓术或牙髓切断术后，必须密切随访（图4.3），以确保牙髓活力正常。

4.4.1.1　牙髓出血

牙髓暴露后的出血情况是评估牙髓炎症程度简单而实用的指标（Matsuo等1996）。一项关于龋齿的研究将牙髓出血分为4类；如果露髓处溢血，但是在30秒内未停止，则VPT预后较差（Matsuo等1996）。虽然看似合乎逻辑，但是过度依赖牙髓出血作为诊断指标，会混淆医生的临床判断，因为牙髓出血会受到局部治疗措施的影响，例如局麻药类型以及麻醉方式（阻滞麻醉还是浸润麻醉）（Pitt Ford等1993；Odor等1994）。

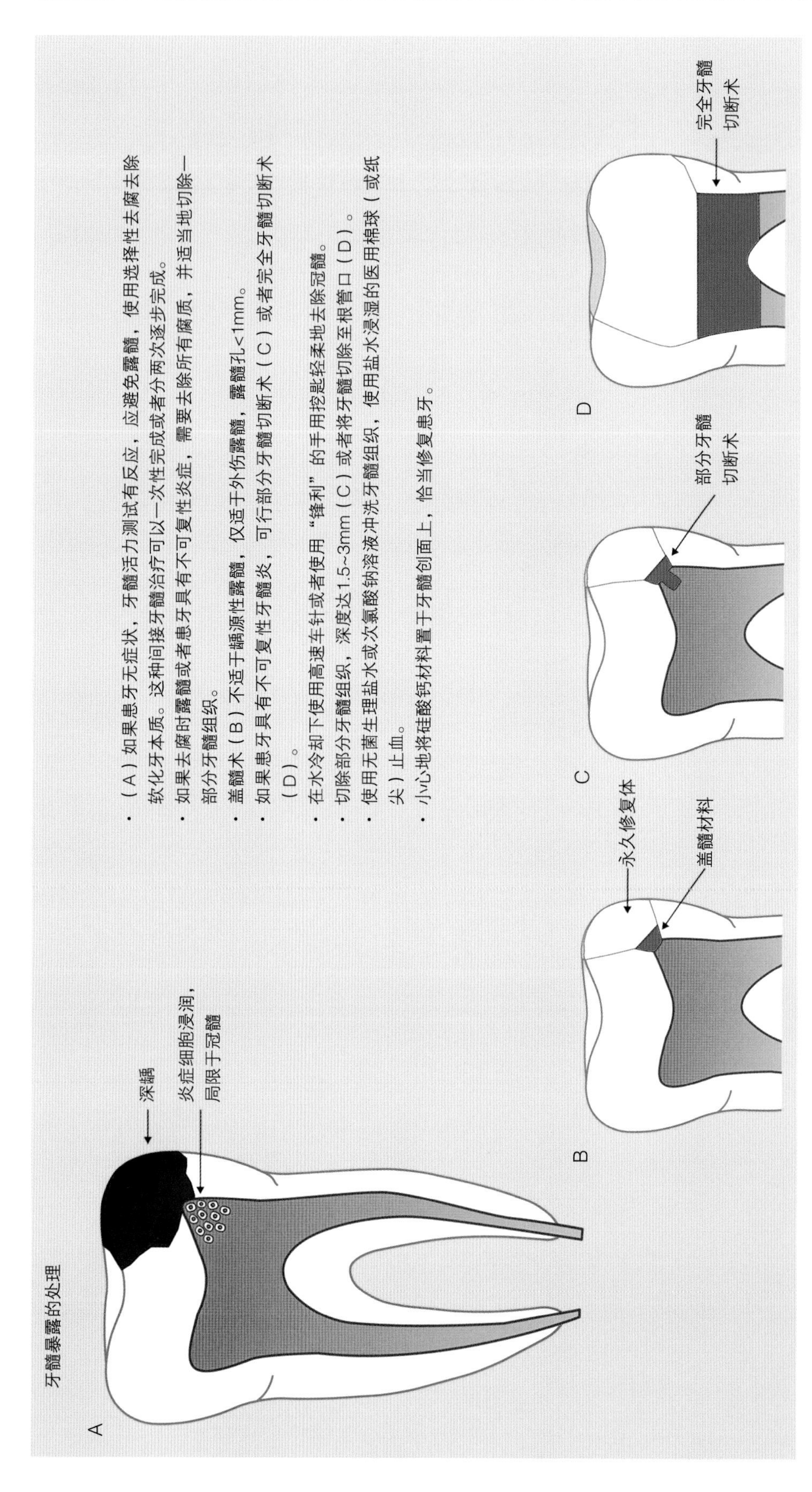

图4.2 深龋以及牙髓暴露保守治疗方法的示意图。

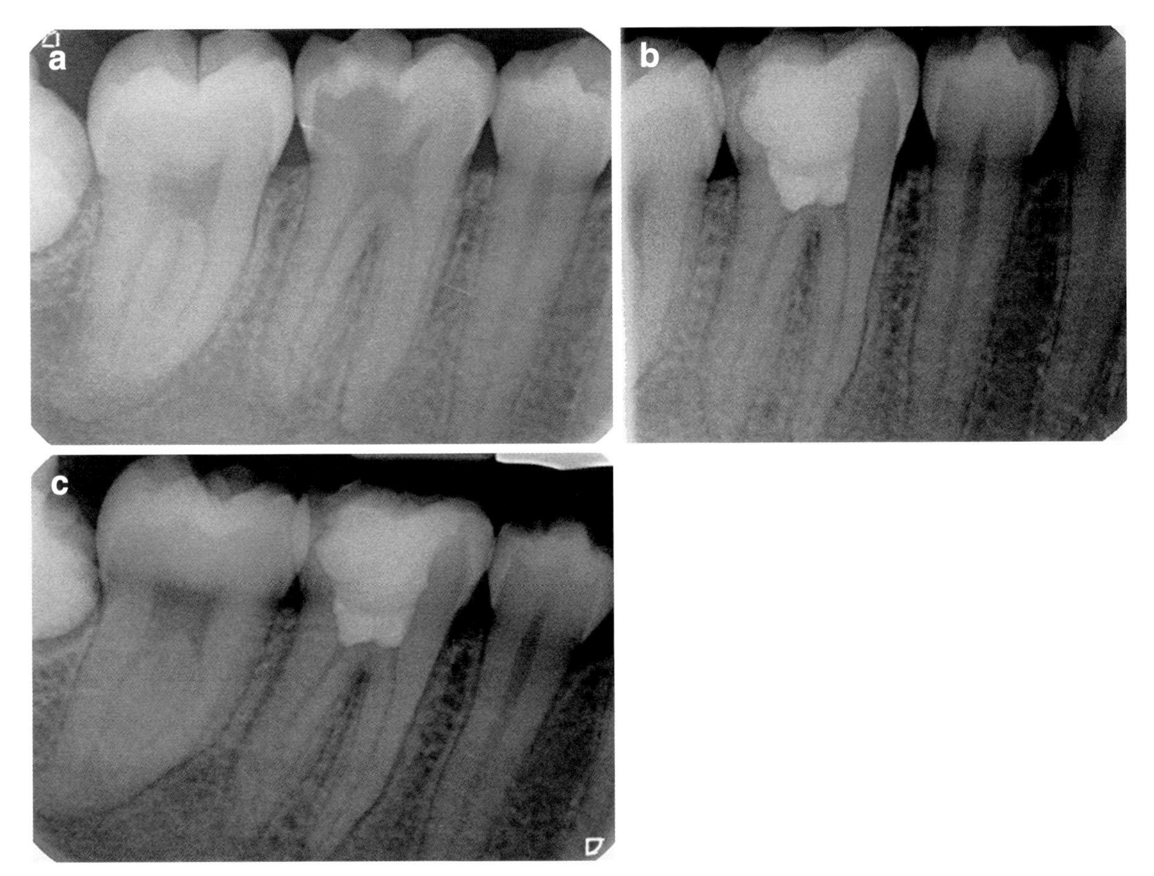

图4.3　（a）术前X线片显示右下第一磨牙冠部大范围龋损。龋损和牙髓之间没有剩余牙本质。患者自述饮用液体时疼痛超过1分钟。牙髓活力测试呈延时痛。患牙无明显根尖周透射影。（b）轻柔地去除龋坏牙本质后，牙髓暴露，行完全冠髓切断术，MTA盖髓后修复。（c）6个月后复查，患牙叩诊或颊侧扪诊无疼痛。X线片显示患牙根尖周正常。值得注意的是，这些病例的牙髓活力测试结果并不可靠，因为通常会出现阴性反应。

4.4.1.2　牙髓组织的处理

微创处理暴露牙髓的目的是在刺激硬组织修复的同时保持牙髓组织的活力和功能（ESE 2006，Witherspoon 2008）。一般而言，牙髓组织的去除应结合患者的症状表现，外伤露髓通常不需要去除牙髓，而对于龋源性露髓，则需要去除部分或全部冠髓（图4.2和图4.3）。牙髓组织切除的基本原理是即使是存在不可复性牙髓炎体征和症状的情况下，通常炎症和坏死组织仍位于冠髓（Ricucci等2014）。近期研究已证实，不可复性牙髓炎患牙经部分牙髓切断术后，使用硅酸钙材料和MTA盖髓预后良好（Taha和Khazali 2017），而氢氧化钙盖髓的预后则较差（Bjørndal等2017；Taha和Khazali 2017）。还有研究结果显示，龋源性露髓的患牙行完全牙髓切断术，术后2年成功率大于80%（Simon等2013；Qudeimat等2017；Taha等2017）。

当牙髓暴露后，应使用无菌生理盐水或次氯酸钠溶液清洁牙髓创面，并通过使用无菌纸尖或棉球轻度压迫止血。值得注意的是，尽管EDTA溶液可有效释放牙本质基质成分（Graham等2006），但是最好避免使用，因为可能会刺激牙髓再次出血。当牙髓创面干燥时，应将所选材料小心地放置在暴露的牙髓上，然后进行恰当的永久性修复。

4.4.2 材料的选择

多年以来，氢氧化钙一直是活髓保存治疗的首选材料（Zander和Glass 1949；Bjørndal等2017）；然而，其机械性能较差、作用机制不明确（Sangwan等2013）、封闭性不佳（Browne等1983）并且在牙髓创面上形成多孔的硬组织屏障（Cox等1996；Nair等2008）。随着对牙髓修复机制的深入理解（Smith等2016）以及MTA和Biodentine等硅酸钙材料的出现，VPT受到越来越多的关注（Hilton等2013；Katge和Patil 2017）。研究证实，MTA与氢氧化钙相比，在VPT中具有良好的组织学特性（Aeinehchi等2003；Nair等2008）和临床效果（Hilton等2013；Taha和Khazali 2017），可作为VPT的首选材料（第6章）。

4.4.2.1 材料的作用

牙髓的愈合成功不取决于材料，而是取决于牙髓对于盖髓剂的反应以及修复体抵抗细菌微渗漏的能力（Tobias等1982；Cox等1985）。也就是说，尽管一系列的盖髓材料都可以使牙髓修复，但是其基本原则是创面无感染，盖髓材料相对无害，可形成高质量的硬组织屏障（Bergenholtz 2005）。因此，盖髓术的成功与否受盖髓剂的影响（Nair等2008）。

4.4.2.2 永久性修复的时机

在完成VPT后，应立即对患牙进行永久性修复（Al-Hiyasat等2006；Mente等2010），因为临时修复体边缘容易产生细菌微渗漏，破坏牙髓的早期修复过程（Bergenholtz等1982）。玻璃离子（GI）、复合树脂（RBC）或银汞合金通常可以单独使用或联合使用；然而，近期有研究发现，随着时间的推移，GI和硅酸钙之间的间隙以及RBC和硅酸钙之间粘接的破坏，会严重影响这些材料与硅酸钙材料之间的粘接作用（Meraji和Camilleri 2017）。

4.4.3 临床问题

4.4.3.1 患者的年龄是否影响牙髓暴露的处理?

关于分析牙髓对于VPT材料的组织学反应的前瞻性研究（Hörsted-Bindslev等2003；Accorinte等2008；Nair等2008）以及关于龋齿盖髓术的临床研究（Barrieshi-Nusair和Qudeimat 2006；Farsi等2006；Taha等2017），往往以年轻患者作为研究对象。年龄在20岁以下的年轻患者，由于牙髓血供充足、根尖开放、牙髓细胞数量较多而被纳入研究对象；以上特点会使治疗效果更有预见性（Massler 1972）。最近一项关于盖髓术的前瞻性研究将研究对象分为40岁以上和40岁以下两组，并得出结论：年龄越大的患者治疗效果越差（Marques等2015）；然而，另一项研究对象在相似的年龄范围内，但结果显示无明显差异（Matsuo等1996）。近期一项关于盖髓术的前瞻性研究纳入了

229颗牙齿，发现氢氧化钙在年龄较大患者中的效果不如MTA；然而，该结果并不显著，笔者认为需要更大的样本量以验证以上假设（Mente等2014）。总之，关于患者年龄是否影响牙髓暴露的预后，目前仍不确定，因此需要进一步开展前瞻性临床研究，将患者年龄作为变量，从而确定年龄较大患者能否获得理想的结果（Taha等2017）。

4.4.3.2　露髓孔的大小对于治疗结果是否重要?

对于外伤性露髓的病例，露髓孔的大小不影响预后（Cvek 1978；Fuks等1982）。在龋齿中，细菌感染和炎症程度似乎与露髓孔的大小成正比；然而这一观点缺乏证据支持（Zilbeman等1989；Mejàre和Cvek 1993；Qudeimat等2007）。一项比较MTA和氢氧化钙临床使用效果的随机对照试验显示，如果露髓孔>5mm^2，部分牙髓切除术预后不佳，尽管露髓孔较大组（>5mm^2）的样本量较小（Chailertvanitkul等2014）。相比之下露髓孔较小组（<5mm^2）治疗效果更好的原因，可能是露髓孔较大时使用氢氧化钙等硬固材料较为困难。

4.4.4　当前认知与潜在治疗方案之间的差距

随着对牙髓疾病的不断深入了解，VPT的预后得到改善（Mente等2014）。然而，调控牙髓细胞（DPC）分化的复杂分子机制仍未清楚，难以准确判断牙髓的炎症状态（第1章），并且盖髓材料的作用机制尚不明确（Ferracane等2010），均导致VPT的开展受到了限制（Duncan等2016a，b）。为了找到解决方案，生物学研究不仅要关注牙髓疾病及再生的关键介质，还应该针对组织修复过程开发下一代生物材料（Ferracane等2010；Duncan等2011）。此外，近几年来，表观遗传的影响对牙髓反应和治疗的作用也逐渐得到关注，这将是本章第二部分的重点。

4.5　表观遗传调控

虽然个体中的每个真核细胞都含有相同的遗传物质，但其表型和功能取决于细胞的特定作用。细胞具有一种错综复杂的分子调控机制（Portela和Esteller 2010），它会根据细胞和组织的需求促使某些基因表达以及抑制其他基因的表达（Horn和Peterson 2002）。转录主要受染色质构象变化的调节，染色质构象变化是由表观遗传修饰调节的过程。表观遗传的定义是：不改变DNA序列，但是影响染色质构象和随后基因表达调控的一些变化（Barros和Offenbacher 2009；Arnsdorf等2010）。

DNA编码细胞遗传信息，其中约146个DNA碱基对紧密缠绕在组蛋白核心周围；DNA和组蛋白组成基本单位称为核小体（Luger 2003；Hake等2004）。组装核小体并重复折叠以形成更高级的结构，该过程能够将大量DNA（长度为2m）压缩到细胞核中。这种染色质结构是动态的，在压缩和展开状态之间不断重塑，这些结构变化对于调节转录至关重要。通常，当DNA紧密地缠绕在核心周围或核小体密集堆积时，转录因子难以进入DNA上的结合位点，抑制了转录活性。相反，松解或开放的染色质则具有转录活性（Kleff等1995；Margueron等2005；Vaissière等2008）。

4.5.1 DNA甲基化

表观遗传修饰的主要类型是DNA甲基化和组蛋白修饰（Nagase和Ghosh 2008；Vaissière等2008），DNA甲基化是与基因组直接相互作用的唯一机制。此外，基因表达可能因RNA分子本身的功能和相互作用而变化，因此学者们越来越重视非编码RNA（ncRNA）转录物［例如长ncRNA（lncRNA）和microRNA（miRNA）］的作用，以调节基因表达，调控ncRNA作为表观遗传修饰因子的作用（Kelly等2010）。

DNA甲基化通常发生在CpG岛特定区域的胞嘧啶残基上，其与基因启动子区域重叠，甲基化通常抑制基因表达（Weber等2007）。从机制上讲，启动子区域上结合位点的甲基化阻碍了转录因子与细胞酶［DNA甲基转移酶（DNMT）］维持的DNA甲基化模式的结合（Jin和Robertson 2013）。

4.5.2 组蛋白修饰

与DNA甲基化相比，组蛋白的翻译后修饰导致更不稳定或可逆的表观遗传修饰（Kelly等2010）。核小体结构的组蛋白核心由8个组蛋白组成；然而，组蛋白N-末端尾部并未包含在结构中，而是从核心呈放射状分布。其尾部由20~30个氨基酸组成，可通过乙酰化、甲基化磷酸化、泛素化和SUMO化修饰；然而，目前的大部分研究都集中在乙酰化和甲基化修饰上（Zhang和Reinberg 2001）。组蛋白甲基化是以组蛋白尾部的精氨酸和赖氨酸残基为靶向（Zhang和Reinberg 2001），其中精氨酸的甲基化是转录激活因子，而赖氨酸的甲基化既诱导又抑制转录活性。该过程较为复杂，基因表达的变化取决于细胞需要以及受影响的特定残基（Li等2007）。赖氨酸残基也可被乙酰化，这样可以促进基因表达，而脱乙酰化具有转录抑制作用（Taunton等1996）。两组平衡酶，即组蛋白乙酰转移酶（HAT）和组蛋白脱乙酰酶（HDAC），控制乙酰化的稳态平衡，并且这种平衡状态的改变会调节基因的表达（Yang和Seto 2008）。目前促进转录的机制尚未完全阐明，但通常认为乙酰化降低了组蛋白对带负电荷的DNA的亲和力，从而可以更好地结合转录因子（Clayton等2006）。其他学者认为，组蛋白尾部（修饰）的一系列变化创建了一个模式或代码，这个“组蛋白代码”募集了转录所需的相应蛋白质元素（Turner 2007）。

4.5.3 非编码RNA

作为一种表观遗传修饰因子，ncRNA日益受到重视，其包括miRNA和lncRNA。在mRNA翻译成蛋白质之前，其基因表达涉及DNA转录成mRNA的复杂过程；然而，实际上只有一小部分基因组被翻译成蛋白质（Lander等2001；Kellis等2014）。大多数基因组被转录为ncRNA，ncRNA不编码蛋白质，而是发挥其他作用（Mercer和Mattick 2013）。ncRNA的相关研究揭示了多种细胞功能，包括

ncRNA与互补mRNA的结合以诱导降解，抑制基因表达，以及miRNA与DNA甲基化或组蛋白乙酰化过程的直接交互作用（Fabbri等2007；Tao等2015）。

4.6 表观遗传修饰与牙齿的相关性

随着对表观遗传调控、转录调节/转录失调异常复杂性的不断深入理解，学者们逐渐认识到表观遗传学在一系列人类疾病发病机制中的重要作用（Kelly等2010；You和Jones 2012）。目前研究已证实表观遗传调控在癌症、精神和代谢疾病等疾病中的重要性（Dugué等2016；Cheng等2017），因此学者们已经进行了大量的研究，以开发针对甲基化和乙酰化过程的表观遗传疗法（Egger等2004；Wright 2013）。实际上，HDAC抑制剂（HDACi）已经获得FDA批准用于治疗多发性骨髓瘤（Grant等2007）。近期的一些研究报道了表观遗传学在牙髓炎中的作用（Cardoso等2010）以及VPT（Duncan等2011）、牙周治疗相关的表观遗传学疗法（Huynh等2017；Sehic等2017）。

表观遗传调控在维持机体健康方面也很重要，特别是在骨骼发育和修复的矿化过程中（Cantley等2017）。骨在解剖结构和细胞组成方面与牙齿相似（Karaoz等2011；Isobe等2015），包括能够分化为成骨细胞和其他类型细胞的间充质干细胞的常驻群体（Opsahl Vital等2012）。Runx2是一种转录因子，在成骨细胞分化和骨形成中发挥关键作用，并且有证据表明HDAC与Runx2之间存在紧密的相关性（Schroeder等2004；Jensen等2007）。此外，其他重要的表观遗传修饰物，比如miRNA，与成骨细胞分化（Li等2009）和牙源性分化（Song等2016）密切相关。

4.6.1 表观遗传修饰能否成为牙科治疗的靶点?

在人DPC中，一系列HDAC酶在成牙本质细胞中表达（Klinz等2012），并且HDAC促进啮齿动物DPC中的细胞迁移和矿化，使牙本质基质蛋白-1、骨形态发生蛋白和基质金属蛋白酶等牙本质发生相关蛋白增加（Duncan等2012，2016a）（图4.4）。在人DPC中，抑制DNMT可显著增强牙源性分化（Zhang等2015），并且已有研究报道了miRNA和成牙本质样细胞分化之间的相关性（Song等2016）。在牙周组织中也有类似的情况，HDAC和ncRNA都参与人牙周膜细胞中的成骨分化过程（Huynh等2017；Qu等2016）。

4.6.2 表观遗传学和牙髓暴露

为了使基于生物学的活髓保存治疗（例如直接盖髓术和部分牙髓切断术）成功，必须要创造一个有利于牙髓组织修复的环境。控制炎症（第7章）、促进矿化、血管生成（第4章）和神经发生（第3章），对于牙髓组织的修复和愈合至关重要（Grando Mattuella等2007；Cooper等2010）。以DNA甲基化和组蛋白乙酰化为靶向的表观遗传修饰剂可在牙髓再生治疗中发挥作用，既往研究已证实表观遗传修饰剂可有效控制炎症、促进矿化、调控不同细胞类型的再生过程（Shanmugam和Sethi 2013；Gordon等2015；Zhang等2015）。值得注意的是，表观遗传修饰可作为有效的治疗靶点，首先是因为它们与疾病有关，其次它们在药理学上相对容易改变（Kelly等2010；Gordon等2015）。在牙科领域中，伴随着体细胞病毒重编程同时发生的表观遗传重编程，可诱导多功能干细胞（iPSC）（Takahashi和Yamanaka 2006；Huangfu等2008），这可能是伤口愈合或牙周组织再生的重要工具（Barros和Offenbacher 2009，2014）。

甲基转移酶、去甲基化酶、HAT和HDAC等调节染色质表观遗传修饰的酶，均具有特殊的治疗意义。研究证实，HDAC是一种特别有效的治疗靶点，因为它们与矿化和细胞发育过程的调节有关（Gordon等2015），同时也很容易通过药理学抑制（Richon等1996）。HDACi也是潜在的治疗靶点，其基因表达模式的改变可调节细胞内信号传导，随后对细胞表型产生影响。此外，HDACi还与抗炎作用相关，可促进矿化、SC分化及组织再生（Leoni等2002；Halili等2009；Xu等2009；Wang等2010）。因此，HDACi可通过影响对于VPT成功至关重要的细胞和组织过程，以促进第三期牙本质形成（图4.4）。此外，HDACi诱导的表观遗传修饰可在低浓度下发生，并且具有最小的副作用，因此它们有助于开发一种易于操作、物美价廉的生物活性修复材料（Duncan等2013）。

小结

由于牙科治疗本身具有破坏性，目前的治疗理念更趋向于微创和基于生物学的牙齿修复方案。在牙髓病诊疗中，为了保护牙髓并利用其天然的再生能力，已经从根管治疗转向更为保守的牙科治疗。传统观点认为VPT预后不佳，部分原因是炎症控制不当或露髓部位形成的矿化组织质量较差。随着对于龋病治疗、牙髓炎症和组织处理的不断深入理解以及硅酸钙材料的出现，VPT效果不断得到改善。组织修复的体积和质量取决于所应用的牙科材料，然而目前牙科材料具有细胞毒性较大、无特效作用、诱导组织修复能力不佳等缺点。因此，对于损伤牙髓，需要加深理解并制订出更好的治疗方案。

近期研究证实，表观遗传在牙髓祖细胞命运和分化的调控网络中发挥重要作用。这涉及乙酰化、甲基化、非编码RNA表达和环境信号。在将以上任何一种治疗方案应用于临床前，需要进一步阐明个体的表观遗传修饰，以理解它们对牙齿发育、牙髓炎症和牙源性修复过程的影响。未来可通过药理学针对表观遗传或其他细胞标记进行活髓保存治疗，这为新型牙髓修复材料的开发提供了机会。

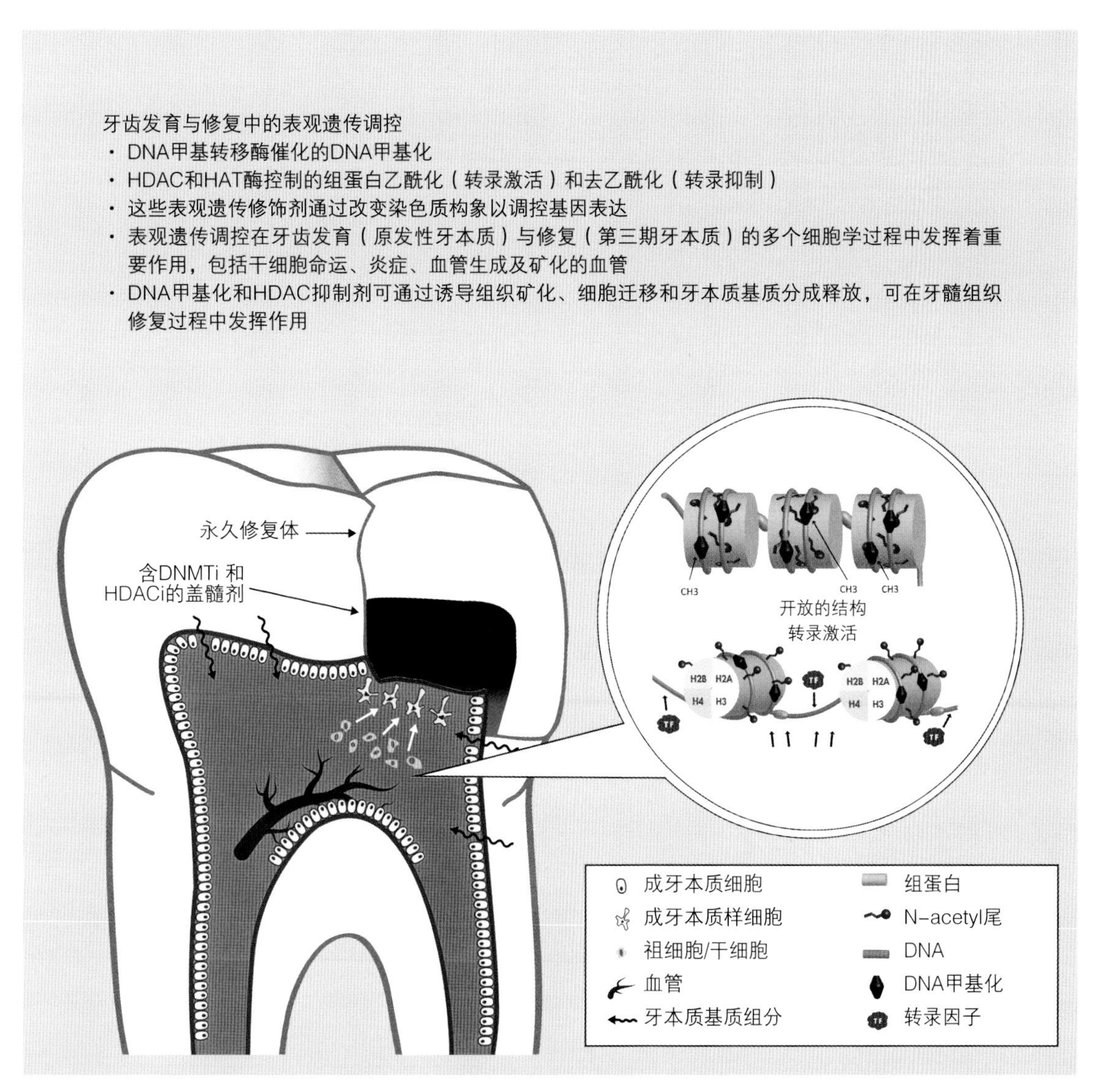

图4.4　表观遗传修饰对于协调牙髓-牙本质复合体发育与修复的潜在影响。

参考文献

[1] Accorinte ML, Holland R, Reis A et al (2008) Evaluation of mineral trioxide aggregate and cal- cium hydroxide as pulp-capping agents in human teeth. J Endod 1:1–6.

[2] Aeinehchi M, Eslami B, Ghanbariha M, Saffar AS (2003) Mineral trioxide aggregate (MTA) and calcium hydroxide as pulp-capping agents in human teeth: a preliminary report. Int Endod J 36:225–231.

[3] Al-Hiyasat AS, Barrieshi-Nusair KM, Al-Omari MA (2006) The radiographic outcomes of direct pulp-capping procedures performed by dental students: a retrospective study. J Am Dent Assoc 137:1699–1705.

[4] American Association of Endodontists (2013) Endodontic diagnosis. Accessed on 4 Jan 2018. https://www.aae.org.

[5] Arnsdorf EJ, Tummala P, Castillo AB, Zhang F, Jacobs CR (2010) The epigenetic mechanism of mechanically induced osteogenic differentiation. J Biomech 43:2881–2886.

[6] Barrieshi-Nusair KM, Qudeimat MA (2006) A prospective clinical study of mineral trioxide aggregate for partial pulpotomy in cariously exposed permanent teeth. J Endod 32:731–735.

[7] Barros SP, Offenbacher S (2009) Epigenetics: connecting environment and genotype to phenotype and disease. J Dent Res 88:400–408.

[8] Barros SP, Offenbacher S (2014) Modi able risk factors in periodontal disease: epigenetic regula- tion of gene expression in the in ammatory response. Periodontol 2000 64:95–110.

[9] Barthel CR, Rosenkranz B, Leuenberg A, Roulet RF (2000) Pulp capping of carious exposures: treatment outcome after 5 and 10 years: a retrospective study. J Endod 26:525–528.

[10] Bergenholtz G, Cox CF, Loesche WJ, Syed SA (1982) Bacterial leakage around dental restora- tions: its effect on the dental pulp. J Oral Pathol 11:439–450.

[11] Bergenholtz G (2005) Advances since the paper by Zander and Glass (1949) on the pursuit of heal- ing methods for pulpal exposures: historical perspectives. Oral Surg Oral Med Oral Pathol Oral Radiol Endod 100:S102–S108.

[12] Bjørndal L, Reit C, Bruun G et al (2010) Treatment of deep caries lesions in adults: randomized clinical trials comparing stepwise vs. direct complete excavation, and direct pulp capping vs. partial pulpotomy. Eur J Oral Sci 118:290–297.

[13] Bjørndal L, Fransson H, Bruun G et al (2017) Randomized clinical trials on deep carious lesions: 5-year follow-up. J Dent Res 96:747–753.

[14] Bogen G, Kim JS, Bakland LK (2008) Direct pulp capping with mineral trioxide aggregate: an observational study. J Am Dent Assoc 139:305–315.

[15] Brännström M, Lind PO (1965) Pulpal response to early dental caries. J Dent Res 144:1045–1050.

[16] Brännström M, Nyborg H (1973) Cavity treatment with a microbicidal uoride solution: growth of bacteria and effect on the pulp. J Prosthet Dent 30:303–310.

[17] Browne RM, Tobias RS, Crombie IK, Plant CG (1983) Bacterial microleakage and pulpal in am-mation in experimental cavities. Int Endod J 16:147–155.

[18] Cantley MD, Zannettino ACW, Bartold PM, Fairlie DP, Haynes DR (2017) Histone deacetylases (HDAC) in physiological and pathological bone remodelling. Bone 95:162–174.

[19] Cardoso FP, Viana MB, Sobrinho AP et al (2010) Methylation pattern of the IFN-gamma gene in human dental pulp. J Endod 36:642–646.

[20] Cassidy N, Fahey M, Prime SS, Smith AJ (1997) Comparative analysis of transforming growth factor-β isoforms 1-3 in human and rabbit dentine matrices. Arch Oral Biol 42:219–223.

[21] Chailertvanitkul P, Paphangkorakit J, Sooksantisakoonchai N et al (2014) Randomized control trial comparing calcium hydroxide and mineral trioxide aggregate for partial pulpotomies in cariously exposed pulps of permanent molars. Int Endod J 47:835–842.

[22] Cheng Z, Zheng L, Almeida FA (2017) Epigenetic reprogramming in metabolic disorders: nutri-tional factors and beyond. J Nutr Biochem 54:1–10.

[23] Clayton AL, Hazzalin CA, Mahadevan LC (2006) Enhanced histone acetylation and transcription: a dynamic perspective. Mol Cell 23:289–296.

[24] Cooper PR, Takahashi Y, Graham LW, Simon S, Imazato S, Smith AJ (2010) In ammation-regeneration interplay in the dentine-pulp complex. J Dent 38:687–697.

[25] Cox CF, Bergenholtz G, Heys DR, Syed M, Fitzgerald M, Heys RJ (1985) Pulp capping of dental pulp mechanically exposed to oral micro ora: a 1-2 year observation of wound healing in the monkey. J Oral Pathol 14:156–168.

[26] Cox CF, Sübay RK, Ostro E, Suzuki S, Suzuki SH (1996) Tunnel defects in dentin bridges: their formation following direct pulp capping. Oper Dent 21:4–11.

[27] Cvek M (1978) A clinical report on partial pulpotomy and capping with calcium hydroxide in permanent incisors with complicated crown fracture. J Endod 4:232–237.

[28] Dugué PA, Brinkman MT, Milne RL et al (2016) Genome-wide measures of DNA methylation in peripheral blood and the risk of urothelial cell carcinoma: a prospective nested case-control study. Br J Cancer 115:664–673.

[29] Dummer PM, Hicks R, Huws D (1980) Clinical signs and symptoms in pulp disease. Int Endod J 13:27–35.

[30] Duncan HF, Smith AJ, Fleming GJP, Cooper PR (2011) HDACi: cellular effects, opportunities for restorative dentistry. J Dent Res 90:1377–1388.

[31] Duncan HF, Smith AJ, Fleming GJ, Cooper PR (2012) Histone deacetylase inhibitors induced dif-ferentiation and accelerated mineralization of pulp-derived cells. J Endod 38:339–345.

[32] Duncan HF, Smith AJ, Fleming GJ, Cooper PR (2013) Histone deacetylase inhibitors epigeneti- cally promote reparative events in primary dental pulp cells. Exp Cell Res 319:1534–1543.

[33] Duncan HF, Smith AJ, Fleming GJ, Partridge NC, Shimizu E, Moran GP, Cooper PR (2016a) The histone-deacetylase-inhibitor suberoylanilide hydroxamic acid promotes dental pulp repair mechanisms through modulation of matrix metalloproteinase-13 activity. J Cell Physiol 231:798–816.

[34] Duncan HF, Smith AJ, Fleming GJ, Cooper PR (2016b) Epigenetic modulation of dental pulp stem cells: implications for regenerative endodontics. Int Endod J 49:431–446.

[35] Egger G, Liang G, Aparicio A, Jones PA (2004) Epigenetics in human disease and prospects for epigenetic therapy. Nature 429:457–463.

[36] European Society of Endodontology (2006) Quality guidelines for endodontic treatment: consen- sus report of the European Society of Endodontology. Int Endod J 39:921–930.

[37] Fabbri M, Garzon R, Cimmino A et al (2007) MicroRNA-29 family reverts aberrant methylation in lung cancer by targeting DNA methyltransferases 3A and 3B. Proc Natl Acad Sci U S A 104:15805–15810.

[38] Farges JC, Alliot-Licht B, Renard E et al (2015) Dental pulp defence and repair mechanisms in dental caries. Mediators In amm 2015:230251.

[39] Farsi N, Alamoudi N, Balto K, Mushyat A (2006) Clinical assessment of mineral trioxide aggre- gate (MTA) as direct pulp capping in young permanent teeth. J Clin Pediatr Dent 31:72–76.

[40] Feng J, Mantesso A, De Bari C, Nishiyama A, Sharpe PT (2011) Dual origin of mesenchymal stem cells contributing to organ growth and repair. Proc Natl Acad Sci U S A 108:6503–6508.

[41] Ferracane JL, Cooper PR, Smith AJ (2010) Can interaction of materials with the dentin-pulp com-plex contribute to dentin regeneration? Odontology 98:2–14.

[42] Fitzgerald M, Chiego DJ Jr, Heys DR (1990) Autoradiographic analysis of odontoblast replace-ment following pulp exposure in primate teeth. Arch Oral Biol 35:707–715.

[43] Frozoni M, Zaia AA, Line SR, Mina M (2012) Analysis of the contribution of nonresident progeni- tor cells and hematopoietic cells to reparative dentinogenesis using parabiosis model in mice. J Endod 38:1214–1219.

[44] Fuks AB, Bielak S, Chosak A (1982) Clinical and radiographic assessment of direct pulp capping and pulpotomy in young permanent teeth. Pediatr Dent 4:240–244.

[45] Garfunkel A, Sela J, Ulmansky M (1973) Dental pulp pathosis: clinicopathologic correlations based on 109 cases. Oral Surg Oral Med Oral Pathol 35:110–117.

[46] Gordon JA, Stein JL, Westendorf JJ, van Wijnen AJ (2015) Chromatin modi ers and histone modi- cations in bone formation, regeneration, and therapeutic intervention for bone-related disease. Bone 81:739–745.

[47] Graham L, Cooper PR, Cassidy N, Nor JE, Sloan AJ, Smith AJ (2006) The effect of calcium hydroxide on solubilisation of bio-active dentine matrix. Biomaterials 27:2865–2873.

[48] Grando Mattuella L, Westphalen Bento L, de Figueiredo JA, Nör JE, de Araujo FB, Fossati AC (2007) Vascular endothelial growth factor and its relationship with the dental pulp. J Endod 33:524–530.

[49] Grant S, Easley C, Kirkpatrick P (2007) Vorinostat. Nat Rev Drug Discov 6:21–22.

[50] Hake SB, Xiao A, Allis CD (2004) Linking the epigenetic ‘language’ of covalent histone modi ca-tions to cancer. Br J Cancer 90:761–769.

[51] Halili MA, Andrews MR, Sweet MJ, Fairlie DP (2009) Histone deacetylase inhibitors in in am-matory disease. Curr Top Med Chem 9:309–319.

[52] Hashem D, Mannocci F, Patel S et al (2015) A clinical and radiographic assessment of the ef cacy of calcium silicate indirect pulp capping: a randomized controlled clinical trial. J Dent Res 94:562–568.

[53] Hilton TJ, Ferracane JL, Mancl L, Northwest Practice-based Research Collaborative in Evidence-based Dentistry (NWP) (2013) Comparison of CaOH with MTA for direct pulp capping: a PBRN randomized clinical trial. J Dent Res 92:16S–22S.

[54] Horn PJ, Peterson CL (2002) Molecular biology. Chromatin higher order folding - wrapping up transcription. Science 297:1824–1827.

[55] Hörsted-Bindslev P, Vilkinis V, Sidlauskas A (2003) Direct capping of human pulps with a den- tin bonding system or with calcium hydroxide cement. Oral Surg Oral Med Oral Pathol Oral Radiol Endod 96:591–600.

[56] Huangfu D, Maehr R, Guo W et al (2008) Induction of pluripotent stem cells by de ned factors is greatly improved by small-molecule compounds. Nat Biotechnol 26:795–797.

[57] Huynh NC, Everts V, Salingcarnboriboon R, Ampornaramveth RS (2017) Histone deacetylases and their roles in mineralized tissue regeneration. Bone Rep 7:33–40.

[58] Innes NP, Frencken JE, Bjørndal L et al (2016) Managing carious lesions: consensus recommenda- tions on terminology. Adv Dent Res 28:49–57.

[59] Isobe Y, Koyama N, Nakao K et al (2015) Comparison of human mesenchymal stem cells derived from bone marrow, synovial uid, adult dental pulp, and exfoliated deciduous tooth pulp. Int J Oral Maxillofac Surg 45:124–131.

[60] Jensen ED, Nair AK, Westendorf JJ (2007) Histone deacetylase co-repressor complex control of Runx2 and bone formation. Crit Rev Eukaryot Gene Expr 17:187–196.

[61] Jin B, Robertson KD (2013) DNA methyltransferases (DNMTs), DNA damage repair, and cancer. Adv Exp Med Biol 754:3–29.

[62] Kakehashi S, Stanley HR, Fitzgerald RJ (1965) The effects of surgical exposures of dental pulps in germ-free and conventional laboratory rats. Oral Surg Oral Med Oral Pathol 20:340–349.

[63] Karaoz E, Demircan PC, Saglam O et al (2011) Human dental pulp stem cells demonstrate better neural and epithelial stem cell properties than bone marrow-derived mesenchymal stem cells. Histochem Cell Biol 136:455–473.

[64] Katge FA, Patil DP (2017) Comparative analysis of 2 calcium silicate-based cements (Biodentine and Mineral Trioxide Aggregate) as direct pulp-capping agent in young permanent molars: a split mouth study. J Endod 43:507–513.

[65] Kellis M, Wold B, Snyder MP et al (2014) De ning functional DNA elements in the human genome. Proc Natl Acad Sci U S A 111:6131–6138.

[66] Kelly TK, De Carvalho DD, Jones PA (2010) Epigenetic modi cations as therapeutic targets. Nat Biotechnol 28:1069–1078.

[67] Kleff S, Andrulis ED, Anderson CW, Sternglanz R (1995) Identi cation of a gene encoding a yeast histone H4 acetyltransferase. J Biol Chem 270:24674–24677.

[68] Klinz FJ, Korkmaz Y, Bloch W, Raab WH, Addicks K (2012) Histone deacetylases 2 and 9 are coexpressed and nuclear localized in human molar odontoblasts in vivo. Histochem Cell Biol 137:697–702.

[69] Lander ES, Linton LM, Birren B et al (2001) Initial sequencing and analysis of the human genome. Nature 409:860–921.

[70] Leoni F, Zaliani A, Bertolini G et al (2002) The antitumor histone deacetylase inhibitor suberoyl-anilide hydroxamic acid exhibits antiin ammatory properties via suppression of cytokines. Proc Natl Acad Sci U S A 99:2995–3000.

[71] Lesot H, Smith AJ, Tziafas D, Begue-Kirn C, Cassidy N, Ruch JV (1994) Biologically active molecules and dental tissue repair: a comparative review of reactionary and reparative dentino-genesis with the induction of odontoblast differentiation in vitro. Cell Mat 4:199–218.

[72] Li B, Carey M, Workman JL (2007) The role of chromatin during transcription. Cell 128:707–719.

[73] Li Z, Hassan MQ, Jafferji M et al (2009) Biological functions of miR-29b contribute to positive regulation of osteoblast differentiation. J Biol Chem 284:15676–15684.

[74] Luger K (2003) Structure and dynamic behavior of nucleosomes. Curr Opin Genet Dev 13:127–135.

[75] Machado CV, Passos ST, Campos TM et al (2015) The dental pulp stem cell niche based on alde-hyde dehydrogenase 1 expression. Int Endod J 49:755–763.

[76] Margueron R, Trojer P, Reinberg D (2005) The key to development: interpreting the histone code? Curr Opin Genet Dev 15:163–176.

[77] Marques MS, Wesselink PR, Shemesh H (2015) Outcome of direct pulp capping with mineral trioxide aggregate: a prospective study. J Endod 41:1026–1031.

[78] Massler M (1972) Therapy conductive to healing of the human pulp. Oral Surg Oral Med Oral Pathol 34:122–130.

[79] Matsuo T, Nakanishi T, Shimizu H (1996) A clinical study of direct pulp capping applied to cari- ous-exposed pulps. J Endod 22:551–556.

[80] Mejàre I, Cvek M (1993) Partial pulpotomy in young permanent teeth with deep carious lesions. Endod Dent Traumatol 9:238–242.

[81] Mente J, Geletneky B, Ohle M et al (2010) Mineral trioxide aggregate or calcium hydroxide direct pulp capping: an analysis of the clinical treatment outcome. J Endod 36:806–813.

[82] Mente J, Hufnagel S, Leo M (2014) Treatment outcome of mineral trioxide aggregate or calcium hydroxide direct pulp capping: long-term results. J Endod 40:1746–1751.

[83] Meraji N, Camilleri J (2017) Bonding over dentin replacement materials. J Endod 43:1343–1349.

[84] Mercer TR, Mattick JS (2013) Structure and function of long noncoding RNAs in epigenetic regu-lation. Nat Struct Mol Biol 20:300–307.

[85] Michaelson PL, Holland GR (2002) Is pulpitis painful? Int Endod J 35:829–832.

[86] Mjör IA, Tronstad L (1972) Experimentally induced pulpitis. Oral Surg Oral Med Oral Pathol 34:102–108.

[87] Morse DR (1991) Age-related changes of the dental pulp complex and their relationship to sys-temic aging. Oral Surg Oral Med Oral Pathol 72:721–745.

[88] Nagase H, Ghosh S (2008) Epigenetics: differential DNA methylation in mammalian somatic tis-sues. FEBS J 275:1617–1623.

[89] Nair PNR, Duncan HF, Pitt Ford TR, Luder HU (2008) Histological, ultrastructural and quantita-tive investigations on the response of healthy human pulps to experimental capping with min-eral trioxide aggregate: a randomized controlled trial. Int Endod J 41:128–150.

[90] Nakashima M (1994) Induction of dentin formation on canine amputated pulp by recombinant human bone morphogenetic proteins (BMP) -2 and -4. J Dent Res 73:1515–1522.

[91] Odor TM, Pitt Ford TR, McDonald F (1994) Effect of inferior alveolar nerve block anaesthesia on the lower teeth. Endod Dent Traumatol 10:144–148.

[92] Opsahl Vital S, Gaucher C et al (2012) Tooth dentin defects re ect genetic disorders affecting bone mineralization. Bone 50:989–997.

[93] Pitt Ford TR, Seare MA, McDonald F (1993) Action of adrenaline on the effect of dental local anaesthetic solutions. Endod Dent Traumatol 9:31–35.

[94] Portela A, Esteller M (2010) Epigenetic modi cations and human disease. Nat Biotechnol 28:1057–1068.

[95] Qu Q, Fang F, Wu B et al (2016) Potential role of long non-coding RNA in osteogenic differentia-tion of human periodontal ligament stem cells. J Periodontol 87:127–137.

[96] Qudeimat MA, Barrieshi-Nusair KM, Owais AI (2007) Calcium hydroxide vs. mineral trioxide aggregates for partial pulpotomy of permanent molars with deep caries. Eur Arch Paediatr Dent 8:99–104.

[97] Qudeimat MA, Alyahya A, Hasan AA (2017) Mineral trioxide aggregate pulpotomy for permanent molars with clinical signs indicative of irreversible pulpitis: a preliminary study. Int Endod J 50:126–134.

[98] Reeves R, Stanley HR (1966) The relationship of bacterial penetration and pulpal pathosis in cari-ous teeth. Oral Surg Oral Med Oral Pathol 22:59–65.

[99] Richon VM, Webb Y, Merger R et al (1996) Second generation hybrid polar compounds are potent inducers of transformed cell differentiation. Proc Natl Acad Sci U S A 93:5705–5708.

[100] Ricketts DN, Kidd EA, Innes N, Clarkson J (2006) Complete or ultraconservative removal of decayed tissue in un lled teeth. Cochrane Database Syst Rev:CD003808.

[101] Ricucci D, Loghin S, Siqueira J Jr (2014) Correlation between clinical and histologic pulp diag-noses. J Endod 40:1932–1939.

[102] Ruch JV, Lesot H, Bègue-Kirn C (1995) Odontoblast differentiation. Int J Dev Biol 39:51–68.

[103] Rutherford RB, Wahle J, Tucker M, Rueger D, Charette M (1993) Induction of reparative dentine formation in monkeys by recombinant human osteogenic protein-1. Arch Oral Biol 38:571–576.

[104] Sangwan P, Sangwan A, Duhan J, Rohilla A (2013) Tertiary dentinogenesis with calcium hydrox-ide: a review of proposed mechanisms. Int Endod J 46:3–19.

[105] Schwendicke F, Frencken JE, Bjørndal L et al (2016) Managing carious lesions: consensus recom-mendations on carious tissue removal. Adv Dent Res 28:58–67.

[106] Schroeder TM, Kahler RA, Li X, Westendorf JJ (2004) Histone deacetylase 3 interacts with Runx2 to repress the osteocalcin promoter

and regulate osteoblast differentiation. J Biol Chem 279:41998–42007.

[107] Sehic A, Tulek A, Khuu C, Nirvani M, Sand LP, Utheim TP (2017) Regulatory roles of microRNAs in human dental tissues. Gene 596:9–18.

[108] Seltzer S, Bender IB, Ziontz M (1963) The dynamics of pulpal in ammation: correlations between diagnostic data and actual histologic ndings in the pulp. Oral Surg Oral Med Oral Pathol 16:871–876.

[109] Shanmugam MK, Sethi G (2013) Role of epigenetics in in ammation-associated diseases. Subcell Biochem 61:627–657.

[110] Simon S, Smith AJ (2014) Regenerative endodontics. Br Dent J 216:E13.

[111] Simon S, Perard M, Zanini M et al (2013) Should pulp chamber pulpotomy be seen as a permanent treatment? Some preliminary thoughts. Int Endod J 46:79–87.

[112] Smith AJ (2002) Pulp responses to caries and dental repair. Caries Res 36:223–232.

[113] Smith AJ, Lesot H (2001) Induction and regulation of crown dentinogenesis: embryonic events as a template for dental tissue repair? Crit Rev Oral Biol Med 12:425–437.

[114] Smith AJ, Duncan HF, Diogenes A, Simon S, Cooper PR (2016) Exploiting the bioactive proper-ties of the dentin-pulp complex in regenerative endodontics. J Endod 42:47–56.

[115] Song Z, Chen LL, Wang RF et al (2016) MicroRNA-135b inhibits odontoblast-like differentiation of human dental pulp cells by regulating Smad5 and Smad4. Int Endod J 50:685–693.

[116] Taha NA, Khazali MA (2017) Partial pulpotomy in mature permanent teeth with clinical signs indicative of irreversible pulpitis: a randomized clinical trial. J Endod 43:1417–1421.

[117] Taha NA, Ahmad MB, Ghanim A (2017) Assessment of mineral trioxide aggregate pulpotomy in mature permanent teeth with carious exposures. Int Endod J 50:117–125.

[118] Takahashi K, Yamanaka S (2006) Induction of pluripotent stem cells from mouse embryonic and adult broblast cultures by de ned factors. Cell 126:663–676.

[119] Tao H, Yang JJ, Shi KH (2015) Non-coding RNAs as direct and indirect modulators of epigenetic mechanism regulation of cardiac brosis. Expert Opin Ther Targets 19:707–716.

[120] Taunton J, Hassig CA, Schreiber SL (1996) A mammalian histone deacetylase related to the yeast transcriptional regulator Rpd3p. Science 272:408–411.

[121] Tobias RS, Plant CG, Browne RM (1982) Reduction in pulpal in ammation beneath surface-sealed silicates. Int Endod J 15:173–180.

[122] Tronstad L, Mjör IA (1972) Capping of the in amed pulp. Oral Surg Oral Med Oral Pathol 34:477–485.

[123] Turner BM (2007) De ning an epigenetic code. Nat Cell Biol 9:2–6.

[124] Vaissière T, Sawan C, Herceg Z (2008) Epigenetic interplay between histone modi cations and DNA methylation in gene silencing. Mutat Res 659:40–48.

[125] Wang G, Badylak SF, Heber-Katz E, Braunhut SJ, Gudas LJ (2010) The effects of DNA methyl-transferase inhibitors and histone deacetylase inhibitors on digit regeneration in mice. Regen Med 5:201–220.

[126] Weber M, Hellmann I, Stadler MB et al (2007) Distribution, silencing potential and evolutionary impact of promoter DNA methylation in the human genome. Nat Genet 39:457–466.

[127] Witherspoon DE (2008) Vital pulp therapy with new materials: new directions and treatment per-spectives-permanent Teeth. J Endod 34:S25–S28.

[128] Wolters WJ, Duncan HF, Tomson PL, Karim IE, McKenna G, Dorri M, Stangvaltaite L, van der Sluis LWM (2017) Minimally invasive endodontics: a new diagnostic system for assessing pulpitis and subsequent treatment needs. Int Endod J 50:825–829.

[129] Wright J (2013) Epigenetics: reversible tags. Nature 498:S10–S11.

[130] You JS, Jones PA (2012) Cancer genetics and epigenetics: two sides of the same coin? Cancer Cell 22:9–20.

[131] Xu Y, Hammerick KE, James AW et al (2009) Inhibition of histone deacetylase activity in reduced oxygen environment enhances the osteogenesis of mouse adipose-derived stromal cells. Tissue Eng Part A 15:3697–3707.

[132] Yang XJ, Seto E (2008) The Rpd3/Hda1 family of lysine deacetylases: from bacteria and yeast to mice and men. Nat Rev Mol Cell Biol 9:206–218.

[133] Zander HA, Glass RL (1949) The healing of phenolized pulp exposures. Oral Surg Oral Med Oral Pathol 2:803–810Y.

[134] Zhang Y, Reinberg D (2001) Transcription regulation by histone methylation: interplay between different covalent modi cations of the core histone tails. Genes Dev 15:2243–2360.

[135] Zhang D, Li Q, Rao L, Yi B, Xu Q (2015) Effect of 5-Aza-2'-deoxycytidine on odontogenic dif- ferentiation of human dental pulp cells. J Endod 41:640–645.

[136] Zilbeman U, Mass E, Sarnat E (1989) Partial pulpotomy in carious permanent molars. Am J Dent 2:147–150.

第5章　生物材料在牙髓再生治疗中的应用

Current and Future Views on Biomaterial Use in Regenerative Endodontics

Eliseu A. Münchow, Marco C. Bottino

5.1　引言

牙髓中含有可增殖并分化为成牙本质细胞的前体细胞/干细胞（DPSC）（Gronthos等2002），在牙齿发育中起到至关重要的作用。牙外伤和细菌感染（龋病）常导致牙髓炎症，如果不及时治疗，牙髓会逐渐坏死，最终形成根尖周炎（Albuquerque等2014a；Galler 2016）。牙外伤常见于意外事故（Andreasen和Kahler 2015），而龋病可能取决于多个变量，尤其是与口腔卫生不良和糖摄入有关的变量（Selwitz等2007）。

近年来，牙外伤已成为全球公共健康问题（Zaleckiene等2014）；其在恒牙列中比在乳牙列中更普遍，并且发生在生命的早期阶段，即20岁之前（Glendor 2009）。关于龋病，来自国家健康和营养调查（Dye等2015）的最新数据显示，大约21%的6~11岁儿童以及大约58%的12~19岁青少年的恒牙列发生过龋病。如果处理得当，龋齿可恢复正常；然而，如果未及时处理，龋齿可能会出现牙髓炎症反应，导致牙髓坏死，最终需要接受根管治疗（Larsen和Fiehn 2017）。

在美国，每年有超过1500万患者接受根管治疗（美国牙髓病学会2016），这带来了巨大的社会经济负担。常规根管治疗术仍然是死髓成熟恒牙的首选治疗方法，包括机械化学预备和使用惰性

E. A. Münchow
Department of Dentistry, Health Science Institute, Federal University of Juiz de Fora, Governador Valadares, MG, Brazil

M. C. Bottino (✉)
Department of Cariology, Restorative Sciences, and Endodontics, University of Michigan School of Dentistry, Ann Arbor, MI, USA
e-mail: mbottino@umich.edu

H. F. Duncan, P. R. Cooper (eds.), *Clinical Approaches in Endodontic Regeneration*,
https://doi.org/10.1007/978-3-319-96848-3_5

牙胶材料封闭根管系统（Huang 2011）。然而，年轻恒牙具有非常独特的解剖结构，即根尖开放、牙本质壁薄弱（Albuquerque等2014a；Galler 2016；Diogenes等2014）。死髓年轻恒牙根尖开放，难以封闭，并且牙本质薄弱，不适合常规根管治疗（Albuquerque等2014a；Galler 2016；Diogenes等2014）。因此，可使用氢氧化钙［$Ca(OH)_2$］或MTA进行根尖诱导成形术（Cvek 1972，1973；Damle等2012）。然而，虽然根尖诱导成形术可使根尖封闭，但是它既不会促进牙根发育，也不会恢复牙髓的免疫能力（Jeeruphan等2012；Wang等2010）。此外，根尖诱导成形术使牙根丧失了进一步发育完成的机会（例如牙本质壁增厚和根尖发育成熟），从而增加了根折的风险（Cvek 1992；Diogenes等2016）。

牙髓-牙本质复合体的再生有助于维持天然牙列功能，特别是当外伤导致年轻恒牙牙根发育中断时（Albuquerque等，2014a，b；Diogenes等，2014，2016）。临床可用的再生策略，即引血（EB），根管内封药：三联（TAP，环丙沙星、甲硝唑和米诺环素）和二联（DAP，无米诺环素）高浓度抗生素糊剂或$Ca(OH)_2$。在适当的消毒后，刺激根尖周组织出血，使根尖周干细胞进入根管并形成纤维蛋白支架，诱导组织再生（Albuquerque等2014a；Galler 2016；Diogenes等2014，2013）。值得注意的是，临床上使用的消毒药物并没有确切的治疗剂量，应保证其抗菌效果的同时对宿主组织和细胞的毒性最小化。研究表明，根管内封药和冲洗液会影响干细胞的存活与功能（Albuquerque等2014a；Galler 2016；Diogenes等2014）。同时，来自血凝块的纤维蛋白可能不是最理想的支架基质。因此，本章的目的是探讨根管消毒药物的生物相容性以及生物材料（支架）、干细胞和生长因子在牙髓再生治疗中的应用。

5.2 根管消毒在牙髓再生治疗中的作用

在牙髓再生治疗中，根管消毒与血凝块的形成（即基于纤维蛋白的支架）在新生组织形成和牙根发育成熟中具有关键作用。尽管牙髓再生治疗具有良好的临床效果，但其生物学效果不可预知（Diogenes等2013；Banchs和Trope 2004；Bose等2009；Cehreli等2011；Iwaya等2001；Petrino等2010）。根尖周病变愈合以及牙根发育不一定表明根管内形成了类似于牙髓-牙本质复合体的组织。事实上，牙髓再生治疗后根管内沉积牙骨质样组织，管腔变窄，牙根延长（Gomes-Filho等2013；Martin等2013）。此外，类似牙周膜的结缔组织以及骨样组织长入根管（Diogenes等2013；Lin等2013；Becerra等2014）。组织学结果的不可预测性可能涉及诸多因素（Albuquerque等2014a；Galler 2016；Diogenes等2014，2013）。以往观点认为残余TAP的刺激（da Silva等2010）或愈合过程本身引起的炎症（Wang等2010）可能妨碍新生牙髓组织的形成。近期一项体内研究证实，残留细菌会引起剧烈的炎症反应，影响牙髓再生治疗效果（Verma等2017）。在该研究中，残留细菌主要位于根管冠部，远离炎症区和位于根尖区域的新生组织。笔者认为，与根尖部相比，细菌在根管的冠部生长得更快，根尖部存在活组织，可通过宿主反应控制感染。然而，Vishwanat等的一项研究（Vishwanat等2017）证实，根管内残余生物膜可以促进根尖牙乳头干细胞（SCAP）成骨基因表达，而不会促进成牙本质基因的表达，防止牙本质样组织的形成。由于以上原因，临床上实现真正的牙髓再生仍然困难重重，特别是由于根管系统内存在残留的细菌/生物膜，因此需要既不危害干细胞分化又具有强大消毒效果的抗菌策略。

5.2.1 常规抗菌治疗方法概述

最早用于牙髓再生治疗的第一种抗菌剂是三抗糊剂（TAP）（Hoshino等1996）。TAP可有效对抗各种口腔病原体，这些病原体在死髓牙的多种微生物感染中非常重要。一些研究证实，TAP尽管无法清除所有细菌，但是可以有效地消毒根管系统（Banchs和Trope 2004；Albuquerque等2015a）。TAP能够清除大约75%的病原体（Windley等2005）。由于牙本质小管的存在，与软组织相比，感染的牙齿更难消毒。事实上，细菌以浮游和生物膜的形式存在于感染牙齿中，限制了抗菌剂的作用（Diogenes和Hargreaves 2017）。因此，位于牙本质小管深层的残余细菌，可在根管消毒后存活。TAP已在全世界广泛使用，一些病例报告显示，这3种抗生素的混合物可能会使牙齿染色，导致牙齿明显变色，造成美学方面的问题（Albuquerque等2015a；Kahler和Rossi-Fedele 2016；Porter等2016）。这是由于TAP中的米诺环素成分所致，为了避免牙齿染色，可使用不染色的抗生素替代米诺环素，比如阿莫西林/克拉维酸（Nosrat等2013）、克拉霉素/磷霉素（Mandras等2013）和头孢克洛（Ruparel等2012）。目前临床中可使用含有两种抗生素的抗菌糊剂，比如环丙沙星和甲硝唑组成的双抗糊剂（DAP）（Iwaya等2001）。尽管如此，与DAP相比，TAP可去除更多细菌（Latham等2016）。

除了具有抗菌作用或者造成牙齿染色外，牙髓再生治疗中使用的抗生素糊剂会对再生带来严重风险，因为高浓度的抗生素对DPSC和SCAP具有潜在毒性（Galler等2015；Althumairy等2014；Martin等2014）。此外，TAP可以抑制牙本质中生长因子的释放（Galler等2015），因此可能影响再生过程。学者们已经尝试通过降低抗生素药物浓度来降低其细胞毒性。Latham等比较了TAP与DAP在不同浓度（例如0.1mg/mL、1mg/mL和10mg/mL）下的抗菌能力和细胞毒性，尽管浓度较低的糊剂无干细胞毒性，但不足以清除细菌（Latham等2016）。与浓度更高的制剂相比，牙本质小管中会残留更多细菌。另外，10mg/mL的抗菌糊剂可有效降低细菌水平，但是它们的细胞毒性也更大。在一项类似研究中（Ruparel等2012），测试了TAP和DAP在0.01mg/mL、0.1mg/mL、1mg/mL、10mg/mL和100mg/mL浓度下的作用。他们发现浓度<1mg/mL时对干细胞存活率（细胞存活率接近100%）没有显著影响，而浓度为1mg/mL、10mg/mL和100mg/mL时，干细胞的存活率分别为58%、8%和1.3%。因此，TAP和DAP的最大消毒能力和最小细胞毒性之间难以取得平衡。为此，学者们提出了替代的抗菌策略，在下一节中我们将重点探讨。

5.2.2 纳米纤维根管内药物递送系统

近年来，在牙科领域，静电纺丝技术已用于制造含抗生素的纳米纤维药物递送系统（Albuquerque等2014a；Bottino等2012，2013）。将含抗生素的纳米纤维作为三维（3D）管状药物递送系统（Albuquerque等2014a；Porter等2016；Bottino等2015），放置在死髓牙的根管系统中（图5.1）。由于添加了低浓度抗生素，这些纳米纤维缓慢释放药物，清除感染，从而创造出有利于组织再生的无菌环境（Albuquerque等，2014a，2015a，b，2016；Porter等2016；Bottino等2013；Palasuk等2014；Kamocki等2015a，b）。

在静电纺丝过程中，制备含有所需浓度抗生素的聚合物溶液/溶体，以生产纳米纤维（Albuquerque等2014a；Bottino等2012，2013）。将一种或几种抗生素掺入所选择的聚合物溶液，从而制作出具有窄谱或广谱作用[例如环丙沙星（CIP）、甲硝唑（MET）和米诺环素（MINO）等]、可抑制病原体生长的纤维（Bottino等2013；Palasuk等2014；Kamocki等2015a，b）。最

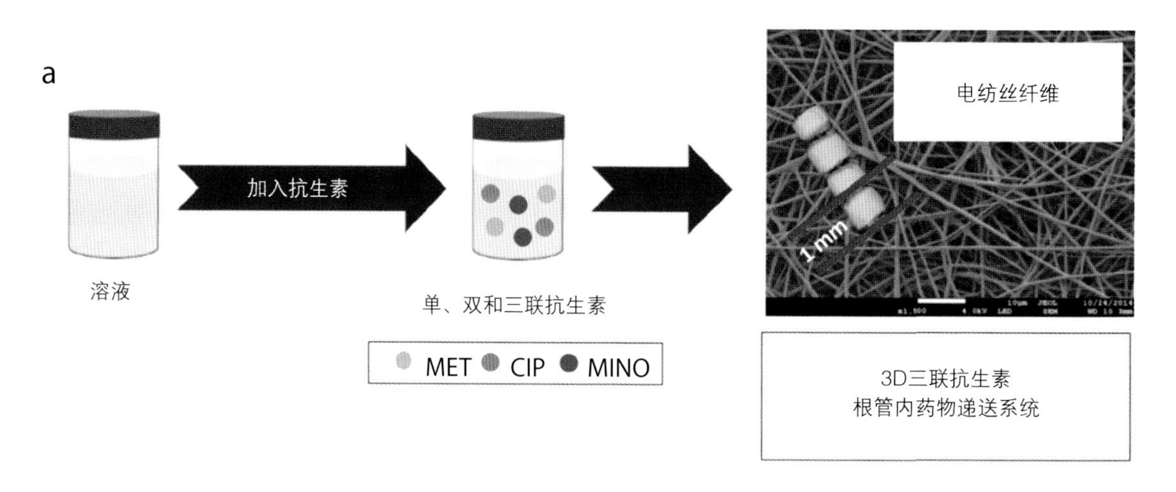

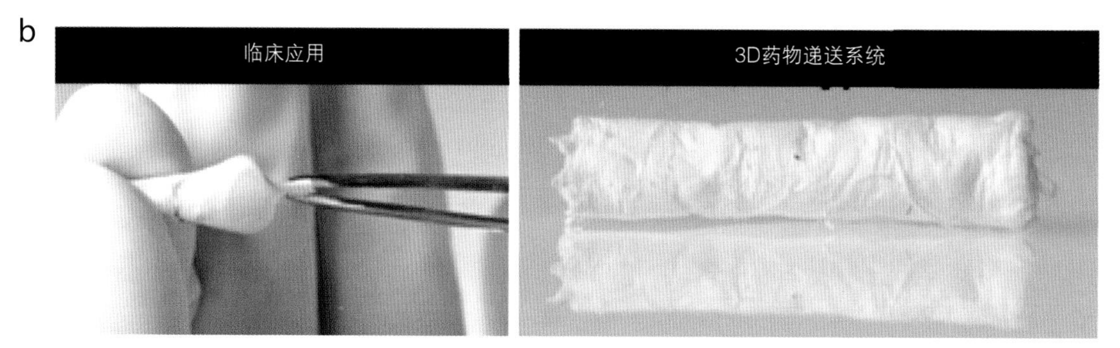

图5.1 （a）三联抗生素洗脱纳米纤维的合成。聚合物溶解于六氟-2-丙醇中。静电纺丝前将单、双或三联抗生素（MET、CIP和MINO）加入溶液中。含三联抗生素的纤维和3D系统（黄色，叠加在SEM图像上）的SEM照片。该照片经授权引自Palasuk等研究（Palasuk等2014）。（b）最近研发的患者特异性的3D药物递送系统。该照片经授权引自Bottino等研究（Bottino等2017）。

rczewski等的研究旨在使用克林霉
的强效抗生素，替代米诺环素，
生和牙本质变色作用（Karczewski
攻良的抗生素洗脱纳米纤维可能具
容性，不会造成牙本质变色（图
体外研究证实，克林霉素具有促血
iewska等2010），而血管生成是牙
建步骤，因其对于氧气和营养物质
（Saghiri等2015）。相反，MINO可
泌和抑制内皮细胞的血管新生，从
）。因此，在TAP中使用克林霉素
活性，并可能提高细胞存活率，促

了丰富的背景信息，不仅可以测试
生物膜的抗菌效果，还可以利用根
索其临床疗效（图5.4）。

米纤维的抗菌策略，也具有显著
ousa等（Sousa等2010）制备了由
旨）和玉米醇溶蛋白（一类醇溶蛋
微球，具有有效的抗Ef活性。学者
蛋白的含量，可调节阿莫西林的释
从而提高微球的消毒能力。另一
略是使用由纳米氧化石墨烯和吲哚
的花青染料，在光活化时具有抗微
物递送系统（Akbari等2017）。除
亥分子的常规使用方式相比，使用
备的负载吲哚菁绿的纳米氧化石墨
齿染色的可能性更小。
生物膜有效的一种抗菌策略，是
米颗粒用作根管冲洗液（Ertem等

2017）。银以其广谱抗菌活性著称，但是银纳米粒子在环境条件下具有颗粒聚集的趋势，导致其抗菌效果显著降低。为了克服这种缺点，Ertem等提出了使用多孔的二氧化硅壳来包埋银纳米颗粒的方法来提高纳米颗粒稳定性。该研究首次证实纳米技术在牙髓感染治疗中具有长期的抗菌能力。当与恰当的清洁剂组合时，核–壳银纳米粒子也可有效防止生物膜再生，并且比经典抗菌剂细胞毒性更低。

研究已证实，上述抗菌策略可有效控制根管内感染，并且可能成为牙髓再生领域与死髓年轻恒牙消毒有关的研究热点。总之，该领域的未来研究，应旨在最大限度地增强抗菌效果的同时，尽量减少对干细胞存活和分化能力的损害。下面我们将探讨牙髓再生治疗中与干细胞和支架相关的研究。

5.3　牙髓再生治疗策略

除了生物相容性更佳的消毒策略外，组织工程领域的很多进展主要与支架的合成有关，为可靠而又可预见性地再生出牙髓–牙本质复合体奠定了基础。根据美国材料试验协会（ASTM–F2150），支架是指“细胞或生物活性分子迁移、结合或运输的支持物、递送载体或基质，以辅助其替换、修复或再生组织”。支架应该在纳米尺度上精确复制天然细胞外基质（ECM）的特征，以调节细胞功能，并促进与调节细胞和组织水平的特定事件（Bunyaratavej和Wang 2001；Owens和Yukna 2001）。此外，支架应该由具有生物相容性和生物可降解性的材料合成，以避免产生免疫反应。各种各样的聚合物，包括合成聚合物［例如聚乳酸（PLA）］和天然聚合物（例如胶原），已被用于气体发泡以及盐浸出技术中，以制备大孔支架。同时，可通过静电纺丝、自组装和相分离制备纳米纤维支架（Albuquerque等2014a）。

在静电纺丝中，通过产生和延长带电射流而获得聚合物纳米纤维（Albuquerque等2014a）。各种聚合物溶液可通过与其他化学试剂、聚合物、纳米颗粒、生长因子（GF）和细

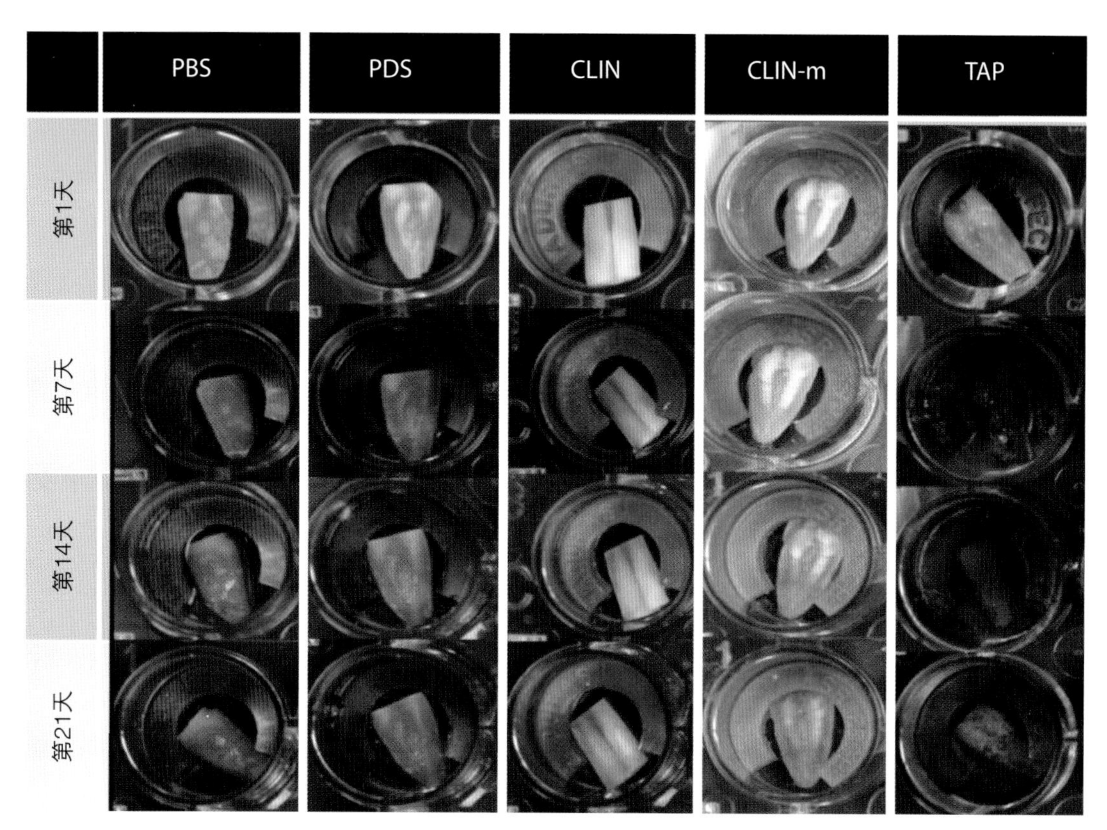

图5.3　暴露于对照组（PBS）、无抗生素（PDS）、CLIN、CLIN-m纳米纤维和三联抗生素糊剂（TAP）1、7、14和21天后，牙本质化。该照片经授权引自Karczewski等的研究（Karczewski等2018）。

❑ 抗菌活性

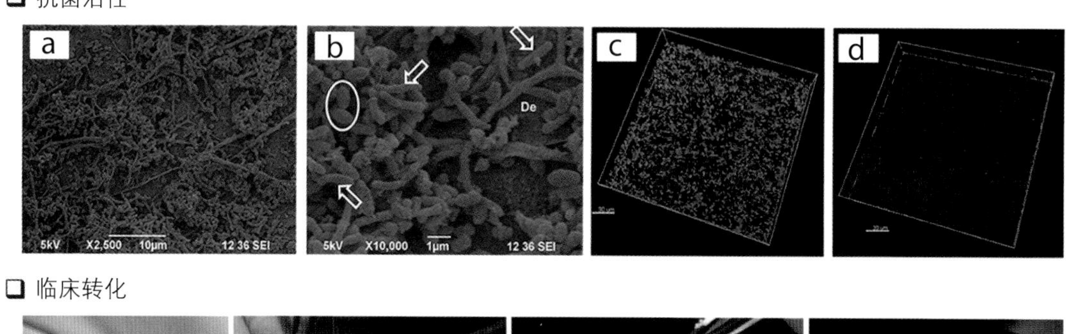

❑ 临床转化

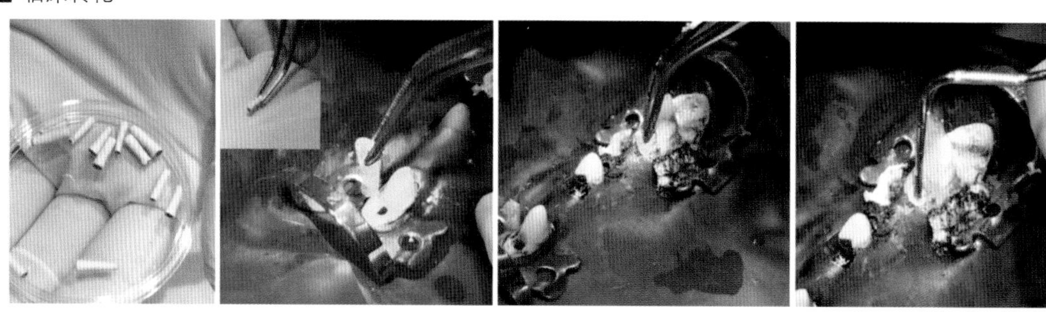

图5.4　三联抗生素洗脱纳米纤维对于牙本质样本上培养7天形成的双菌种（内氏放线菌和粪肠球菌）生物膜的抗菌活性。（a）低像，可见两种细菌细胞均匀分布。（b）更高放大倍数的SEM图像，可见牙本质（De）表面上的棒状内氏放线菌（箭头）和球形粪肠细菌细胞。（c）牙本质样本上培养7天形成的双菌种生物膜的共聚焦激光扫描显微照片（活菌=绿色）和（d）共聚焦图像显示配制脱纳米纤维杀灭了大部分细菌（死菌=红色）。比例尺=30μm。临床转化：将3D管状三联抗生素洗脱构建体置于犬牙根尖周病变模型局部的根管内药物递送系统。该照片经授权引自Bottino等的研究（Bottino等2017）。

的稳定性/变

放大的SEM图
髓（圆圈）的
三联抗生素洗
根管中，作为

胞混合来使用与改性，以产生独特的纳米纤维（Albuquerque等2014a）。同时，分子自组装已用于制造纳米纤维支架，通过非共价相互作用可使分子自发排列（Albuquerque等2014a）。这项技术可形成胶原蛋白的超分子，并增强细胞黏附（Albuquerque等2014a）。此外，这些独特的纳米纤维具有较多的临床优点，因为它们在溶液中组装，产生具有生物相容性的凝胶，并可用于干细胞移植（Albuquerque等2014a）。然而，该技术在控制支架孔径/形状和机械性能方面具有局限性（Albuquerque等2014a）。因此，通常将一种称为热诱导相分离的替代方法结合到3D纳米纤维支架大孔/微孔网络的制造中（Albuquerque等2014a）。总之，生物材料领域的最新进展使研究人员能够获得容易注射到所需位点的支架，以辅助干细胞移植或用作生物活性因子的递送载体。我们将在后续内容中介绍一些最新进展，包括新型支架/干细胞构建体和治疗剂。这些进展可作为组织工程在牙髓再生治疗中转化应用的证据。我们将在下一部分内容中分别探讨无细胞移植法和细胞移植法。前一种方法是一种无细胞策略，没有将外源性细胞用于/移植到根管系统中以促进细胞增殖，而后一种方法是将干细胞植入所需位点以诱导再生。

5.3.1 无细胞移植法

使用干细胞归巢再生牙髓，是通过内源性、牙本质衍生的生长因子募集固有干细胞，诱导这些干细胞迁移到个体化支架中，以及促进干细胞的增殖和分化（Galler和Widbiller 2017）。利用可被吸附、束缚或包埋到支架中的外源性生物活性分子，以吸引邻近根管治疗牙根尖的干细胞/前体细胞，这种方法具有良好的临床应用前景。Kim等研究发现，仅仅将成纤维细胞生长因子（FGF-2）和/或血管内皮生长因子（VEGF）输送到根管中，而不进行干细胞移植，就可以再生出牙髓样组织（Kim等2010）。在小鼠背部植入根管治疗后的牙齿3周后，可在根管中观察到与天然牙本质壁整合的再细胞化和再血管化的结缔组织。此外，将GF［FGF-2、VEGF和血小板衍生生长因子（PDGF）］混合物与基础神经生长因子（NGF）和骨形态发生蛋白-7（BMP-7）联合输送到根管中，可形成血管化组织，并再生出牙本质（Kim等2010）。近期一些研究证实，某些冲洗液和药物可使特定的生物分子（例如TGF-β1、FGF-2、BMP-2、PDGF和VEGF）释放，有利于宿主干细胞的活性和增殖，从而将细胞归巢机制整合，可为细胞提供更适宜的可持续环境。

生物分子（包括但不限于牙本质和牙髓中的GF和基质分子）的识别，为根管消毒后牙髓再生中利用这些信号分子提供了独一无二的机会。通过某些冲洗剂和药物释放这些生物分子，可避免使用非人类外源性生物分子（Widbiller等2018）。理想的调节剂，可使牙本质的无机成分脱矿，有助于储存在牙本质基质中的GF或基质蛋白的释放。比如，乙二胺四乙酸（EDTA）是主要的根管冲洗液之一，根据Galler等最近的一项研究（Galler等2016），当EDTA与牙本质直接接触10分钟时，EDTA能够诱导大量GF释放；相反，使用次氯酸钠冲洗不能诱导任何生物活性分子从牙本质中释放。值得注意的是，EDTA处理后的牙本质表面可趋化牙髓细胞，促进细胞黏附并分化为牙髓样细胞（Galler等2016）。临床上可行的细胞归巢方法如图5.5所示。

5.3.2 细胞移植法

细胞移植是将外源性支架和/或干细胞移植到所需位点，以实现组织再生（Albuquerque等2014a）。细胞移植在牙科领域已广泛应用，它首先由Mooney等于1996年提出（Mooney等1996）。随后，Gronthos等将DPSC移植并与无机化合物结合，在小鼠中形成牙本质样结构（Gronthos等2000）。将DPSC与富血小板血浆结合，移植入迷你犬的根管中，可促进牙本质-牙髓再生（Zhu等2013）。其他干细胞谱系［比如人类脱落乳牙干细胞（SHED）或SCAP］也可有效促进牙本质-牙髓组织再生（Cordeiro等2008；Huang等2013，2010）。该领域的最新进展，包括新型支架/干细胞构建体和治疗剂，证实组织工程可转化应用于牙髓再生治疗中。

Kuang等使用自组装纳米微球将牙髓干细胞递送到根管中（Kuang等2015，2016）。他们合成了一种由聚（左旋乳酸）-嵌段-聚-（左旋赖氨酸）构成，能够自组装成纳米纤维海绵微球（NF-SMS）的星形嵌段共聚物，可在体外支持DPSC增殖和DSPP表达。还有学者使用纳米微球递送GF（Niu等2016）。在该研究中，使用微球平台释放氟轻松（FA）以抑制炎症，同时也释放BMP-2以促进DPSC的牙源性分化。在体外系统中可观察到FA的恒定线性释放和BMP-2的快速释放，可抑制炎症和增强DPSC分化。

最近一项研究将基于甲基丙烯酰基明胶（GelMA）的水凝胶用于牙髓再生（Khayat等2017）。GelMA由变性胶原组成，并保留RGD（即精氨酸-甘氨酸-天冬氨酸）黏附结构域，并对MMP（即金属蛋白酶）敏感，从而增强细胞结合和基质降解。该研究（Khayat等2017）将人DPSC和脐静脉内皮细胞（HUVEC）包裹在5%GelMA中，并用于制备注入牙根片段的实验构建体；还制备了无细胞GelMA构建体和空白牙根片段以作为对照组。将所有构建体/牙根片段在成骨培养基中培养13天，然后植入小鼠背部皮下4周或8周。研究发现，细胞GelMA构建体可使牙根片段中形成高度细胞化

图5.5 示意图展示一种临床可行的细胞归巢方法，用于在死髓年轻恒牙中再生牙髓（a），以及再生过程中根管系统中可能发生的细胞归巢方法相关的一系列事件/阶段（b）。在图a中，根管系统的消毒对于清除细菌至关重要，然后使用EDTA溶液处理牙本质长达10分钟，这有助于内源性生长因子（GF）的释放；接下来，在超声荡洗下用盐水冲洗根管，收集GF。然后将含GF的溶液与支架材料的液体成分混合，形成载有GF的支架/水凝胶，将其注入根管系统，随后聚合（例如，通常由于支架材料中的光引发剂而发生光聚合）。为了封闭根管系统，建议使用生物活性材料充填。最后，必须进行随访，包括临床和影像学检查，直至牙髓-牙本质复合体完全再生。在图b中，负载GF的个体化支架中GF的存在，诱导趋化反应（即干细胞从根尖迁移），这是细胞归巢方法的第一个阶段。在趋化反应后，细胞开始在载有GF的支架内增殖，数量增加（第二阶段）。然后细胞附着在牙本质内表面（第三阶段），分化为牙髓样细胞（第四阶段）。

近的一项研究使用人牙根片段上形成的粪肠球菌（Ef）生物膜测试含有CIP的聚合物纳米纤维（Albuquerque等2015b）。将Ef悬浮液接种在牙本质样品上5天以形成生物膜，然后将其暴露于（直接接触到）含CIP的（5wt.%CIP和25wt.%CIP）纳米纤维。SEM可观察到沿着整个牙根片段的厚层生物膜中1/3的细菌浓度明显较高，这可能是由于基板的固有特性（例如牙本质小管分布均匀，小管直径相似）（Wang等2012）。使用菌落形成单位（CFU）和SEM评估抗菌效果，发现25wt.%CIP纳米纤维可最大限度地去除细菌生物膜（Albuquerque等2015b）。

为了提高纳米纤维的抗菌效果，并且基于使用TAP作为牙髓再生治疗标准的几项研究，我们的研究小组率先开发出了三联（MET、CIP和MINO）抗生素洗脱纳米纤维（Albuquerque等2015a）。我们选择的细菌是内氏放线菌，由用于牙髓病学领域体外研究的罕见菌种组成；然而，近期研究发现内氏放线菌与根管感染有关，特别是在外伤年轻恒牙中（Nagata等2014）。将内氏放线菌在牙本质样本上培养7天，以在牙本质表面和牙本质小管中形成生物膜。使用共聚焦激光扫描显微镜（CLSM）测定活/死细菌细胞，发现暴露于三联抗生素洗脱纳米纤维（即TAP支架）的感染样本中大量细菌死亡（图5.2）（Albuquerque等2015a）。

需要注意的是，上述研究主要针对兼性厌氧菌；然而，原发性感染的根管中定植的主要是专性厌氧菌（Gomes等2004）。因此，近期一项研究（Albuquerque等2016）将牙龈卟啉单胞菌在牙本质上培养7天，诱导出生物膜。牙龈卟啉单胞菌生物膜对三联抗生素洗脱纳米纤维也较为敏感（Albuquerque等2016）。

与制备抗生素洗脱纤维相关的进一步研究，主要集中于改善牙本质染色问题。其中一项研究（Porter等2016）测试了不同的TAP糊剂和使用米诺环素或多西环素配制的三联抗生素洗脱纳米纤维对牙本质颜色变化的影响。该研究发现，与其他TAP糊剂相比，含有米诺环素或多西环素的纳米纤维使牙本质发生了相似的颜色变化，尽管多西环素处理组比米诺环素处

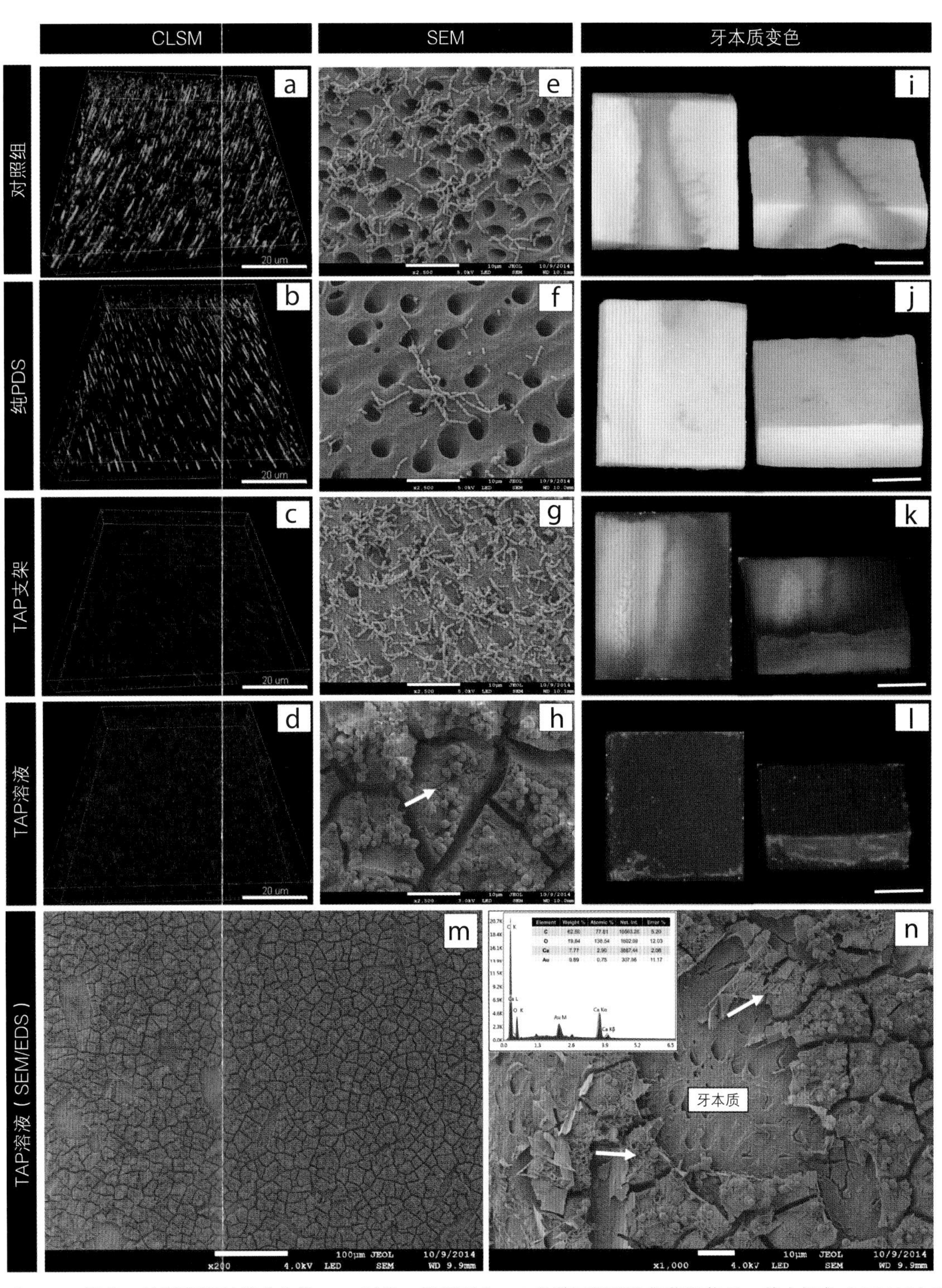

图5.2 使用488nm和552nm激光，按顺序照射模式收集CLSM图像。使用两个HyD光谱探测器收集荧光信号，其中绿色（SYTO9）和红色染料（PI）的过滤范围分别设定为500~550nm和590~655nm。CLSM宏观照片：培养7天的长入牙本质小管的内氏放线菌生物膜（阴性对照）（a），使用纯PDS（b）、TAP支架（c）和TAP溶液（d）处理3天的感染牙本质。纯PDS（f）、TAP支架（g）和TAP溶液处理后的牙本质表面生物膜（阴性对照）（e）的SEM图像（h）。阴性对照（i）、纯PDS（j）、TAP支架（k）和TAP溶液（l）组的牙本质变色照片。使用TAP溶液处理后的牙本质的代表性SEM图像（原始放大，×200和×1000）显示，附着于牙本质表面（m）并覆盖牙本质小管（n）的富含钙（Ca）的不溶性聚合物，正如能量色散X射线光谱（EDS）分析（EDS插图n）所示；在这种不溶性复合物（白色箭头）的表面可以看到内氏放线菌（n和h）。该照片经授权引自Albuquerque等的研究（Albuquerque等2015a）。

理组的牙本质变色较浅。
素，即另一种具有广谱
测试其抗菌性能、细胞
等2018）。他们发现，
有显著的抗菌作用和生
5.3）。同样重要的是，
管生成活性（Radomska-
髓-牙本质复合体再生的
向再生细胞的转运至关
减少血管内皮生长因子
而影响血管生成（Li等2
替代MINO会使TAP更具
进血管生成。

总之，我们的研究
这些纳米纤维对体外多
尖周病的临床前动物模

5.2.3 替代的抗菌策略

其他替代抗生素洗
的根管消毒作用。例如
聚（D-L-丙交酯-共-乙
白）构成的负载阿莫西
还发现，通过改变玉米
放，使根管内的药物更
种对Ef生物膜有效的抗
菁绿（即通常用于医学
生物特性）制备的光触
了对Ef生物膜有效之外，
更低浓度的活性吲哚菁
烯，细胞毒性更低，引
最近研发出的对于
将核-壳化合物形式的

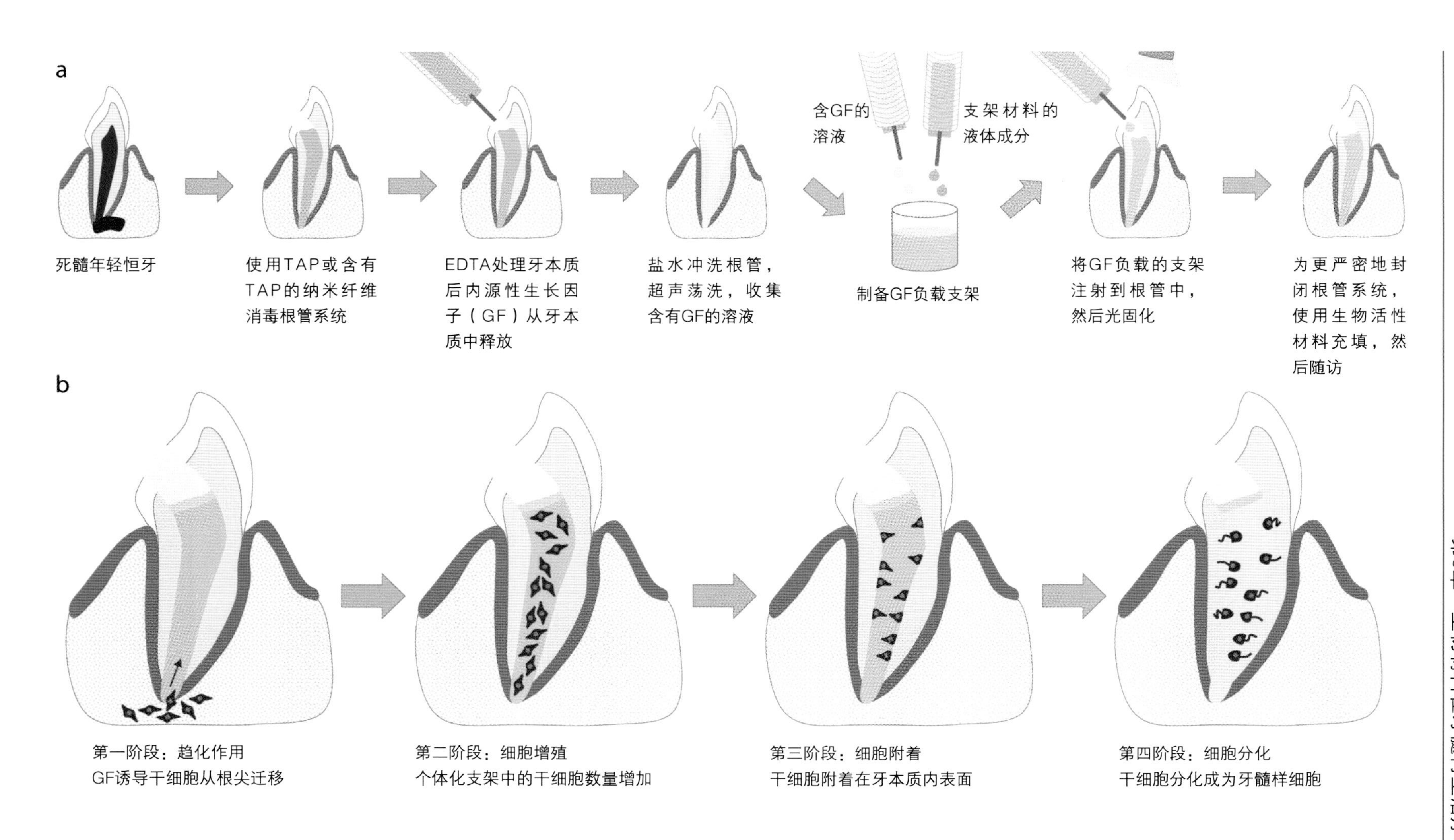
a
死髓年轻恒牙
使用TAP或含有TAP的纳米纤维消毒根管系统
EDTA处理牙本质后内源性生长因子（GF）从牙本质中释放
盐水冲洗根管，超声荡洗，收集含有GF的溶液
含GF的溶液
支架材料的液体成分
制备GF负载支架
将GF负载的支架注射到根管中，然后光固化
为更严密地封闭根管系统，使用生物活性材料充填，然后随访
b
第一阶段：趋化作用
GF诱导干细胞从根尖迁移
第二阶段：细胞增殖
个体化支架中的干细胞数量增加
第三阶段：细胞附着
干细胞附着在牙本质内表面
第四阶段：细胞分化
干细胞分化成为牙髓样细胞

和血管化的hDPSC/HUVEC衍生的牙髓样组织，并促进细胞附着于牙本质内表面，形成伸入牙本质小管中的细胞突以及修复性牙本质基质。总的来说，GelMA水凝胶更适合包裹细胞，并且通过改变GelMA和光引发剂的浓度可以很容易地对其进行调节。近期一项研究使用可见光调节GelMA水凝胶，这更接近临床情况（图5.6），因为临床上常见可见光光固化灯。并且对DNA和细胞功能产生更少的有害影响（Kappes等2006）。图5.6展示了以上策略潜在的临床转化应用。

Athirasala等开展了一项非常有趣的研究（Athirasala等2017）。该研究使用根管模型测试可调节细胞负载的GelMA水凝胶，对制造预血管化的牙髓样组织构建体的影响。在这项研究中（Athirasala等2017），学者们将前磨牙的牙根片段劈成两半，使用紫外线和标准化的浸泡方案对其进行消毒。然后将劈成两半的牙根重新复位，并用实验室封口膜（Parafilm M）包裹；使用EDTA处理牙本质，使其释放生物活性分子。下一步是制备牙髓-牙本质复合体的微管道；通过3D打印技术将琼脂糖合成500μm厚的纤维（Bertassoni等2014a），然后在充满GelMA水凝胶的牙齿内部手动安放预固化的纤维。在GelMA水凝胶光固化之后，使用真空玻璃移液管完全抽吸/去除琼脂糖纤维（Bertassoni等2014b）。通过制备可调节的负载细胞的GelMA水凝胶，将各种细胞接种到微管道中，并将组织构

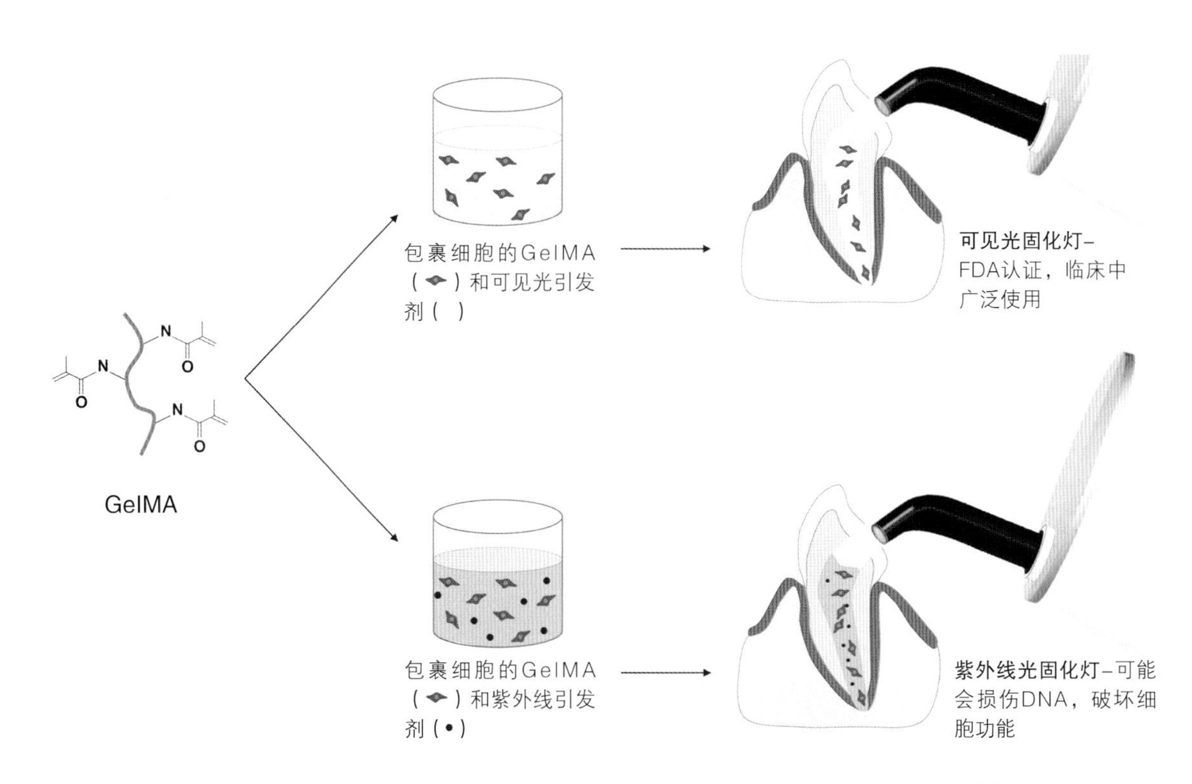

图5.6　该示意图展示了通过使用可见光使GelMA聚合，制备预血管化的牙髓样组织构建体。首先将明胶与甲基丙烯酸酐混合，然后通过掺入苯基-2，4，6-三甲基苯甲酰基次膦酸锂（LAP）光引发剂和随后的细胞包埋来合成GelMA大分子单体，细胞包埋是在GelMA水凝胶中混悬细胞。然后将得到的负载细胞的水凝胶构建体置于根管中，使用光固化灯进行聚合。该图片经授权改编自Monteiro等的研究（Monteiro等2018）。

建体在标准化培养基中培养。Athirasala等使用可调节细胞负载的GelMA水凝胶来制备预血管化的牙髓样组织构建体（图5.7）（Athirasala等2017），培养7天后发现，牙本质壁附近细胞扩散、增殖较明显，微管道中形成了单层的内皮集落形成细胞，并伴有血管出芽（图5.8）。

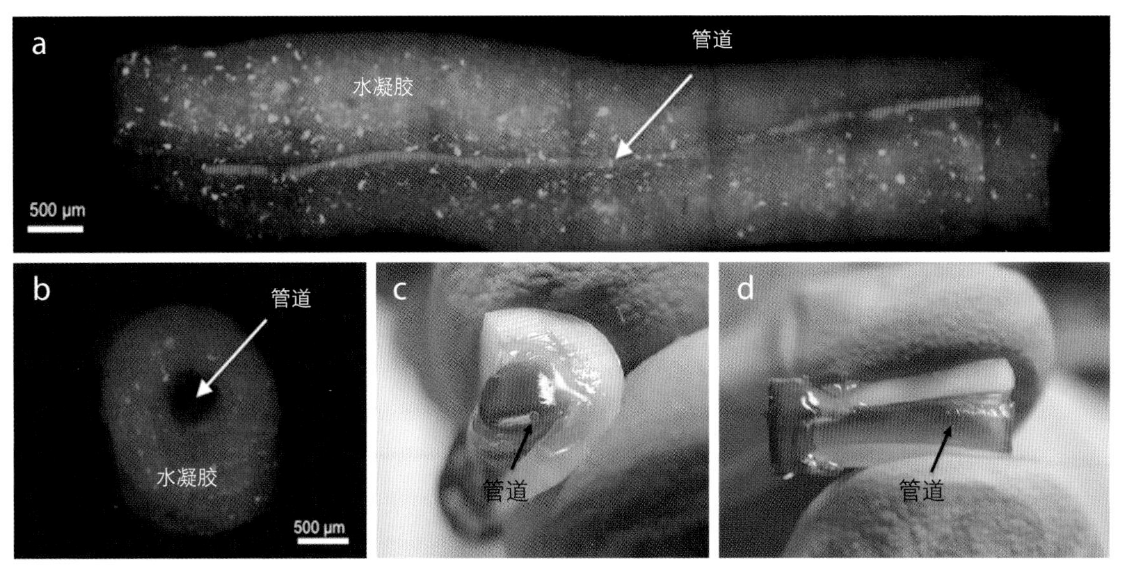

图5.7 预血管化的牙髓样组织构建体的典型照片，可见装载有绿色荧光微粒的GelMA水凝胶和装载有红色荧光微粒溶液的微管道的纵向（a）与横截面（b）视角。咬合面（c）和纵向（d）视角下的GelMA水凝胶照片。该照片经授权引自Athirasala等的研究（Athirasala等2017）。

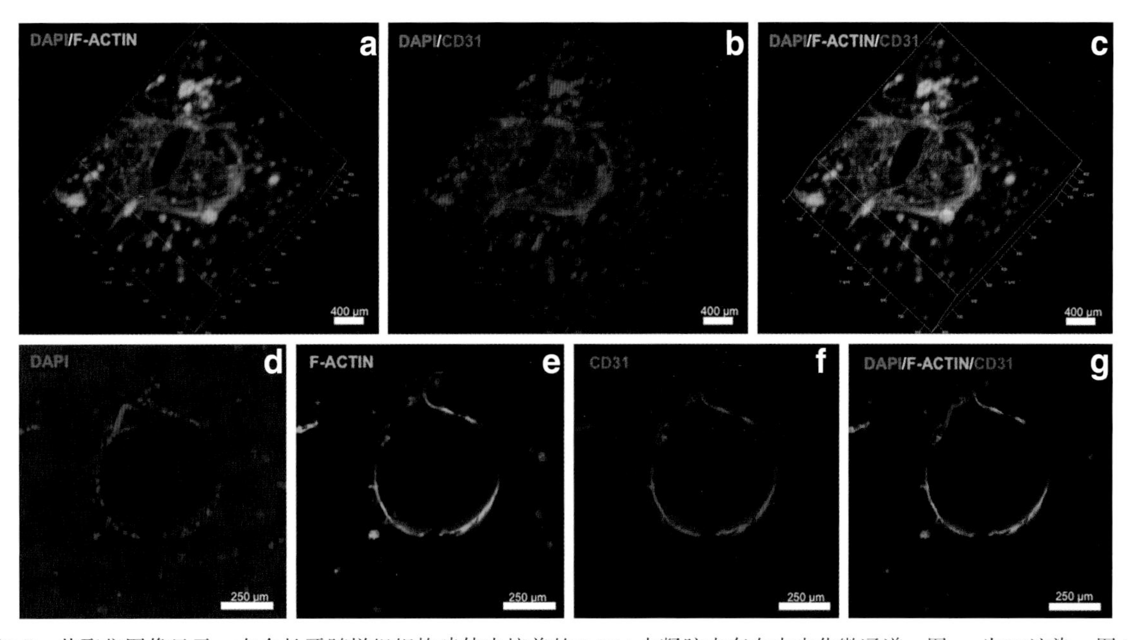

图5.8 共聚焦图像显示，在全长牙髓样组织构建体中培养的GelMA水凝胶中存在内皮化微通道。图a~c为3D渲染，图d~g表示共聚焦图像的横截面，在第7天可见构建体中形成单层的内皮集落形成细胞，并伴有血管出芽［细胞染色：DAPI（蓝色）、肌动蛋白（绿色）和CD31（红色）］。该照片经授权引自Athirasala等的研究（Athirasala等2017）。

总之，以上两种牙髓再生策略都具有良好的应用前景。然而需要考虑的是，细胞归巢法涉及固有干细胞（即来自患者）的使用，其牙髓再生机制并不复杂，因此是一种性价比较高的诱导组织再生的方法，而细胞移植涉及外源干细胞和支架/水凝胶/微球的联合使用，这些材料通常价格昂贵且制造复杂/耗时。与细胞归巢相比，这可能限制了细胞移植的临床应用。

5.4 小结和未来展望

在过去的10年中，尽管EB技术取得了显著的进展，但是也有大量证据表明其对临床结果会产生负面影响（例如抗生素糊剂和次氯酸钠冲洗液的细胞毒性），只有一项研究再生出了真正的牙髓样组织。因此，很多研究小组一直致力于基于组织工程的牙髓再生策略。值得注意的是，将DPSC应用于牙髓再生的临床前（动物模型）研究显示（Iohara等2011；Ishizaka等2012；Nakashima和Iohara 2011），可有效应用于临床的人牙髓再生技术（Nakashima等2017）已不再遥远。

我们将过去几年取得的主要成果列举如下：（1）与骨髓或脂肪来源的间充质干细胞相比，DPSC具有更强大的血管和神经生成潜力；（2）将自体DPSC移植到犬的去髓根管中可实现全牙髓再生；（3）犬的去髓根管中可再生出完整的牙髓，并且冠方形成了牙本质，对其进行观察，可见炎症细胞数量减少，细胞死亡数量下降，神经突显著向外生长。其他临床前试验也证实了干细胞移植机制的有效性和安全性，这有助于我们在日本厚生劳动省的批准下启动临床试验（Nakashima等2017）。基于多项研究结果以及现有信息，牙髓再生临床治疗成功的关键是研发出一种生物相容性消毒方法。我们的团队专注于设计和合成具有患者特异性与细胞相容性的3D抗生素洗脱纳米纤维，用于根管内封药。目前正在开展临床前（动物）体内研究以验证其效果。此外，我们还需要开发出一种牙髓再生技术，使用负载或不负载干细胞和生长因子的支架，在无菌环境中促进牙髓和牙本质再生，以建立死髓牙治疗的新方法。

致谢声明：M.C.B感谢NIH / NIDCR（基金号K08DE023552和R01DE026578）的资助。本部分内容完全由作者负责，并不一定代表国立卫生研究院的官方观点。

参考文献

[1] Akbari T, Pourhajibagher M, Hosseini F, Chiniforush N, Gholibegloo E, Khoobi M, Shahabi S, Bahador A (2017) The effect of indocyanine green loaded on a novel nano-graphene oxide for high performance of photodynamic therapy against Enterococcus faecalis. Photodiagnosis Photodyn Ther 20:148–153.

[2] Albuquerque MT, Valera MC, Nakashima M, Nor JE, Bottino MC (2014a) Tissue-engineering- based strategies for regenerative endodontics. J Dent Res 93:1222–1231.

[3] Albuquerque MT, Junqueira JC, Coelho MB, de Carvalho CA, Valera MC (2014b) Novel in vitro methodology for induction of Enterococcus faecalis bio lm on apical resorption areas. Indian J Dent Res 25:535–538.

[4] Albuquerque MT, Ryan SJ, Munchow EA, Kamocka MM, Gregory RL, Valera MC, Bottino MC (2015a) Antimicrobial effects of novel triple antibiotic paste-mimic scaffolds on Actinomyces naeslundii bio lm. J Endod 41:1337–1343.

[5] Albuquerque MT, Valera MC, Moreira CS, Bresciani E, de Melo RM, Bottino MC (2015b) Effects of cipro oxacin-containing scaffolds on enterococcus faecalis bio lms. J Endod 41:710–714.

[6] Albuquerque MT, Evans JD, Gregory RL, Valera MC, Bottino MC (2016) Antibacterial TAP- mimic electrospun polymer scaffold: effects on P. gingivalis-infected dentin bio lm. Clin Oral Investig 20:387–393.

[7] Althumairy RI, Teixeira FB, Diogenes A (2014) Effect of dentin conditioning with intracanal medicaments on survival of stem cells of apical papilla. J Endod 40:521–525.

[8] American Association of Endodontics (2016). Accessed on 2 May 2016. http://www.aae.org Andreasen FM, Kahler B (2015) Diagnosis of acute dental trauma: the importance of standardized documentation: a review. Dent Traumatol 31:340–349.

[9] Athirasala A, Lins F, Tahayeri A, Hinds M, Smith AJ, Sedgley C, Ferracane J, Bertassoni LE (2017) A novel strategy to engineer pre-vascularized full-length dental pulp-like tissue con-structs. Sci Rep 7:3323.

[10] Banchs F, Trope M (2004) Revascularization of immature permanent teeth with apical periodonti-tis: new treatment protocol? J Endod 30:196–200.

[11] Becerra P, Ricucci D, Loghin S, Gibbs JL, Lin LM (2014) Histologic study of a human immature permanent premolar with chronic apical abscess after revascularization/revitalization. J Endod 40:133–139.

[12] Bertassoni LE, Cardoso JC, Manoharan V, Cristino AL, Bhise NS, Araujo WA, Zorlutuna P, Vrana NE, Ghaemmaghami AM, Dokmeci MR, Khademhosseini A (2014a) Direct-write bioprinting of cell-laden methacrylated gelatin hydrogels. Biofabrication 6:024105.

[13] Bertassoni LE, Cecconi M, Manoharan V, Nikkhah M, Hjortnaes J, Cristino AL, Barabaschi G, Demarchi D, Dokmeci MR, Yang Y, Khademhosseini A (2014b) Hydrogel bioprinted microchannel networks for vascularization of tissue engineering constructs. Lab Chip 14: 2202–2211.

[14] Bose R, Nummikoski P, Hargreaves K (2009) A retrospective evaluation of radiographic outcomes in immature teeth with necrotic root canal systems treated with regenerative endodontic proce-dures. J Endod 35:1343–1349.

[15] Bottino MC, Thomas V, Schmidt G, Vohra YK, Chu TM, Kowolik MJ, Janowski GM (2012) Recent advances in the development of GTR/GBR membranes for periodontal regeneration--a materials perspective. Dent Mater 28:703–721.

[16] Bottino MC, Kamocki K, Yassen GH, Platt JA, Vail MM, Ehrlich Y, Spolnik KJ, Gregory RL (2013) Bioactive nano brous scaffolds for regenerative endodontics. J Dent Res 92:963–969.

[17] Bottino MC, Yassen GH, Platt JA, Labban N, Windsor LJ, Spolnik KJ, Bressiani AH (2015) A novel three-dimensional scaffold for regenerative endodontics: materials and biological char-acterizations. J Tissue Eng Regen Med 9:E116–E123.

[18] Bottino MC, Pankajakshan D, Nör JE (2017) Advanced scaffolds for dental pulp and periodontal regeneration. Dent Clin N Am 61:689–711.

[19] Bunyaratavej P, Wang HL (2001) Collagen membranes: a review. J Periodontol 72:215–229.

[20] Cehreli ZC, Isbitiren B, Sara S, Erbas G (2011) Regenerative endodontic treatment (revasculariza-tion) of immature necrotic molars medicated with calcium hydroxide: a case series. J Endod 37:1327–1330.

[21] Cordeiro MM, Dong Z, Kaneko T, Zhang Z, Miyazawa M, Shi S, Smith AJ, Nor JE (2008) Dental pulp tissue engineering with stem cells from exfoliated deciduous teeth. J Endod 34:962–969.

[22] Cvek M (1972) Treatment of non-vital permanent incisors with calcium hydroxide. I. Follow-up of periapical repair and apical closure of immature roots. Odontol Revy 23:27–44.

[23] Cvek M (1973) Treatment of non-vital permanent incisors with calcium hydroxide. II. Effect on external root resorption in luxated teeth compared with effect of root lling with guttapucha. A follow-up. Odontol Revy 24:343–354.

[24] Cvek M (1992) Prognosis of luxated non-vital maxillary incisors treated with calcium hydroxide and lled with gutta-percha. A retrospective clinical study. Endod Dent Traumatol 8:45–55.

[25] Damle SG, Bhattal H, Loomba A (2012) Apexi cation of anterior teeth: a comparative evaluation of mineral trioxide aggregate and calcium hydroxide paste. J Clin Pediatr Dent 36:263–268.

[26] Diogenes A, Hargreaves KM (2017) Microbial modulation of stem cells and future directions in regenerative endodontics. J Endod 43:S95–S101.

[27] Diogenes A, Henry MA, Teixeira FB, Hargreaves KM (2013) An update on clinical regenerative endodontics. Endod Topics 28:2–23.

[28] Diogenes AR, Ruparel NB, Teixeira FB, Hargreaves KM (2014) Translational science in disinfec-tion for regenerative endodontics. J Endod 40:S52–S57.

[29] Diogenes A, Ruparel NB, Shiloah Y, Hargreaves KM (2016) Regenerative endodontics: a way forward. J Am Dent Assoc 147:372–380.

[30] Dye B, Thornton-Evans G, Li X, Iafolla T (2015) Dental caries and tooth loss in adults in the United States, 2011-2012. NCHS Data Brief 197:1.

[31] Ertem E, Gutt B, Zuber F, Allegri S, Le Ouay B, Mefti S, Formentin K, Stellacci F, Ren Q (2017) Core-shell silver nanoparticles in endodontic disinfection solutions enable long-term antimi-crobial effect on oral bio lms. ACS Appl Mater Interfaces 9:34762–34772.

[32] Galler KM (2016) Clinical procedures for revitalization: current knowledge and considerations. Int Endod J 49:926–936.

[33] Galler KM, Widbiller M (2017) Perspectives for cell-homing approaches to engineer dental pulp. J Endod 43:S40–S45.

[34] Galler KM, Buchalla W, Hiller KA, Federlin M, Eidt A, Schiefersteiner M, Schmalz G (2015)In uence of root canal disinfectants on growth factor release from dentin. J Endod 41:363–368.

[35] Galler KM, Widbiller M, Buchalla W, Eidt A, Hiller KA, Hoffer PC, Schmalz G (2016) EDTA conditioning of dentine promotes adhesion, migration and differentiation of dental pulp stem cells. Int Endod J 49:581–590.

[36] Glendor U (2009) Aetiology and risk factors related to traumatic dental injuries--a review of the literature. Dent Traumatol 25:19–31.

[37] Gomes BP, Pinheiro ET, Gade-Neto CR, Sousa EL, Ferraz CC, Zaia AA, Teixeira FB, Souza-Filho FJ (2004) Microbiological examination of infected dental root canals. Oral Microbiol Immunol 19:71–76.

[38] Gomes-Filho JE, Duarte PC, Ervolino E, Mogami Bom m SR, Xavier Abimussi CJ, Mota da Silva Santos L, Lodi CS, Penha De Oliveira SH, Dezan E Jr, Cintra LT (2013) Histologic character- ization of engineered tissues in the canal space of closed-apex teeth with apical periodontitis. J Endod 39:1549–1556.

[39] Gronthos S, Mankani M, Brahim J, Robey PG, Shi S (2000) Postnatal human dental pulp stem cells (DPSCs) in vitro and in vivo. Proc Natl Acad Sci U S A 97:13625–13630.

[40] Gronthos S, Brahim J, Li W, Fisher LW, Cherman N, Boyde A, DenBesten P, Robey PG, Shi S (2002) Stem cell properties of human dental pulp stem cells. J Dent Res 81:531–535.

[41] Hoshino E, Kurihara-Ando N, Sato I, Uematsu H, Sato M, Kota K, Iwaku M (1996) In-vitro anti- bacterial susceptibility of bacteria taken from infected root dentine to a mixture of cipro oxa- cin, metronidazole and minocycline. Int Endod J 29:125–130.

[42] Huang GT (2011) Dental pulp and dentin tissue engineering and regeneration: advancement and challenge. Front Biosci 3:788–800.

[43] Huang GT, Yamaza T, Shea LD, Djouad F, Kuhn NZ, Tuan RS, Shi S (2010) Stem/progenitor cell- mediated de novo regeneration of dental pulp with newly deposited continuous layer of dentin in an in vivo model. Tissue Eng Part A 16:605–615.

[44] Huang GT, Al-Habib M, Gauthier P (2013) Challenges of stem cell-based pulp and dentin regen- eration: a clinical perspective. Endod Topics 28:51–60.

[45] Iohara K, Imabayashi K, Ishizaka R, Watanabe A, Nabekura J, Ito M, Matsushita K, Nakamura H, Nakashima M (2011) Complete pulp regeneration after pulpectomy by transplantation of CD105+ stem cells with stromal cell-derived factor-1. Tissue Eng Part A 17:1911–1920.

[46] Ishizaka R, Iohara K, Murakami M, Fukuta O, Nakashima M (2012) Regeneration of dental pulp following pulpectomy by fractionated stem/progenitor cells from bone marrow and adipose tissue. Biomaterials 33:2109–2118.

[47] Iwaya SI, Ikawa M, Kubota M (2001) Revascularization of an immature permanent tooth with apical periodontitis and sinus tract. Dent Traumatol 17:185–187.

[48] Jeeruphan T, Jantarat J, Yanpiset K, Suwannapan L, Khewsawai P, Hargreaves KM (2012) Mahidol study 1: comparison of radiographic and survival outcomes of immature teeth treated with either regenerative endodontic or apexi cation methods: a retrospective study. J Endod 38:1330–1336.

[49] Kahler B, Rossi-Fedele G (2016) A review of tooth discoloration after regenerative endodontic therapy. J Endod 42:563–569.

[50] Kamocki K, Nor JE, Bottino MC (2015a) Effects of cipro oxacin-containing antimicrobial scaf- folds on dental pulp stem cell viability-In vitro studies. Arch Oral Biol 60:1131–1137.

[51] Kamocki K, Nor JE, Bottino MC (2015b) Dental pulp stem cell responses to novel antibiotic- containing scaffolds for regenerative endodontics. Int Endod J 48:1147–1156.

[52] Kappes UP, Luo D, Potter M, Schulmeister K, Runger TM (2006) Short- and long-wave UV light (UVB and UVA) induce similar mutations in human skin cells. J Invest Dermatol 126: 667–675.

[53] Karczewski A, Feitosa SA, Hamer EI, Pankajakshan D, Gregory RL, Spolnik KJ, Bottino MC (2018) Clindamycin-modi ed triple antibiotic nano bers: a stain-free antimicrobial intracanal drug delivery system. J Endod 44:155–162.

[54] Khayat A, Monteiro N, Smith EE, Pagni S, Zhang W, Khademhosseini A, Yelick PC (2017) GelMA- encapsulated hDPSCs and HUVECs for dental pulp regeneration. J Dent Res 96:192–199.

[55] Kim JY, Xin X, Moioli EK, Chung J, Lee CH, Chen M, Fu SY, Koch PD, Mao JJ (2010) Regeneration of dental-pulp-like tissue by chemotaxis-induced cell homing. Tissue Eng Part A 16:3023–3031.

[56] Kuang R, Zhang Z, Jin X, Hu J, Gupte MJ, Ni L, Ma PX (2015) Nano brous spongy micro-spheres enhance odontogenic differentiation of human dental pulp stem cells. Adv Healthc Mater 4:1993–2000.

[57] Kuang R, Zhang Z, Jin X, Hu J, Shi S, Ni L, Ma PX (2016) Nano brous spongy microspheres for the delivery of hypoxia-primed human dental pulp stem cells to regenerate vascularized dental pulp. Acta Biomater 33:225–234.

[58] Larsen T, Fiehn NE (2017) Dental bio lm infections - an update. Acta Pathol Microbiol Immunol Scand 125:376–384.

[59] Latham J, Fong H, Jewett A, Johnson JD, Paranjpe A (2016) Disinfection ef cacy of current regenerative endodontic protocols in simulated necrotic immature permanent teeth. J Endod 42:1218–1225.

[60] Li CH, Liao PL, Yang YT, Huang SH, Lin CH, Cheng YW, Kang JJ (2014) Minocycline accelerates hypoxia-inducible factor-1 alpha degradation and inhibits hypoxia-induced neovasculogenesis through prolyl hydroxylase, von Hippel-Lindau-dependent pathway. Arch Toxicol 88:659–671.

[61] Lin J, Shen Y, Haapasalo M (2013) A comparative study of bio lm removal with hand, rotary nickel-titanium, and self-adjusting le instrumentation using a novel in vitro bio lm model. J Endod 39:658–663.

[62] Mandras N, Roana J, Allizond V, Pasqualini D, Crosasso P, Burlando M, Banche G, Denisova T, Berutti E, Cuf ni AM (2013) Antibacterial ef cacy and drug-induced tooth discoloura- tion of antibiotic combinations for endodontic regenerative procedures. Int J Immunopathol Pharmacol 26:557–563.

[63] Martin G, Ricucci D, Gibbs JL, Lin LM (2013) Histological ndings of revascularized/revital- ized immature permanent molar with apical periodontitis using platelet-rich plasma. J Endod 39:138–144.

[64] Martin DE, De Almeida JF, Henry MA, Khaing ZZ, Schmidt CE, Teixeira FB, Diogenes A (2014) Concentration-dependent effect of sodium hypochlorite on stem cells of apical papilla survival and differentiation. J Endod 40:51–55.

[65] Monteiro N, Thrivikraman G, Athirasala A, Tahayeri A, Franca CM, Ferracane JL, Bertassoni LE (2018) Photopolymerization of cell-laden gelatin methacryloyl hydrogels using a dental curing light for regenerative dentistry. Dent Mater 34:389.

[66] Mooney DJ, Powell C, Piana J, Rutherford B (1996) Engineering dental pulp-like tissue in vitro. Biotechnol Prog 12:865–868.

[67] Nagata JY, Soares AJ, Souza-Filho FJ, Zaia AA, Ferraz CC, Almeida JF, Gomes BP (2014) Microbial evaluation of traumatized teeth treated with triple antibiotic paste or calcium hydrox- ide with 2% chlorhexidine gel in pulp revascularization. J Endod 40:778–783.

[68] Nakashima M, Iohara K (2011) Regeneration of dental pulp by stem cells. Adv Dent Res 23:313–319.

[69] Nakashima M, Iohara K, Murakami M, Nakamura H, Sato Y, Ariji Y, Matsushita K (2017) Pulp regeneration by transplantation of dental pulp stem cells in pulpitis: a pilot clinical study. Stem Cell Res Ther 8:61.

[70] Niu X, Liu Z, Hu J, Rambhia KJ, Fan Y, Ma PX (2016) Microspheres assembled from chitosan- graft-poly(lactic acid) micelle-like core-shell nanospheres for distinctly controlled release of hydrophobic and hydrophilic biomolecules. Macromol Biosci 16:1039–1047.

[71] Nosrat A, Li KL, Vir K, Hicks ML, Fouad AF (2013) Is pulp regeneration necessary for root matu- ration? J Endod 39:1291–1295.

[72] Owens KW, Yukna RA (2001) Collagen membrane resorption in dogs: a comparative study. Implant Dent 10:49–58.

[73] Palasuk J, Kamocki K, Hippenmeyer L, Platt JA, Spolnik KJ, Gregory RL, Bottino MC (2014) Bimix antimicrobial scaffolds for regenerative endodontics. J Endod 40:1879–1884.

[74] Petrino JA, Boda KK, Shambarger S, Bowles WR, McClanahan SB (2010) Challenges in regenera- tive endodontics: a case series. J Endod 36:536–541.

[75] Porter ML, Munchow EA, Albuquerque MT, Spolnik KJ, Hara AT, Bottino MC (2016) Effects of novel 3-dimensional antibiotic-containing electrospun scaffolds on dentin discoloration. J Endod 42:106–112.

[76] Radomska-Lesniewska DM, Skopinska-Rozwska E, Malejczyk J (2010) The effect of clindamycin and lincomycin on angiogenic activity of human blood mononuclear cells. C Eur J Immunol 35:217–222.

[77] Ruparel NB, Teixeira FB, Ferraz CC, Diogenes A (2012) Direct effect of intracanal medicaments on survival of stem cells of the apical papilla. J Endod 38:1372–1375.

[78] Saghiri MA, Asatourian A, Sorenson CM, Sheibani N (2015) Role of angiogenesis in endodontics: contributions of stem cells and proangiogenic and antiangiogenic factors to dental pulp regen- eration. J Endod 41:797–803.

[79] Selwitz RH, Ismail AI, Pitts NB (2007) Dental caries. Lancet 369:51–59.

[80] da Silva LA, Nelson-Filho P, da Silva RA, Flores DS, Heilborn C, Johnson JD, Cohenca N (2010).

[81] Revascularization and periapical repair after endodontic treatment using apical negative pres- sure irrigation versus conventional irrigation plus triantibiotic intracanal dressing in dogs' teeth with apical periodontitis. Oral Surg Oral Med Oral Pathol Oral Radiol Endod 109:779–787.

[82] Sousa FF, Luzardo-Alvarez A, Perez-Estevez A, Seoane-Prado R, Blanco-Mendez J (2010) Development of a novel AMX-loaded PLGA/zein microsphere for root canal disinfection. Biomed Mater 5:055008.

[83] Verma P, Nosrat A, Kim JR, Price JB, Wang P, Bair E, Xu HH, Fouad AF (2017) Effect of residual bacteria on the outcome of pulp regeneration in vivo. J Dent Res 96:100–106.

[84] Vishwanat L, Duong R, Takimoto K, Phillips L, Espitia CO, Diogenes A, Ruparel SB, Kolodrubetz D, Ruparel NB (2017) Effect of bacterial bio lm on the osteogenic differentiation of stem cells of apical papilla. J Endod 43:916–922.

[85] Wang X, Thibodeau B, Trope M, Lin LM, Huang GT (2010) Histologic characterization of regen- erated tissues in canal space after the revitalization/revascularization procedure of immature dog teeth with apical periodontitis. J Endod 36:56–63.

[86] Wang Z, Shen Y, Haapasalo M (2012) Effectiveness of endodontic disinfecting solutions against young and old Enterococcus faecalis bio lms in dentin canals. J Endod 38:1376–1379.

[87] Widbiller M, Eidt A, Lindner SR, Hiller KA, Schweikl H, Buchalla W, Galler KM (2018) Dentine matrix proteins: isolation and effects on human pulp cells. Int Endod J 51:e278.

[88] Windley W 3rd, Teixeira F, Levin L, Sigurdsson A, Trope M (2005) Disinfection of immature teeth with a triple antibiotic paste. J Endod 31:439–443.

[89] Zaleckiene V, Peciuliene V, Brukiene V, Drukteinis S (2014) Traumatic dental injuries: etiology, prevalence and possible outcomes. Stomatologija 16:7–14.

[90] Zhu W, Zhu X, Huang GT, Cheung GS, Dissanayaka WL, Zhang C (2013) Regeneration of dental pulp tissue in immature teeth with apical periodontitis using platelet-rich plasma and dental pulp cells. Int Endod J 46:962–970.

第6章 牙髓–牙本质复合体的炎症与修复

Current Understanding and Future Applications in Dentine-Pulp Complex Inflammation and Repair

Paul Roy Cooper, Jean-Christophe Farges, Brigitte Alliot-Licht

6.1 引言

牙齿萌出后表面被生物膜覆盖，生物膜中的共生微生物群落主要由革兰阳性腐生细菌组成。这些生物膜黏附在牙釉质表面，通常对牙齿无害；然而在富含糖的生态环境中，细菌代谢活性增加，释放的酸性物质逐渐使牙釉质脱矿（Hamilton 2000；Farges等2009）。从而产生漏洞，“致龋”菌在龋洞中生长并继续产酸，导致病变加深。随后微生物会侵袭牙本质并使其脱矿，此时致龋的局部

P. R. Cooper（✉）
Oral Biology，School of Dentistry，College of Medical and Dental Sciences，
University of Birmingham，Birmingham，UK
e-mail：p.r.cooper@bham.ac.uk

J.-C. Farges
Institut de Biologie et Chimie des Protéines，Laboratoire de Biologie Tissulaire et Ingénierie
thérapeutique，UMR 5305 CNRS/Université Lyon 1，Lyon，France

Université Lyon 1，Faculté d’Odontologie，Université de Lyon，Lyon，France

Service de Consultations et de Traitements Dentaires，Hospices Civils de Lyon，Lyon，France

B. Alliot-Licht
Centre de Recherche en Transplantation et Immunologie UMR 1064，INSERM，
Université de Nantes，Nantes，France

Faculté d’Odontologie，Université de Nantes，Nantes，France

Service Odontologie Conservatrice et Pédiatrique，CHU Nantes，Nantes，France

H. F. Duncan，P. R. Cooper（eds.），*Clinical Approaches in Endodontic Regeneration*，
https：//doi.org/10.1007/978-3-319-96848-3_6

革兰阳性微生物群落主要由链球菌、乳酸杆菌和放线菌组成（Love和Jenkinson 2002）。牙本质中的细菌增殖并释放副产物，这些副产物沿着牙本质小管扩散至牙髓外围。同时，由于酸性环境的存在，牙本质基质脱矿，并且将储存在其中的生物活性分子释放（Cooper等2011）。最初牙髓外围的成牙本质细胞识别细菌成分，触发局部保护机制，使牙髓细胞产生抗菌、免疫、炎症和牙本质形成分子，在牙髓-牙本质界面处形成第三期牙本质，从而限制细菌进一步发展感染牙髓组织。然而，如果细菌继续入侵，将产生不可复性牙髓炎，最终导致牙髓坏死和感染。侵入根管系统的细菌随后会扩散到根尖周并引发根尖周炎（Love和Jenkinson 2002；Heyeraas和Berggreen 1999）。这一系列病理过程会破坏牙体及其支持组织，最终可因牙周组织严重破坏，使牙齿丧失。如果医生在临床上将早期感染的牙本质去除，那么牙髓炎症会消退（Hahn和Liewehr 2007a），牙髓组织愈合并形成第三期牙本质（Lesot等1994）。新形成的牙本质将保护牙髓免受进一步感染以及修复材料的刺激。从临床角度来看，诱导形成的第三期牙本质使牙髓与感染牙本质隔开，将有助于保护牙髓，促进愈合并保持牙髓活力，从而延长牙齿寿命。那些能够抑制免疫/炎症反应和刺激第三期牙本质形成，并可能促进细菌感染消失后恢复牙髓组织稳态和健康的分子与细胞介质，具有治疗的潜力（Farges等2009，2013；Cooper等2014；Gaudin等2015）。近年来，学者们正在开展大量研究，旨在更好地了解启动和控制牙髓抗菌、免疫和牙本质形成介导的防御机制，以便开发新的治疗方法。

6.2　牙髓-牙本质复合体宿主防御反应的早期阶段

成牙本质细胞由于其所分布的位置以及牙本质小管内的细胞突结构，成为病原体释放分子组分时接触到的第一种牙内部细胞（Durand等2006；Veerayutthwilai等2007）。成牙本质细胞识别病原体的途径是通过检测被称为病原体相关分子模式（PAMP）的细菌结构，并且通过数量有限的所谓模式识别受体（PRR）来感知PAMP。对触发固有免疫反应的效应阶段至关重要的Toll样受体（TLR）家族是一类关键的模式识别受体（PRR）（图6.1）（Beutler 2009；Kawai和Akira 2010；Kumar等2011）。TLR2和TLR4分别检测革兰阳性菌和革兰阴性菌的细胞膜组分脂磷壁酸（LTA）和脂多糖（LPS）。研究发现它们存在于健康牙髓的成牙本质细胞上，能够识别早期牙本质感染（Veerayutthwilai等2007；Jiang等2006）。据报道，TLR2在龋损下方的成牙本质细胞中表达上调（Farges等2009），表明这些细胞可以适应并可能提高其对病原体识别的敏感性。

TLR活化导致固有免疫反应上调，表现为抗菌因子、促炎细胞因子和趋化因子的局部释放，募集并激活免疫/炎症细胞（Viola和Luster 2008；Turner等2014）。值得注意的是，成牙本质细胞可释放多种抗菌因子，例如β-防御素（BD）和一氧化氮（NO）。BD家族由阳离子、广谱抗菌肽组成，通过形成通道样微孔来破坏微生物胞膜完整性，并诱导微生物细胞内容物渗漏，从而引发其杀伤机制（Pazgier等2006；Sørensen等2008；Semple和Dorin 2012；Mansour 2014）。通常，BD-1

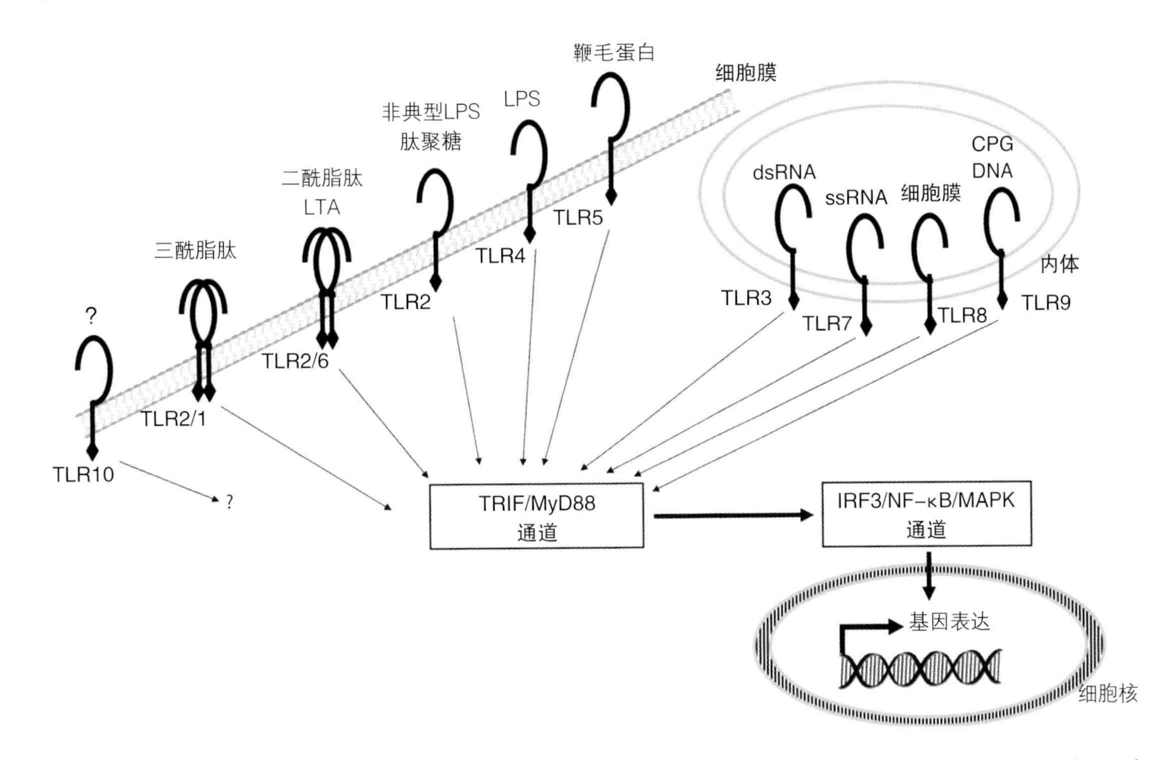

图6.1　Toll样受体（TLR）检测细菌成分的信号传导路径。模式识别受体存在于牙髓-牙本质复合体中的细胞上（如正文中所述），并且它们与微生物组分的结合激活促炎和牙齿修复相关基因的转录。TLR包含两个组分并形成同源或异源二聚体，位于其细胞外膜或内体膜上。当于细菌组分开始结合时会引发下游细胞内信号分子（包括TRIF和MyD88）的活化。这些分子的活化导致IRF、NF-κB和MAPK信号进一步激活，从而最终导致核转位和转录因子激活。NOD（核苷酸结合寡聚化结构域）-1（革兰阳性）和NOD-2（革兰阴性）的胞浆内PRR也存在于牙齿细胞中，并借助由NF-κB、NALP3（NACHT、LRR和含热蛋白结构域相关蛋白3）和半胱氨酸天冬氨酸蛋白酶-1传导信号。?，尚不清楚的来自TLR10的配体和下游信号传导。缩写：IRF，IFN调节因子；MAPK，丝裂原活化蛋白激酶；MyD88，骨髓分化初级应答基因88；NF-κB，核因子-κB；TRIF，诱导IFN-β的含Toll/IL-1R（TIR）结构域的衔接蛋白。

呈组成型表达，而BD-2、BD-3和BD-4呈诱导型表达，即微生物与宿主接触后诱导其在组织中表达。多项体外研究证实BD在龋病中参与牙髓防御。BD-2对变形链球菌和干酪乳杆菌具有抗菌活性（Shiba等2003；Song等2009；Lee和Baek 2012），而BD-3对包含内氏放线菌、唾液乳杆菌、变形链球菌、粪肠球菌的顽固的生物膜具有抗菌活性（Lee等2013a）。BD-2还可以通过自分泌和旁分泌机制反馈以增强炎症反应，并且能够在体外上调成牙本质细胞样细胞中的IL-6和IL-8（Dommisch等2007）。细胞因子和BD-2之间可能存在正反馈机制，因为培养的人牙髓细胞中的细胞因子IL-1α和TNF-α可促进BD-2的表达（Kim等2010；Lee等2011）。BD-2能够趋化未成熟的抗原呈递树突状细胞（DC）、巨噬细胞、CD4$^+$记忆T细胞和自然杀伤（NK）细胞，这也突显了其促炎作用（Semple和Dorin 2012）。一项使用牙胚培养模型的研究表明，成牙本质细胞BD-2基因表达不受TLR2活化的影响；然而，其BD-1和BD-3转录水平下调（Veerayutthwilai等2007）。值得注意的是，TLR4激活后，BD-2基因表达水平上调。体内研究还表明，健康组织中的成牙本质细胞表达BD-1和BD-2

（Dommisch等2005；Paris等2009）。综上所述，BD在牙髓组织中呈现差异化表达，并且，在保护组织免于感染的牙髓中，成牙本质细胞和牙髓中的其他细胞BD的组成型表达水平较低。然而，对于炎症牙髓中BD的表达水平存在一定程度的争议。最初研究发现，不可复性牙髓炎中BD-1和BD-2表达减少（Dommisch等2007）；然而，随后研究发现在类似疾病阶段的牙髓组织中BD-1和BD-4（不是BD-2和BD-3）表达增加（Paris等2009）。很显然，仍需进一步研究以便更深入地理解BD在牙髓-牙本质复合体生理和病理中的作用与调控机制。

NO等活性氮（RNS）是强有力的抗菌分子。它们是由NO合酶氧化作用而产生的可高度扩散的自由基，NO合酶有3种亚型：NOS1（神经元型NOS）、NOS2（诱导型NOS）和NOS3（内皮型NOS），可利用L-精氨酸产生NO。NOS1和NOS3在大多数健康组织中呈组成型表达；然而，牙髓组织受到微生物攻击后可以诱导NOS2表达。由于NOS2能够长时间（数小时至数天）产生相对较高微摩尔量的NO，因此主要参与宿主防御（Nathan等1992；Nussler和Billiar等1993；MacMicking等1997；Coleman等2001；Guzik等2003；Arthur和Ley等2013；Bogdan等2015）。需要注意的是，在健康牙髓中仅检测到相对较低水平的NOS2，而发炎牙髓中NOS2则显著上调（Law等1999；Di Nardo Di Maio等2004）。然而，在实验性大鼠切牙牙髓炎症模型中，NOS2的活化也可增加进入牙髓的中性粒细胞和巨噬细胞数量（Kawanishi等2004；Kawashima等2005）。以上过程可能由趋化因子IL-8介导，因为NO可激发人牙髓细胞中趋化因子IL-8的产生。最近的研究还表明，人成牙本质细胞可通过组成型表达释放NO，这可能是针对变形链球菌的重要防御机制，并且，在发炎组织中，NO的释放进一步由激活的NOS2介导，在炎症的后期阶段发挥作用（Korkmaz等2011；Min等2008；Silva-Mendez等1999；Farges等2015）。

大量体外研究已证实，暴露于PAMP的成牙本质细胞能够产生炎症细胞因子和趋化因子（Durand等2006；Veerayutthwilai等2007）。事实上，体外研究表明，成牙本质细胞样细胞通过TLR2对LTA做出反应，导致TLR2以及含有核苷酸结合寡聚化结构域的蛋白2（NOD2）［一种细胞溶质模式识别受体（PRR）］上调。这种暴露激活NF-κB和p38丝裂原活化蛋白激酶（MAPK）信号通路（图6.1），抑制牙本质形成并促进多种促炎趋化因子产生，包括CCL2、CXCL1、CXCL2、CXCL8（IL-8）和CXCL10（Farges等2009，2011；Durand等2006；Staquet等2008；Keller等2010，2011）。这种趋化因子“风暴”将导致牙髓内一系列免疫细胞的化学诱导（趋化）和活化。在龋齿的早期阶段，未成熟的DC最初被吸引并积聚在病变下方，以便捕获外来抗原。随着病变的扩大和细菌感染的加重，牙髓中的T细胞/淋巴细胞、巨噬细胞、中性粒细胞和B细胞/淋巴细胞也逐渐积聚（Hahn和Liewehr 2007a；Farges等2003；Jontell等1998）。在TLR2暴露后，多效性细胞因子IL-6可调节局部免疫应答的多个方面，并且被成牙本质细胞显著上调（Farges等2011；Hunter和Jones 2015；Nibali等2012）。IL-6对于T辅助（Th）17细胞的分化至关重要，而IL-6抑制调节性T细胞（Treg）分化。值得注意的是，Tregs的主要功能是抑制效应T细胞过度反应。也有研究表明IL-6对于促进LPS结合蛋白（LBP）等急性时相蛋白（APP）的分泌（Turner等2014）以及增加血管通透性、促进免疫细胞运动都非常重要。因此可想而知，成牙本质细胞衍生的IL-6可以调节感染牙髓中的多种功能，包括细菌感染后水肿的形成。

IL-10是一种调节性细胞因子，研究显示IL-10在感染牙髓中上调，并且，IL-10与TLR2结合后在成牙本质样细胞中上调（Farges等2011；Lee等2012）。IL-10可作为一种免疫抑制细胞因子，能够减少促炎细胞因子IL-6和IL-8的产生（Li和Flavell 2008）并抑制Th1和Th2免疫应答，同时促进Treg的分化（Saraiva和O'Garra 2010；Kaji等2010）。随后有学者提出，由于成牙本质细胞表达IL-10，它们因此在分子水平上具有抑制局部组织炎症的能力（Farges等2011）。

近期一项关于LBP作用的研究表明，这种急性时相蛋白（APP）通过阻止几种细菌细胞壁成分（包括LPS、LTA、脂肽和肽聚糖）与宿主细胞的结合来减少促炎细胞因子的产生（Lee等2012）。体外研究显示，LBP在TLR2激活的成牙本质细胞样细胞中上调（Carrouel等2013），并且在细菌入侵的炎症牙髓中也升高。这种分子可能会降低细菌成分的影响，从而可以调节局部免疫反应。

总之，一些研究表明，成牙本质细胞能够察觉微生物，然后通过使用它们的抗菌武器（例如BD、NO）和信号传导（例如趋化因子、细胞因子）来激活免疫细胞对抗感染，以保护牙齿。这种反应类似于身体其他组织感染时的情况。

6.3 牙髓中的免疫细胞反应

临床上去除龋坏和感染牙体硬组织的目的是减少牙髓炎症，促进组织愈合和恢复稳态。与其他外周组织相似，健康牙髓中含有前哨免疫细胞，包括发挥免疫监视功能的巨噬细胞、DC和T细胞（Farges等2003；Jontell等1998；Mangkornkarn等1991；Izumi等1995）。近期一项研究表明，在未萌出的人类健康第三磨牙牙髓中，白细胞约占总细胞数的1%（Gaudin等2015）。当牙髓感染后，由于来自血液系统的趋化作用，白细胞数量显著增加。大量嗜中性粒细胞被吸引到感染牙髓中，其目的是通过细胞内和细胞外杀伤机制清除入侵的细菌。此外，单核细胞数量增加，分化成为巨噬细胞（Cooper等2011，2014，2010；Hahn和Liewehr 2007a，b；Jontell等1998；Okiji等1997）。巨噬细胞的细菌吞噬作用激活T细胞，引发与DC相关的适应性免疫应答。未成熟的DC也被成牙本质细胞衍生的趋化因子吸引以捕获细菌抗原（Hahn和Liewehr 2007a；Durand等2006；Staquet等2008；Jontell等1998）。抗原摄取刺激DC成熟，然后DC表达一系列调节固有和适应性免疫应答的细胞因子。后者在DC迁移至区域淋巴结后激活，呈递抗原并激活幼稚$CD4^+$T细胞。激活的幼稚$CD4^+$T细胞随后分化成效应$CD4^+$T辅助细胞（包括Th1、Th2或Th17亚群）或诱导为调节性T细胞（Tregs）（Onoe等2007）。最近一项对健康牙髓中T细胞群的分析表明，细胞毒性$CD8^+$T细胞约占白细胞总数可达21%，$CD4^+$T细胞约占11%，DC约占4%（Gaudin等2015）。随着牙髓炎症的进展，$CD4^+$和$CD8^+$T细胞逐渐积聚（Cooper等2011；Jontell等1998；Okiji等1997）。了解调节牙髓中Th1、Th2或Th17反应的机制对于更深入了解牙髓发病机制至关重要；但是，目前相关研究较少。然而，最近一项研究发现，由MMP-3控制IL-6活性，降低Th2和Th17反应，可促进牙髓再生（Eba等2012）。最近学者们在大鼠磨牙和切牙牙髓中发现了NK细胞，在人健康牙髓中它们约占白细胞总数的2.5%（Gaudin等2015；Kawashima等2006；Renard等2016）。在大鼠健康牙髓中也检测到自然杀伤T（NKT）细胞（Eba等2012），并且，与Th2相比，这些细胞在Th1免疫应答中发挥主要作用（Kawashima等2006）。此外，多项研究证实，B细胞也存在于健康牙髓中，在疾病进展期间其数量会显著增加（Cooper等2011；Gaudin等2015；Hahn和Liewehr 2007b；Renard等2016）。

复杂的免疫细胞机制在清除微生物感染的同时会伴发牙髓的损伤，因此我们要做的是尽量减少该过程中的牙髓损伤程度。调节性免疫细胞，例如Tol-DC，可能在该过程中起主要作用（Tanoue等2010；Banchereau和Steinman 1998）。值得注意的是，它们通过不同的细胞和分子机制诱导中枢和外周耐受，包括T细胞清除或无应答，幼稚$CD4^{+}$T细胞诱导Treg分化以及各种免疫调节介质的产生，比如PD-L1、PD-L2、血红素加氧酶-1（HO-1）、HLA-G、半乳糖凝集素-1、DC-SIGN、IL-10、TGF-β、吲哚胺2，3-双加氧酶（IDO）、IL-27和NO（Morelli和Thomson 2007；Li和Shi 2015）。Tregs表达抑制或压制效应T细胞和Th细胞反应的分子。值得注意的是，在人类健康牙髓中可检测出Tregs（Gaudin等2015），并且一项研究证实严重感染的人类牙髓中存在大量Tregs（Bruno等2010）。此外，在人类健康牙髓中，也有证据表明存在特定子集的免疫调节性DC，其表达HO-1并保护细胞免受炎症和氧化应激（Gaudin等2015；Bruno等2010）。另外，在健康牙髓中也发现了调节免疫反应的髓源抑制细胞（MDSC）（Gabrilovich和Nagaraj 2009；Dugast等2008；Drujont等2014）。值得注意的是，MDSC的异质群体可通过暴露于细菌组分（例如LPS）来扩增，并且通过HO-1和IL-10分泌来调节同种异体反应性T细胞（De Wilde等2009）。在LPS诱导的大鼠切牙可复性牙髓炎症模型中，可观察到富含MDSC群体的积累以及HO-1和IL-10的表达增加（Renard等2016）。

健康牙髓完全有能力察觉入侵细菌，随后产生高效的免疫反应。健康牙髓中固有白细胞的范围要比以往认为的大得多，并且对入侵病原体的免疫和炎症反应更为复杂。随着疾病的进展，一系列免疫细胞从血液系统中募集，并且这些免疫细胞成熟以后可以增强组织的防御能力。关于牙髓细胞的炎症反应机制，我们仍需更为深入的研究，从而为临床医生提供可应用的新型免疫疗法。

6.4 牙髓炎症和愈合之间的相互作用

牙齿组织中的免疫和愈合/修复反应密切相关。事实上，牙齿会在早期就上调牙本质生成反应，以“隔离”任何入侵的细菌；然而，如果这第一道防线被击破，宿主的免疫-炎症反应则被激活以抵抗细菌入侵。牙髓-牙本质复合体的修复机制已被详尽阐述，并且类似于牙齿发育过程，后者牙乳头中的前体细胞经分子信号传导分化成为成牙本质细胞。在原发性牙本质形成过程中，这些新形成的成牙本质细胞分泌前期牙本质，成熟后成为牙本质。在牙本质沉积的周期性过程中，成熟的成牙本质细胞通过延伸到牙本质小管的细胞突继续与牙本质相通。随后成牙本质细胞分泌的生物活性分子在牙本质发育过程中矿化（Jernvall和Thesleff 2000）。这些包埋在牙本质中的信号分子在后期释放，引发调节牙齿组织修复的细胞活动。

原发性牙本质以约4μm/d的速度沉积，而继发性牙本质（在牙根形成后的整个生命周期中产生）的沉积速度降低至约0.4μm/d（Nanci 2003）。第三期牙本质的形成将保护牙髓，防止细菌侵入，这是牙齿创伤的一种自然愈合反应。目前研究已发现两种不同的第三期牙本质形成过程（图6.2）。牙齿在受到轻微的损伤之后，例如早期龋，原发性成牙本质细胞被重新激活，并分泌出与原发性和继发性牙本质小管相连续的反应性牙本质。然而，当牙齿受到更严重的损伤之后，例如在快速进展的龋病期间，导致龋损下方的原发性成牙本质细胞死亡（Bjørndal 2008；Bjørndal和Darvann 1999）。这种细胞死亡可能是细菌毒素、脱矿牙本质释放的成分以及局部释放的高水平促炎介质所致。但如果临床上控制或清除感染，则牙髓内部或距离更远的干细胞/前体细胞被募集到损伤部位，分化成为成牙本质细胞样细胞。这些细胞形成的第三期牙本质与原发性牙本质的沉积速率相似，临床上可形成牙本质桥（Smith等1995）。

以上两种第三期牙本质形成过程的复杂性不同。反应性牙本质的形成相对简单，仅需要上调现有成牙本质细胞的活性，而修复性牙本质形成涉及多个过程，包括祖细胞归巢、增殖、分化和牙本质合成的上调（图6.2）（Fitzgerald等1990；Magloire等1996）。这两个过程中所需的信号传导分子来源于细菌代谢产酸脱矿的牙本质基质（Smith等1995，2012；Simon等2011）。由于硬组织破坏导致这种分子释放，使成牙本质细胞和祖细胞能够检测并积极应答牙体组织损伤。牙体组织损伤到一定的程度，很可能会驱动并激活牙本质修复途径。值得注意的是，不仅致龋菌酸性产物可以释放牙本质的生物活性分子，而且氢氧化钙和MTA等材料也可以发挥以上作用。此外，炎症反应期间存在的各种介质也能够诱导第三期牙本质形成。因此，在确定组织应答反应的性质时，信号分子的水平与其时序性之间存在微妙的平衡。

随着龋坏感染向牙髓进展，炎症标记物同时增加，细胞因子和免疫细胞水平升高（Hahn和Liewehr 2007b；Hahn等1989；McLachlan等2004）。这些细胞因子具有一系列功能，包括调节淋巴细胞募集、外渗、激活、分化和产生抗体。学者们详细阐述了IL-1α、IL-1β、IL-4、IL-6、IL-8、IL-10和TNF-α等细胞因子在协调牙髓免疫应答中的作用（McLachlan等2004；Hosoya等1996；Matsuo等1994；Pezelj-Ribaric等2002；Lara等2003；Dinarello 1984；Smith等1980；Silva等2004；Hahn等2000；Barkhordar等1999；Guo等2000）。实际上，我们还发现在龋坏牙齿的牙髓组织中，一系列促炎介质（包括S100蛋白）的转录和蛋白水平均显著升高。此外，从脱矿牙本质释放的

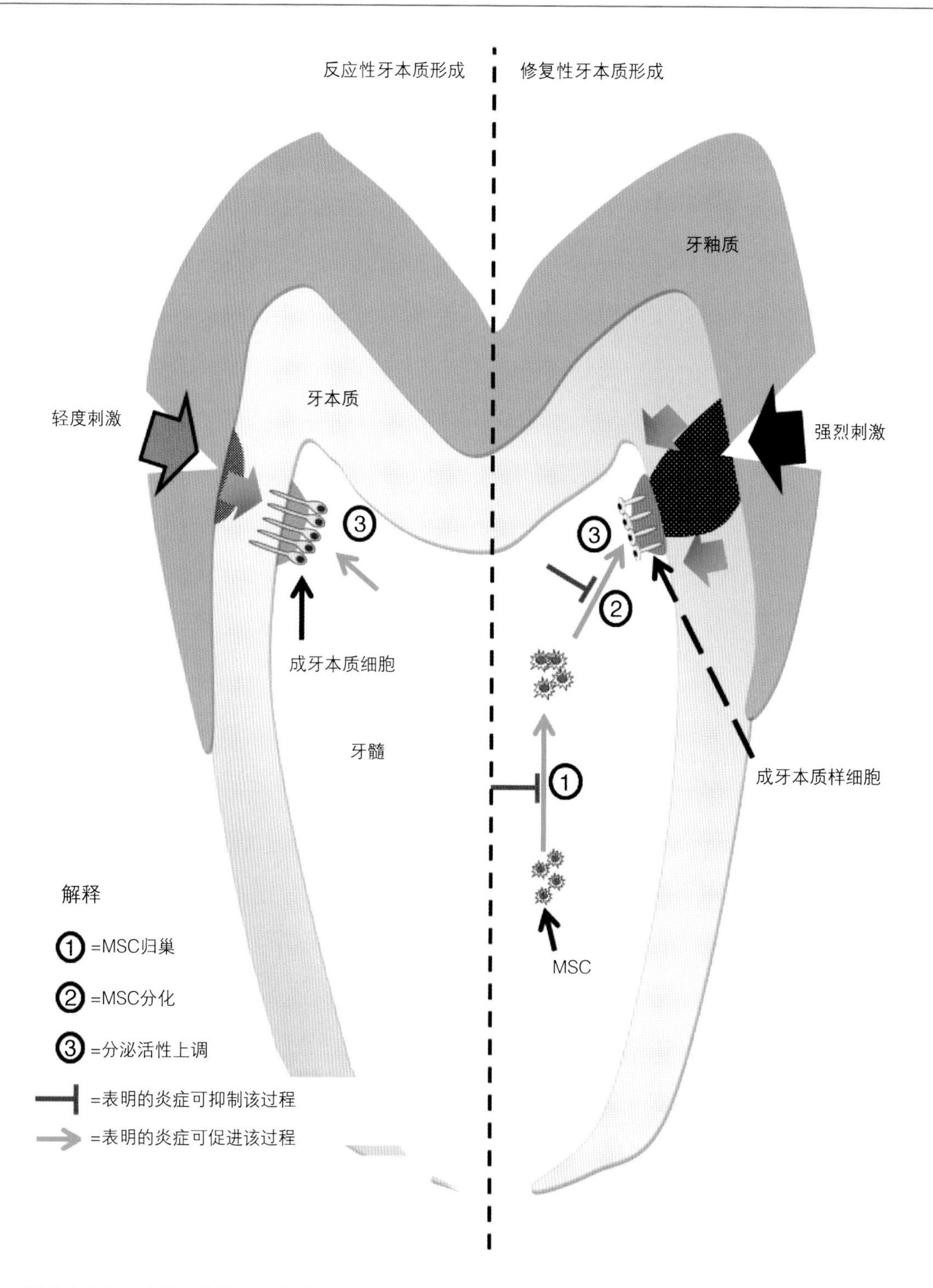

图6.2　牙髓炎症与反应性和修复性牙本质形成之间的关系。轻度急性炎症有可能通过上调成牙本质细胞的分泌活性来形成反应性牙本质。炎症持续存在并且加重时，例如在快速进展的龋病期间，可能导致成牙本质细胞死亡。如果感染被控制，例如临床上使用氢氧化钙、MTA等材料，则减轻后的炎症有可能经信号传导使MSC归巢、分化并上调其分泌活性。然而，如果牙髓产生重度的炎症，则重度的炎症介质可能抑制这些MSC组织修复相关的过程。MSC，间充质干细胞，例如牙髓干细胞（DPSC）。粗大的绿色渐变实心箭头表示牙本质基质组分的释放，其发出信号诱导第三期牙本质形成。

细胞因子使得环境更为复杂（Cooper等2010；McLachlan等2004）。我们推测，当这些细胞因子水平恢复至稳态后，牙齿则进入慢性炎症的状态。

牙齿中产生的炎症是一把双刃剑，其最终目的是杀灭入侵的细菌，但是由于免疫细胞外渗和抗菌活性，可能导致额外的邻近的宿主组织损伤。尤其是中性粒细胞可释放降解酶，例如基质金属蛋白酶（MMP），使其能够迁移穿过软组织基质，产生活性氧物质（ROS）以杀灭细胞外微生物。值得注意的是，ROS可引起显著的额外邻近组织损伤，并通过p38 MAPK和NF-κB通路调控的促炎细胞内信号传导进一步刺激细胞因子释放（Veerayutthwilai等2007；Simon等2010；Fiers等1999；Guha和Mackman 2001；Hagemann和Blank 2001）。值得注意的是，虽然这些信号传导通路对于调节炎症反应至关重要，但是它们在组织修复中也发挥作用。近期一项研究将中性粒细胞形成的胞外菌网（NET）描述为一种宿主抗菌机制。在所谓NETosis的细胞死亡过程中，中性粒细胞核DNA通过ROS介导的通路被释放。释放的DNA纤维被来自嗜中性颗粒的抗菌蛋白装饰，以限制细菌传播并导致其细胞死亡。我们在这方面的研究（Cooper等2017）表明NET的释放虽然旨在保护宿主，但也可能对牙髓产生严重损伤，因为它可能使局部炎症反应加剧并诱导干细胞死亡。

显而易见，牙髓持续存在的炎症会阻碍组织修复，只有去除细菌并且显著抑制炎症过程后，牙髓才能愈合（Bergenholtz 1981；Rutherford和Gu 2000；Baumgardner和Sulfaro 2001）。控制感染和炎症时组织愈合的必要条件，对此一些经典的动物实验研究提供了相关的证据。事实上，与牙髓感染发炎的小鼠相比，小鼠中人工制作无菌窝洞，其牙体组织的愈合/修复能力更为明显（Inoue和Shimono 1992）。关于炎症影响修复的进一步证据来自体外研究，这些研究证明了促炎介质的双相作用。在相对较低的水平，TNF-α、TGF-β、ROS、LPS等分子可促进牙齿细胞中的修复的相关机制；而在较高水平时，例如持续性的炎症，则会导致细胞死亡。还有一些研究表明，一些促炎信号分子会直接阻碍干细胞分化过程（Lara等2003；Simon等2010；Smith等2005；He等2005，2015；Pevsner-Fischer等2007；Chang等2005；Goldberg等2008；Paula-Silva等2009；Wang等2015，2014；Feng等2013；Lee等2006；Saito等2011）。

研究表明，免疫和干细胞群体可共享受体，这进一步证实了炎症与修复之间存在关联。这两种细胞均可表达CXC趋化因子受体4（CXCR4）（Murdoch 2000；Miller等2008），连同其配体，基质细胞衍生因子-1（SDF-1）/CXCL12，都存在于牙髓-牙本质复合体内，并且在龋病期间均发生上调（Jiang等2008a，b）。这两种细胞共享趋化性受体似乎合乎逻辑，因为感染与损伤组织需要适当地调节免疫细胞和干细胞募集至损伤部位（About和Mitsiadis 2001）。随后，优先募集这两种细胞中的哪一种，则可能需要局部调节。事实上已有研究证实，细胞因子调节干细胞表面CXCR4的表达，但在炎症细胞募集主导的位点，水平相对较高的促炎介质会使表达CXCR4的干细胞活性消失（Murdoch 2000）。

两种第三期牙本质形成所涉及的步骤的差异，意味着局部组织炎症可以发挥不同的作用

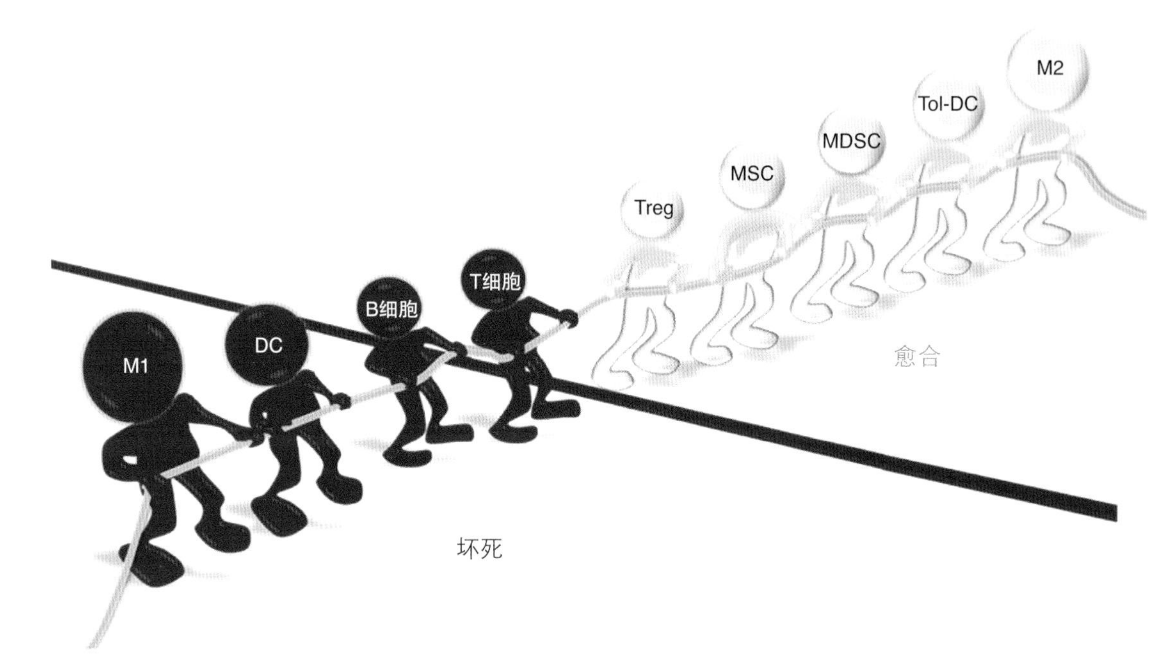

图6.3　促进细胞和组织坏死的免疫细胞（当炎症较严重时）与抑制免疫反应并促进牙髓组织愈合的细胞之间的对抗（T细胞，包括辅助性T淋巴细胞和细胞毒性T细胞；B细胞，包括B淋巴细胞和浆细胞）。DC，树突状细胞；M1，1型巨噬细胞；Treg，调节性T细胞；MSC，间充质干细胞；MDSC，髓源性抑制细胞；Tol-DC，致耐受树突状细胞；M2，2型巨噬细胞）。

（Cooper等2010）（图6.2）。实际上，修复性牙本质形成过程中，在细胞归巢、分化和分泌阶段存在调控炎症的机会，而在反应性牙本质形成期间，炎症反应可导致成牙本质细胞分泌活性上调或促使成牙本质细胞死亡（图6.3）。这些急性或低水平的炎症信号可能是修复反应所必需的，而较高水平的慢性炎症信号则会阻碍组织修复且有利于免疫细胞相关信号的传导。炎症和修复反应之间的这种相互作用必要而且实用，因为在严重感染时可形成新的牙本质保护牙髓，牙髓自身的炎症反应并不积极有效。总之，以上信息进一步支持了这种观点，即调节炎症反应的幅度和时空性质对于牙齿组织愈合至关重要。

6.5　组织炎症和愈合：临床转化机遇

氢氧化钙、无机三氧化物聚合物（MTA）等盖髓剂能够促进牙髓愈合，牙髓组织炎症过程常在牙本质桥形成之前，这进一步证实炎症反应先于组织修复（Nair等2008）。虽然氢氧化钙制剂已经在临床上使用了60多年（Hermann 1930；Schröder 1985；Kardos等1998；Goldberg等2003），但是其诱导修复性牙本质形成的作用机制仍不清楚。其疗效是由于高pH刺激牙髓组织，但同时也会导致盖髓处下方的细胞坏死（Kardos等1998；Schröder和Granath 1971；Stanley 2002）。这种组织刺激反应是使用盖髓剂后激活急性无菌炎症反应的主要作用机制（Brentano等2005；Luheshi等2009；

Acosta-Pérez等2008；Magalhães-Santos和Andrade 2005）。此外，MTA可诱导细胞因子释放，包括来自成牙本质细胞和成骨细胞的IL-1α、IL-1β、IL-2、IL-6和IL-8，这种材料诱导的轻度急性炎症反应也可能有助于组织修复（Huang等2005；Mitchell等1999；Koh等1998）。其他一些研究证实，这些盖髓剂能够从牙本质中释放生物活性成分的同时还能对感染部位进行消毒（Graham等2006；Tomson等2007）。因此，这些盖髓剂的一些特性可能对局部创造有利环境，形成修复性牙本质具有重要意义。

为了更深入了解牙釉质和牙本质患龋后牙髓组织的分子反应，学者们对疾病和健康牙髓组织进行高通量转录分析。这些研究表明，牙髓组织的反应过程主要与炎症相关，仅有少量与修复相关（McLachlan等2005）。学者们鉴定了与牙齿疾病不相关的几种分子的差异表达，也鉴定了一种特定的分子，即肾上腺髓质素（ADM），为炎症和修复提供了合适的调节剂。这种多效细胞因子具有抗菌和免疫调节活性，能够促进血管生成和矿化组织修复（Zudaire等2006；Montuenga等1997；Ishii等2005；Cornish等1997）。随后我们的研究证实，ADM在牙体组织中发挥类似的作用，并且在原发性牙本质形成过程中存在于牙本质中（Musson等2010）。对典型临床样本中获得的高通量转录数据进行分析，有助于我们加深对炎症和再生之间关系的理解，从而鉴定出能够应用于临床的新分子靶标。

我们还可以考虑使用细胞疗法治疗牙齿疾病，通过间充质干细胞（MSC）的直接作用，或间接通过其分泌能力调节炎症并促进牙齿组织修复。MSC的免疫调节作用包括：

- 抑制免疫细胞增殖。
- 抑制细胞因子/抗体分泌。
- 抑制免疫细胞成熟。
- 抑制T细胞、B细胞、NK细胞和DC的抗原呈递（De Miguel等2012；Leprince等2012；Tomic等2011）。

干细胞与免疫细胞的直接接触可促使MSC分泌TGF-β1和IDO等具有抗炎作用的可溶性因子。此外，牙髓中的MSC表达TLR10（Karim等2016）。TLR10的作用尚不清楚，可能是一种抑制性受体（Oosting等2014）。后续研究将阐明炎症牙髓中MSC及其分泌成分的作用，有助于开发出新的细胞疗法。

可辅助使用炎症的治疗调节剂，特别是与消毒剂一起使用时，可以促进愈合并有助于延长修复体使用寿命。近期研究表明，树脂修复过程中补充使用N-乙酰半胱氨酸（NAC）等抗氧化剂，能够避免树脂充填后牙髓细胞产生ROS。另外，NAC也可以抑制ROS激活NF-κB促炎通路的活化（Yamada等2008），可最大限度地减少组织炎症，随后创造出更有利于愈合的环境。实际上，其他研究已证实调节ROS和RNS对于组织修复的重要性。近期研究证实，在人牙髓细胞中使用外源性PPARγ的抗炎机制可能是由于去除了NO和ROS。应用PPARγ可抑制NF-κB和细胞外信号调节激酶

1/2（ERK1/2）信号传导通路（Kim等2012）。还有大量研究评估了其他天然衍生化合物的抗炎作用，例如，从蘑菇尼亚加拉拟层孔菌获得的茯苓酸。该化合物不仅具有抗炎活性，而且能够通过激活HO-1通路促进成牙本质细胞分化（Lee等2013b）。

新的抗感染治疗机遇也存在于其他领域，比如microRNA（miRNA）技术。近期研究表明这些分子的表达具有调节牙髓免疫的能力，因此需要进一步探索它们在牙髓疾病治疗中的应用[（Zhong等2012；Hui等2017）；也可参考第5章]。我们和其他人员一直在研究低水平光疗法在调节炎症和促进组织修复方面的应用。该技术在其他疾病的治疗中得到了广泛应用，在牙科领域也有很大的潜力，因此需要进一步研究（Milward等2014）。

小结

在进行性龋源性感染期间，成牙本质细胞首先检查到细菌的入侵，随后固有免疫细胞、成纤维细胞、干细胞和内皮细胞等髓核内的细胞进一步协调分子反应。自分泌、旁分泌信号以及细菌酸性产物介导的牙本质生物活性分子的释放增强免疫反应，导致免疫细胞浸润。在控制感染之前，局部环境中存在的高水平促炎介质将阻碍组织愈合以及活髓的保存。很显然，该领域内持续性的研究将产生新的诊断（见第2章）和治疗方法，并将其转化为临床实践，为以后的患者提供更有效的治疗。

致谢声明：作者否认与本章相关的任何利益冲突。

参考文献

[1] About I, Mitsiadis TA (2001) Molecular aspects of tooth pathogenesis and repair: in vivo and in vitro models. Adv Dent Res 15:59–62.

[2] Acosta-Pérez G, Maximina Bertha Moreno-Altamirano M, Rodríguez-Luna G, Javier Sánchez- Garcia F (2008) Differential dependence of the ingestion of necrotic cells and TNF-alpha/ IL-1beta production by murine macrophages on lipid rafts. Scand J Immunol 68(4):423–429.

[3] Arthur JS, Ley SC (2013) Mitogen-activated protein kinases in innate immunity. Nat Rev Immunol 13(9):679–692.

[4] Banchereau J, Steinman RM (1998) Dendritic cells and the control of immunity. Nature 392(6673):245–252.

[5] Barkhordar RA, Hayashi C, Hussain MZ (1999) Detection of interleukin-6 in human pulp and periapical lesions. Endod Dent Traumatol 15(1):26–27.

[6] Baumgardner KR, Sulfaro MA (2001) The anti-in ammatory effects of human recombinant cop- per-zinc superoxide dismutase on pulp in ammation. J Endod 27(3):190–195.

[7] Bergenholtz G (1981) In ammatory response of the dental pulp to bacterial irritation. J Endod 7(3):100–104.

[8] Beutler BA (2009) Microbe sensing, positive feedback loops, and the pathogenesis of in amma- tory diseases. Immunol Rev 227(1):248–263.

[9] Bjørndal L (2008) The caries process and its effect on the pulp the science is changing and so is our understanding. J Endod 34(7

Suppl):S2–S5.

[10] Bjørndal L, Darvann T (1999) A light microscopic study of odontoblastic and non-odontoblastic cells involved in tertiary dentinogenesis in well-de ned cavitated carious lesions. Caries Res 33(1):50–60.

[11] Bogdan C (2015) Nitric oxide synthase in innate and adaptive immunity: an update. Trends Immunol 36(3):161–178.

[12] Brentano F, Schorr O, Gay RE, Gay S, Kyburz D (2005) RNA released from necrotic synovial uid cells activates rheumatoid arthritis synovial broblasts via Toll-like receptor 3. Arthritis Rheum 52(9):2656–2665.

[13] Bruno KF, Silva JA, Silva TA, Batista AC, Alencar AH, Estrela C (2010) Characterization of in ammatory cell in ltrate in human dental pulpitis. Int Endod J 43(11):1013–1021.

[14] Carrouel F, Staquet M-J, Keller J-F et al (2013) Lipopolysaccharide-binding protein inhibits toll-like receptor 2 activation by lipoteichoic acid in human odontoblast-like cells. J Endod 39(8):1008–1014.

[15] Chang J, Zhang C, Tani-Ishii N, Shi S, Wang CY (2005) NF-kappaB activation in human dental pulp stem cells by TNF and LPS. J Dent Res 84(11):994–998.

[16] Coleman JW (2001) Nitric oxide in immunity and in ammation. Int Immunopharmacol 1(8):1397–1406.

[17] Cooper PR, Takahashi Y, Graham LW, Simon S, Imazato S, Smith AJ (2010) In ammation- regeneration interplay in the dentine-pulp complex. J Dent 38(9):687–697.

[18] Cooper PR, McLachlan JL, Simon S, Graham LW, Smith AJ (2011) Mediators of in ammation and regeneration. Adv Dent Res 23(3):290–295.

[19] Cooper PR, Holder MJ, Smith AJ (2014) In ammation and regeneration in the dentin-pulp com- plex: a double-edged sword. J Endod 40(4 Suppl):S46–S51.

[20] Cooper PR, Chicca IJ, Holder MJ, Milward MR (2017) In ammation and regeneration in the dentin-pulp complex: net gain or net loss? J Endod 43(9S):S87–S94.

[21] Cornish J, Callon KE, Coy DH et al (1997) Adrenomedullin is a potent stimulator of osteoblastic activity in vitro and in vivo. Am J Physiol 273(6 Pt 1):E1113–E1120.

[22] De Miguel MP, Fuentes-Julián S, Blázquez-Martínez A et al (2012) Immunosuppressive properties of mesenchymal stem cells: advances and applications. Curr Mol Med 12(5):574–591.

[23] De Wilde V, Van Rompaey N, Hill M et al (2009) Endotoxin-induced myeloid-derived suppressor cells inhibit alloimmune responses via heme oxygenase-1. Am J Transplant 9(9):2034–2047.

[24] Di Nardo Di Maio F, Lohinai Z, D'Arcangelo C et al (2004) Nitric oxide synthase in healthy and in amed human dental pulp. J Dent Res 83:312–316.

[25] Dinarello CA (1984) Interleukin-1. Rev Infect Dis 6(1):51–95.

[26] Dommisch H, Winter J, Açil Y, Dunsche A, Tiemann M, Jepsen S (2005) Human beta-defensin (hBD-1, -2) expression in dental pulp. Oral Microbiol Immunol 20(3):163–166.

[27] Dommisch H, Winter J, Willebrand C, Eberhard J, Jepsen S (2007) Immune regulatory functions of human beta-defensin-2 in odontoblast-like cells. Int Endod J 40(4):300–307.

[28] Drujont L, Carretero-Iglesia L, Bouchet-Delbos L et al (2014) Evaluation of the therapeutic poten- tial of bone marrow-derived myeloid suppressor cell (MDSC) adoptive transfer in mouse mod-els of autoimmunity and allograft rejection. PLoS One 9:e100013.

[29] Dugast AS, Haudebourg T, Coulon F et al (2008) Myeloid-derived suppressor cells accumulate in kidney allograft tolerance and speci cally suppress effector T cell expansion. J Immunol 180(12):7898–7906.

[30] Durand SH, Flacher V, Roméas A et al (2006) Lipoteichoic acid increases TLR and functional chemokine expression while reducing dentin formation in in vitro differentiated human odon-toblasts. J Immunol 176(5):2880–2887.

[31] Eba H, Murasawa Y, Iohara K, Isogai Z, Nakamura H, Nakashima M (2012) The anti-in ammatory effects of matrix metalloproteinase-3 on irreversible pulpitis of mature erupted teeth. PLoS One 7:e52523.

[32] Farges J-C, Romeas A, Melin M et al (2003) TGF-beta1 induces accumulation of dendritic cells in the odontoblast layer. J Dent Res 82(8):652–656.

[33] Farges J-C, Keller J-F, Carrouel F et al (2009) Odontoblasts in the dental pulp immune response. J Exp Zool Part Mol Dev Evol

312B(5):425–436.

[34] Farges J-C, Carrouel F, Keller J-F et al (2011) Cytokine production by human odontoblast-like cells upon Toll-like receptor-2 engagement. Immunobiology 216(4):513–517.

[35] Farges J-C, Alliot-Licht B, Baudouin C, Msika P, Bleicher F, Carrouel F (2013) Odontoblast con-trol of dental pulp in ammation triggered by cariogenic bacteria. Front Physiol 4:1–3.

[36] Farges JC, Bellanger A, Ducret M et al (2015) Human odontoblast-like cells produce nitric oxide with antibacterial activity upon TLR2 activation. Front Physiol 23(6):185–194.

[37] Feng X, Feng G, Xing J et al (2013) TNF-α triggers osteogenic differentiation of human dental pulp stem cells via the NF-κB signalling pathway. Cell Biol Int 37(12):1267–1275.

[38] Fiers W, Beyaert R, Declercq W, Vandenabeele P (1999) More than one way to die: apoptosis, necrosis and reactive oxygen damage. Oncogene 18(54):7719–7730.

[39] Fitzgerald M, Chiego DJ Jr, Heys DR (1990) Autoradiographic analysis of odontoblast replace-ment following pulp exposure in primate teeth. Arch Oral Biol 35(9):707–715.

[40] Gabrilovich DI, Nagaraj S (2009) Myeloid-derived suppressor cells as regulators of the immune system. Nat Rev Immunol 9(3):162–174.

[41] Gaudin A, Renard E, Hill M et al (2015) Phenotypic analysis of immunocompetent cells in healthy human dental pulp. J Endod 41(5):621–627.

[42] Goldberg M, Six N, Decup F et al (2003) Bioactive molecules and the future of pulp therapy. Am J Dent 16(1):66–76.

[43] Goldberg M, Farges JC, Lacerda-Pinheiro S et al (2008) In ammatory and immunological aspects of dental pulp repair. Pharmacol Res 58(2):137–147.

[44] Graham L, Cooper PR, Cassidy N, Nor JE, Sloan AJ, Smith AJ (2006) The effect of calcium hydroxide on solubilisation of bio-active dentin matrix. Biomaterials 27(14):2865–2873.

[45] Guha M, Mackman N (2001) LPS induction of gene expression in human monocytes. Cell Signal 13(2):85–94.

[46] Guo X, Niu Z, Xiao M, Yue L, Lu H (2000) Detection of interleukin-8 in exudates from normal and in amed human dental pulp tissues. Chinese J Dent Res 3(1):63–66.

[47] Guzik TJ, Korbut R, Adamek-Guzik T (2003) Nitric oxide and superoxide in in ammation and immune regulation. J Physiol Pharmacol 54(4):469–487.

[48] Hagemann C, Blank JL (2001) The ups and downs of MEK kinase interactions. Cell Signal 13(12):863–875.

[49] Hahn CL, Liewehr FR (2007a) Innate immune responses of the dental pulp to caries. J Endod 33(6):643–651.

[50] Hahn CL, Liewehr FR (2007b) Update on the adaptive immune responses of the dental pulp. J Endod 33:773–781.

[51] Hahn CL, Falkler WA Jr, Siegel MA (1989) A study of T and B cells in pulpal pathosis. J Endod 15(1):20–26.

[52] Hahn CL, Best AM, Tew JG (2000) Cytokine induced by Streptococcus mutans and pulpal patho- genesis. Infect Immun 68(12):6785–6789.

[53] Hamilton IR (2000) Ecological basis for dental caries. In: Kuramitsu HK, Ellen RP (eds) Oral bacterial ecology: the molecular basis. Horizon Scienti c Press, Wymondham, pp 219–274.

[54] He WX, Niu ZY, Zhao SL, Smith AJ (2005) Smad protein mediated transforming growth fac-tor beta1 induction of apoptosis in the MDPC-23 odontoblast-like cell line. Arch Oral Biol 50(11):929–936.

[55] He W, Wang Z, Luo Z et al (2015) LPS promote the odontoblastic differentiation of human dental pulp stem cells via MAPK signaling pathway. J Cell Physiol 230(3):554–561.

[56] Hermann BW (1930) Dentinobliteration der Wurzelkanäle nach Behandlung mit calcium. Zahnarztl Rundsch 30:887–899.

[57] Heyeraas KJ, Berggreen E (1999) Interstitial uid pressure in normal and in amed pulp. Crit Rev Oral Biol Med 10(3):328–336.

[58] Hosoya S, Matsushima K, Ohbayashi E, Yamazaki M, Shibata Y, Abiko Y (1996) Stimulation of interleukin-1beta-independent interleukin-6 production in human dental pulp cells by lipopoly-saccharide. Biochem Mol Med 59(2):138–143.

[59] Huang TH, Yang CC, Ding SJ, Yeng M, Kao CT, Chou MY (2005) In ammatory cytokines reac-tion elicited by root-end lling materials. J Biomed Mater Res B Appl Biomater 73(1):123–128.

[60] Hui T, Wang C, Chen D, Zheng L, Huang D, Ye L (2017) Epigenetic regulation in dental pulp in ammation. Oral Dis 23(1):22–28.

[61] Hunter CA, Jones SA (2015) IL-6 as a keystone cytokine in health and disease. Nat Immunol 16(5):448–457.

[62] Inoue T, Shimono M (1992) Repair dentinogenesis following transplantation into normal and germ-free animals. Proc Finn Dent Soc 88(Suppl 1):183–194.

[63] Ishii M, Koike C, Igarashi A et al (2005) Molecular markers distinguish bone marrow mesenchy-mal stem cells from broblasts. Biochem Biophys Res Commun 332(1):297–303.

[64] Izumi T, Kobayashi I, Okamura K, Sakai H (1995) Immunohistochemical study on the immu- nocompetent cells of the pulp in human non-carious and carious teeth. Arch Oral Biol 40(7):609–614.

[65] Jernvall J, Thesleff I (2000) Reiterative signaling and patterning during mammalian tooth morpho-genesis. Mech Dev 92(1):19–29.

[66] Jiang HW, Zhang W, Ren BP, Zeng JF, Ling JQ (2006) Expression of toll like receptor 4 in normal human odontoblasts and dental pulp tissue. J Endod 32(8):747–751.

[67] Jiang HW, Ling JQ, Gong QM (2008a) The expression of stromal cell-derived factor 1 (SDF-1) in in amed human dental pulp. J Endod 34(11):1351–1354.

[68] Jiang L, Zhu YQ, Du R et al (2008b) The expression and role of stromal cell-derived factor-1alpha-CXCR4 axis in human dental pulp. J Endod 34(8):939–944.

[69] Jontell M, Okiji T, Dahlgren U, Bergenholtz G (1998) Immune defense mechanisms of the dental pulp. Crit Rev Oral Biol Med 9(2):179–200.

[70] Kaji R, Kiyoshima-Shibata J, Nagaoka M, Nanno M, Shida K (2010) Bacterial teichoic acids reverse predominant IL-12 production induced by certain Lactobacillus strains into pre- dominant IL-10 production via TLR2-dependent ERK activation in macrophages. J Immunol 184(7):3505–3513.

[71] Kardos TB, Hunter AR, Hanlin SM, Kirk EE (1998) Odontoblast differentiation: a response to environmental calcium. Endod Dent Traumatol 14(3):105–111.

[72] Karim M, El-Sayed F, Klingebiel P, C. E. (2016) Toll-like receptor expression pro le of human dental pulp stem/progenitor cells. J Endod 42(3):413–417.

[73] Kawai T, Akira S (2010) The role of pattern-recognition receptors in innate immunity: update on Toll-like receptors. Nat Immunol 11(5):373–384.

[74] Kawanishi HN, Kawashima N, Suzuki N, Suda H, Takagi M (2004) Effects of an inducible nitric oxide synthase inhibitor on experimentally induced rat pulpitis. Eur J Oral Sci 112(4):332–337.

[75] Kawashima N, Nakano-Kawanishi H, Suzuki N, Takagi M, Suda H (2005) Effect of NOS inhibitor on cytokine and COX2 expression in rat pulpitis. J Dent Res 84(8):762–767.

[76] Kawashima N, Wongyaofa I, Suzuki N, Kawanishi HN, Suda H (2006) NK and NKT cells in the rat dental pulp tissues. Oral Surg Oral Med Oral Pathol Oral Radiol Endod 102(4):558–563.

[77] Keller J-F, Carrouel F, Colomb E et al (2010) Toll-like receptor 2 activation by lipoteichoic acid induces differential production of pro-in ammatory cytokines in human odontoblasts, dental pulp broblasts and immature dendritic cells. Immunobiology 215(1):53–59.

[78] Keller J-F, Carrouel F, Staquet M-J et al (2011) Expression of NOD2 is increased in in amed human dental pulps and lipoteichoic acid-stimulated odontoblast-like cells. Innate Immun 17(1):29–34.

[79] Kim YS, Min KS, Lee SI, Shin SJ, Shin KS, Kim EC (2010) Effect of proin ammatory cytokines on the expression and regulation of human beta-defensin 2 in human dental pulp cells. J Endod 36(1):64–69.

[80] Kim JC, Lee YH, Yu MK et al (2012) Anti-in ammatory mechanism of PPARγ on LPS-induced pulp cells: role of the ROS removal activity. Arch Oral Biol 57(4):392–400.

[81] Koh ET, McDonald F, Pitt Ford TR, Torabinejad M (1998) Cellular response to mineral trioxide aggregate. J Endod 24(8):543–547.

[82] Korkmaz Y, Lang H, Beikler T et al (2011) Irreversible in ammation is associated with decreased levels of the alpha1-, beta1-, and alpha2-subunits of sGC in human odontoblasts. J Dent Res 90(4):517–522.

[83] Kumar H, Kawai T, Akira S (2011) Pathogen recognition by the innate immune system. Int Rev Immunol 30(1):16–34.

[84] Lara VS, Figueiredo F, da Silva TA, Cunha FQ (2003) Dentin-induced in vivo in ammatory response and in vitro activation of murine macrophages. J Dent Res 82(6):460–465.

[85] Law AS, Baumgardner KR, Meller ST, Gebhart GF (1999) Localization and changes in NADPH- diaphorase reactivity and nitric oxide

synthase immunoreactivity in rat pulp following tooth preparation. J Dent Res 78(10):1585–1595.

[86] Lee SH, Baek DH (2012) Antibacterial and neutralizing effect of human β-defensins on Enterococcus faecalis and Enterococcus faecalis lipoteichoic acid. J Endod 38(3):351–356.

[87] Lee DH, Lim BS, Lee YK, Yang HC (2006) Effects of hydrogen peroxide (H2O2) on alkaline phosphatase activity and matrix mineralization of odontoblast and osteoblast cell lines. Cell Biol Toxicol 22(1):39–46.

[88] Lee SI, Min KS, Bae WJ et al (2011) Role of SIRT1 in heat stress- and lipopolysaccharide-induced immune and defense gene expression in human dental pulp cells. J Endod 37(11):1525–1530.

[89] Lee CC, Avalos AM, Ploegh HL (2012) Accessory molecules for Toll-like receptors and their func-tion. Nat Rev Immunol 12(3):168–179.

[90] Lee JK, Chang SW, Perinpanayagam H et al (2013a) Antibacterial ef cacy of a human β-defensin-3 peptide on multispecies bio lms. J Endod 39(12):1625–1629.

[91] Lee YH, Lee NH, Bhattarai G et al (2013b) Anti-in ammatory effect of pachymic acid promotes odontoblastic differentiation via HO-1 in dental pulp cells. Oral Dis 19(2):193–199.

[92] Leprince JG, Zeitlin BD, Tolar M, Peters OA (2012) Interactions between immune system and mesenchymal stem cells in dental pulp and periapical tissues. Int Endod J 45(8):689–701.

[93] Lesot H, Smith AJ, Tziafas D, Bègue-Kirn C, Cassidy N, Ruch J-V (1994) Biologically active molecule and dental tissue repair, a comparative review of reactionary and reparative dentino-genesis with induction of odontoblast differentiation in vitro. Cells Mater 4:199–218.

[94] Li MO, Flavell RA (2008) Contextual regulation of in ammation: a duet by transforming growth factor-β and interleukin-10. Immunity 28(4):468–476.

[95] Li H, Shi B (2015) Tolerogenic dendritic cells and their applications in transplantation. Cell Mol Immunol 12(1):24–30.

[96] Love RM, Jenkinson HF (2002) Invasion of dentinal tubules by oral bacteria. Crit Rev Oral Biol Med 13(2):171–183.

[97] Luheshi NM, McColl BW, Brough D (2009) Nuclear retention of IL-1alpha by necrotic cells: a mechanism to dampen sterile in ammation. Eur J Immunol 39(11):2973–2980.

[98] MacMicking J, Xie QW, Nathan C (1997) Nitric oxide and macrophage function. Annu Rev Immunol 15:323–350.

[99] Magalhães-Santos IF, Andrade SG (2005) Participation of cytokines in the necrotic-in ammatory lesions in the heart and skeletal muscles of Calomys callosus infected with Trypanosoma cruzi. Mem Inst Oswaldo Cruz 100(5):555–561.

[100] Magloire H, Joffre A, Bleicher F (1996) An in vitro model of human dental pulp repair. J Dent Res 75(12):1971–1978.

[101] Mangkornkarn C, Steiner JC, Bohman R, Lindemann RA (1991) Flow cytometric analysis of human dental pulp tissue. J Endod 17(2):49–53.

[102] Mansour SC, Pena OM, Hancock REW (2014) Host defense peptides: front-line immunomodula- tors. Trends Immunol 35(9):443–450.

[103] Matsuo T, Ebisu S, Nakanishi T, Yonemura K, Harada Y, Okada H (1994) Interleukin-1 alpha and interleukin-1 beta periapical exudates of infected root canals: correlations with the clinical ndings of the involved teeth. J Endod 20(9):432–435.

[104] McLachlan JL, Sloan AJ, Smith AJ, Landini G, Cooper PR (2004) S100 and cytokine expression in caries. Infect Immun 72(7):4102–4108.

[105] McLachlan JL, Smith AJ, Bujalska IJ, Cooper PR (2005) Gene expression pro ling of pulpal tis- sue reveals the molecular complexity of dental caries. Biochim Biophys Acta 1741(3):271–281.

[106] Miller RJ, Banisadr G, Bhattacharyya BJ (2008) CXCR4 signaling in the regulation of stem cell migration and development. J Neuroimmunol 198(1-2):31–38.

[107] Milward MR, Holder MJ, Palin WM et al (2014) Dental phototherapy: low level light ther-apy (LLLT) for the treatment and management of dental and oral diseases. Dent Update 41(9):763–772.

[108] Min KS, Kim HI, Chang HS et al (2008) Involvement of mitogen-activated protein kinases and nuclear factor-kappa B activation in nitric oxide-induced interleukin-8 expression in human pulp cells. Oral Surg Oral Med Oral Pathol Oral Radiol Endod 105(5):654–660.

[109] Mitchell PJ, Pitt Ford TR, Torabinejad M, McDonald F (1999) Osteoblast biocompatibility of mineral trioxide aggregate. Biomaterials 20(2):167–173.

[110] Montuenga LM, Martínez A, Miller MJ, Unsworth EJ, Cuttitta F (1997) Expression of adreno-medullin and its receptor during embryogenesis suggests autocrine or paracrine modes of action. Endocrinology 138(1):440–451.

[111] Morelli AE, Thomson AW (2007) Tolerogenic dendritic cells and the quest for transplant toler-ance. Nat Rev Immunol 7(8):610–621.

[112] Murdoch C (2000) CXCR4: chemokine receptor extraordinaire. Immunol Rev 177:175–184.

[113] Musson DS, McLachlan JL, Sloan AJ, Smith AJ, Cooper PR (2010) Adrenomedullin is expressed during rodent dental tissue development and promotes cell growth and mineralization. Biol Cell 102(3):145–157.

[114] Nair PN, Duncan HF, Pitt Ford TR, Luder HU (2008) Histological, ultrastructural and quantitative investigations on the response of healthy human pulps to experimental capping with mineral trioxide aggregate: a randomized controlled trial. Int Endod J 41(2):128–150.

[115] Nanci A (2003) Dentin-pulp complex. In: Nanci A (ed) Ten cate's oral histology: development structure, and function. Mosby, Saint Louis, MO, pp 192–239.

[116] Nathan C (1992) Nitric oxide as a secretory product of mammalian cells. FASEB J 6(12):3051–3064.

[117] Nibali L, Fedele S, D'Aiuto F, Donos N (2012) Interleukin-6 in oral diseases: a review. Oral Dis 18(3):236–243.

[118] Nussler AK, Billiar TR (1993) In ammation, immunoregulation, and inducible nitric oxide syn-thase. J Leukoc Biol 54(2):171–178.

[119] Okiji T, Jontell M, Belichenko P, Bergenholtz G, Dahlstrom A (1997) Perivascular dendritic cells of the human dental pulp. Acta Physiol Scand 159(2):163–169.

[120] Onoe K, Yanagawa Y, Minami K, Iijima N, Iwabuchi K (2007) Th1 or Th2 balance regulated by interaction between dendritic cells and NKT cells. Immunol Res 38(1-3):319–332.

[121] Oosting M, Cheng SC, Bolscher JM et al (2014) Human TLR10 is an anti-in ammatory pattern- recognition receptor. Proc Natl Acad Sci U S A 11(42):E4478–E4484.

[122] Paris S, Wolgin M, Kielbassa AM, Pries A, Zakrzewicz A (2009) Gene expression of human beta- defensins in healthy and in amed human dental pulps. J Endod 35(4):520–523.

[123] Paula-Silva FW, Ghosh A, Silva LA, Kapila YL (2009) TNF-alpha promotes an odontoblastic phenotype in dental pulp cells. J Dent Res 88(4):339–344.

[124] Pazgier M, Hoover DM, Yang D, Lu W, Lubkowski J (2006) Human beta-defensins. Cell Mol Life Sci 63(11):1294–1313.

[125] Pevsner-Fischer M, Morad V, Cohen-Sfady M et al (2007) Toll-like receptors and their ligands control mesenchymal stem cell functions. Blood 109(4):1422–1432.

[126] Pezelj-Ribaric S, Anic I, Brekalo I, Miletic I, Hasan M, Simunovic-Soskic M (2002) Detection of tumor necrosis factor alpha in normal and in amed human dental pulps. Arch Med Res 33(5):482–484.

[127] Renard E, Gaudin A, Bienvenu G, Amiaud J, Farges JC, Cuturi MC, Moreau A, Alliot-Licht B (2016) Immune Cells and Molecular Networks in Experimentally Induced Pulpitis. J Dent Res 95(2):196–205.

[128] Rutherford RB, Gu K (2000) Treatment of in amed ferret dental pulps with recombinant bone morphogenetic protein-7. Eur J Oral Sci 108(3):202–206.

[129] Saito K, Nakatomi M, Ida-Yonemochi H, Kenmotsu S, Ohshima H (2011) The expression of GM-CSF and osteopontin in immunocompetent cells precedes the odontoblast differentiation following allogenic tooth transplantation in mice. J Histochem Cytochem 59(5):518–529.

[130] Saraiva M, O'Garra A (2010) The regulation of IL-10 production by immune cells. Nat Rev Immunol 10(3):170–181.

[131] Schröder U (1985) Effects of calcium hydroxide-containing pulp-capping agents on pulp cell migration, proliferation, and differentiation. J Dent Res 64 (Spec No):541–548.

[132] Schröder U, Granath LE (1971) Early reaction of intact human teeth to calcium hydroxide fol- lowing experimental pulpotomy and its signi cance to the development of hard tissue barrier. Odontol Revy 22(4):379–395.

[133] Semple F, Dorin JR (2012) β-Defensins: multifunctional modulators of infection, in ammation and more? J Innate Immun 4(4):337–348.

[134] Shiba H, Mouri Y, Komatsuzawa H et al (2003) Macrophage in ammatory protein-3alpha and beta-defensin-2 stimulate dentin sialophosphoprotein gene expression in human pulp cells. Biochem Biophys Res Commun 306(4):867–871.

[135] Silva TA, Lara VS, Silva JS, Garlet GP, Butler WT, Cunha FQ (2004) Dentin sialoprotein and phosphoprotein induce neutrophil recruitment: a mechanism dependent on IL-1beta, TNF- beta, and CXC chemokines. Calcif Tissue Int 74(6):532–541.

[136] Silva-Mendez LS, Allaker RP, Hardie JM, Benjamin N (1999) Antimicrobial effect of acidi ed nitrite on cariogenic bacteria. Oral

Microbiol Immunol 14(6):391–392.

[137] Simon S, Smith AJ, Berdal A, Lumley PJ, Cooper PR (2010) The MAPK pathway is involved in tertiary reactionary dentinogenesis via p38 phosphorylation. J Endod 36(2):256–259.

[138] Simon SR, Berdal A, Cooper PR, Lumley PJ, Tomson PL, Smith AJ (2011) Dentin-pulp complex regeneration: from lab to clinic. Adv Dent Res 23(3):340–345.

[139] Smith KA, Lachman LB, Oppenheim JJ, Favata MF (1980) The functional relationship of the interleukins. J Exp Med 151(6):1551–1556.

[140] Smith AJ, Cassidy N, Perry H, Bègue-Kirn C, Ruch JV, Lesot H (1995) Reactionary dentinogen- esis. Int J Dev Biol 39(1):273–280.

[141] Smith AJ, Patel M, Graham L, Sloan AJ, Cooper PR (2005) Dentin regeneration: key roles for stem cells and molecular signaling. Oral Biosci Med 2:127–132.

[142] Smith AJ, Scheven BA, Takahashi Y, Ferracane JL, Shelton RM, Cooper PR (2012) Dentin as a bioactive extracellular matrix. Arch Oral Biol 57(2):109–121.

[143] Song W, Shi Y, Xiao M et al (2009) In vitro bactericidal activity of recombinant human beta- defensin-3 against pathogenic bacterial strains in human tooth root canal. Int J Antimicrob Agents 33(3):237–243.

[144] Sørensen OE, Borregaard N, Cole AM (2008) Antimicrobial peptides in innate immune responses. Contrib Microbiol 15:61–77.

[145] Stanley H (2002) Calcium hydroxide and vital pulp therapy. In: Hargreaves KM, Goodis HE (eds) Seltzer and Bender's dental pulp. Quintessence, Chicago, IL, pp 309–324.

[146] Staquet MJ, Durand SH, Colomb E et al (2008) Different roles of odontoblasts and broblasts in immunity. J Dent Res 87(3):256–261.

[147] Tanoue T, Umesaki Y, Honda K (2010) Immune responses to gut microbiota-commensals and pathogens. Gut Microbes 1(4):224–233.

[148] Tomic S, Djokic J, Vasilijic S et al (2011) Immunomodulatory properties of mesenchymal stem cells derived from dental pulp and dental follicle are susceptible to activation by toll-like recep- tor agonists. Stem Cells Dev 20(4):695–708.

[149] Tomson PL, Grover LM, Lumley PJ, Sloan AJ, Smith AJ, Cooper PR (2007) Dissolution of bio- active dentin matrix components by mineral trioxide aggregate. J Dent 35(8):636–642.

[150] Turner MD, Nedjai B, Hurst T, Pennington DJ (2014) Cytokines and chemokines: at the crossroads of cell signalling and in ammatory disease. Biochim Biophys Acta 1843(11):2563–2582.

[151] Veerayutthwilai O, Byers MR, Pham TT, Darveau RP, Dale BA (2007) Differential regulation of immune responses by odontoblasts. Oral Microbiol Immunol 22(1):5–13.

[152] Viola A, Luster AD (2008) Chemokines and their receptors: drug targets in immunity and in am- mation. Annu Rev Pharmacol Toxicol 48:171–197.

[153] Wang Y, Yan M, Fan Z, Ma L, Yu Y, Yu J (2014) Mineral trioxide aggregate enhances the odonto/ osteogenic capacity of stem cells from in ammatory dental pulps via NF-κB pathway. Oral Dis 20(7):650–658.

[154] Wang Z, Ma F, Wang J et al (2015) Extracellular signal-regulated kinase mitogen-activated protein kinase and phosphatidylinositol 3-kinase/Akt signaling are required for lipopolysaccharide- mediated mineralization in murine odontoblast-like cells. J Endod 41(6):871–876.

[155] Yamada M, Kojima N, Paranjpe A et al (2008) N-acetyl cysteine (NAC)-assisted detoxi cation of PMMA resin. J Dent Res 87(4):372–377.

[156] Zhong S, Zhang S, Bair E, Nares S, Khan AA (2012) Differential expression of microRNAs in normal and in amed human pulps. J Endod 38(6):746–752.

[157] Zudaire E, Portal-Núñez S, Cuttitta F (2006) The central role of adrenomedullin in host defense. J Leukoc Biol 80(2):237–244.

第7章 牙髓再生治疗中的感染控制

Current and Future Views on Disinfection for Regenerative Strategies

Nikita B. Ruparel, Obadah N. Austah, Anibal Diogenes

7.1 引言

医生们经常在临床中应用组织工程原理，比如面部创伤或肿瘤切除后颅面结构的重建，牙齿缺失或牙周病丧失骨质的再生，以及牙齿不同程度感染后牙本质-牙髓的再生。组织工程的先决条件是存在有利于愈合的环境，没有微生物定植和炎症。多项皮肤、骨骼和牙齿组织的生物学研究证实，持续存在的微生物感染会导致再生治疗效果欠佳（Mansbridge 2008；Thomas和Puleo 2011；Yoshinari等1998）。例如，当细菌感染持续存在时，牙周引导组织再生（GTR）的临床治疗效果较差（Yoshinari等1998；Sander和Karring 1995；Smith MacDonald等1998；Trombelli等1995）。因此，通过刮治和根面平整，以及局部或全身使用抗生素，以尽可能地减少微生物，是创造骨再生有利环境的第一步（Yoshinari等2001；Nowzari等1995；Zucchelli 1999）。这表明细菌菌落或生物膜的存在会产生一种自我维持的炎症环境，阻碍创伤愈合过程。再生治疗的不良后果直接取决于感染和炎症

N. B. Ruparel (✉) · A. Diogenes
Department of Endodontics, University of Texas Health Science Center at San Antonio, San Antonio, TX, USA
e-mail: ruparel@uthscsa.edu; diogenes@uthscsa.edu

O. N. Austah
Department of Endodontics, University of Texas Health Science Center at San Antonio, San Antonio, TX, USA

Department of Endodontics, Faculty of Dentistry, King Abdulaziz University, Jeddah, Saudi Arabia
e-mail: austah@utexas.edu

H. F. Duncan, P. R. Cooper (eds.), *Clinical Approaches in Endodontic Regeneration*,
https://doi.org/10.1007/978-3-319-96848-3_7

对再生关键因素和干细胞的影响。评估口腔干细胞的多项研究表明，生物膜可调控干细胞的多个关键功能，如降低迁移和分化能力，以及改变分化方向（Ward等2015；Kato等2014；Morsczeck等2012；Abe等2010）。因此，治疗前已存在的微生物感染和治疗后出现的感染都会显著影响组织工程的临床疗效。因此，本章将探讨完善的消毒在牙髓-牙本质再生治疗中的作用。

活髓保存治疗（VPT）和牙髓再生治疗（REP）是两种常见的治疗方法，需要严格遵循组织工程原理。自体干细胞、内源性或外源性支架与信号因子之间的相互作用是这些治疗方法的基础。值得一提的是，这两种治疗方式的最初目标均是清除微生物。VPT病例的微生物感染相对轻微，而对于接受REP的患牙牙髓由于外伤、龋病或发育异常已坏死感染。在过去的15年中，REP发展势头迅猛，为死髓年轻恒牙的继续发育提供了唯一的机会。VPT的目标是使用具有生物相容性的修复材料维持牙髓的健康活力，REP则目标更为深远。REP的目标包括病变愈合、免疫活性组织的再生以及未发育组织的形成，例如牙根发育完成及其相关牙髓的形成。因此，干细胞在REP中具有更重要的作用和功能，必须采取一切措施来保持它们的功能。为此，大多数现有研究基于在临床环境中使用REP恢复牙髓-牙本质复合体。

像所有的牙髓治疗一样，死髓年轻恒牙治疗的第一步是消毒。目前只有一项研究对死髓年轻恒牙致病菌群性质的相关证据。这项研究（Nagata 2014）发现，66%的根管中检测出的最常见菌种是放线菌，33.34%是牙髓卟啉单胞菌、微小微单胞菌和具核梭杆菌，26.27%是牙龈卟啉单胞菌和中间普氏菌，20%是福赛坦氏菌，13.33%是龈沟产线菌和密螺旋体。死髓年轻恒牙中这些微生物的检出率与原发性感染的成熟恒牙相似（Gomes等2007，2006）；然而，与成人相比，在年轻恒牙根管中，微生物以浮游和生物膜形式进入难以清理的牙本质小管更深层（Kakoli等2009）。再者，复杂的根管解剖结构也使生物膜的清除困难重重（Nair等2005）。此外，在REP中，年轻恒牙的根管壁相对薄弱，不适于使用常规清理方法，比如微创或不进行机械预备（Kontakiotis等2015）。因此，感染年轻恒牙的清理很大程度上依赖于化学消毒（Diogenes等2014）。虽然常规根管治疗可将细菌数量降低至阈值以下使根尖周炎愈合（Siqueira Jr.和Rocas 2008），但是接受REP的牙齿中残留的生物膜可能会阻碍再生过程。

牙髓再生治疗可分为3个主要步骤：消毒、引血和修复。在2011年之前，医生们使用消毒剂彻底清理根管系统（Kontakiotis等2015）。然而研究发现引血可使根管系统中来自根尖周组织的干细胞数量增加（Lovelace等2011；Chrepa等2015），因此应谨慎使用消毒剂。既往研究评估了消毒剂的干细胞毒性、对干细胞功能的影响以及对牙本质的调控作用（Diogenes 等2014）。自2001年以来，各种各样的冲洗剂和根管内消毒药物已被用于REP（图7.1 a，b）。次氯酸钠（5.25%~6%浓度NaOCl）和三抗糊剂（TAP；1000mg/mL）分别是最常用的冲洗液和根管内消毒药物。值得注意的是，从2001年到2017年每5年的数据显示，REP中使用的各种冲洗液和根管内消毒药物发生了实质性变化（图7.2a，b）。这些变化表明，随着对生物学的深入理解，REP已转变为基于干细胞的疗

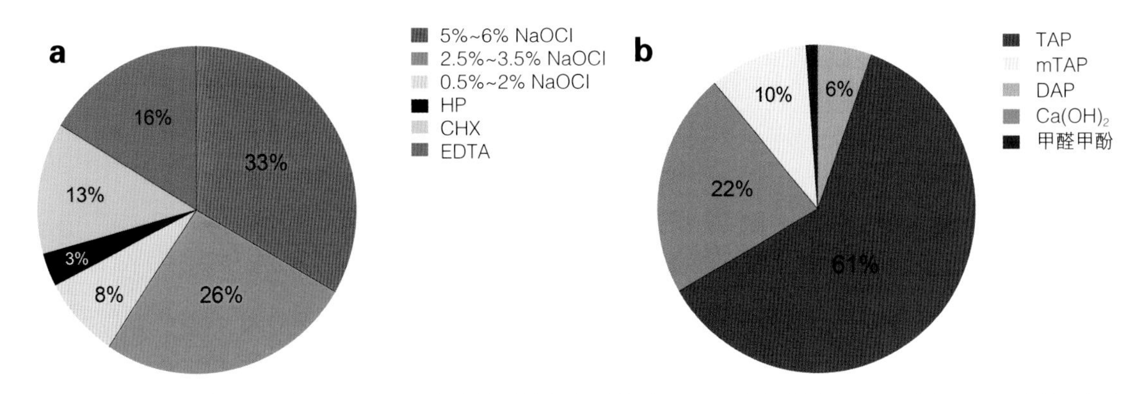

图7.1 2001年至2017年牙髓再生治疗（REP）中使用的各种消毒剂。（a）该饼图表示自2001年以来REP中使用的所有冲洗液（NaOCl，次氯酸钠；HP，过氧化氢；CHX，葡萄糖酸氯己定；EDTA，乙二胺四乙酸）。（b）该饼图表示自2001年以来REP中使用的所有药物（TAP，三抗糊剂；DAP，双抗糊剂；$Ca(OH)_2$，氢氧化钙）。

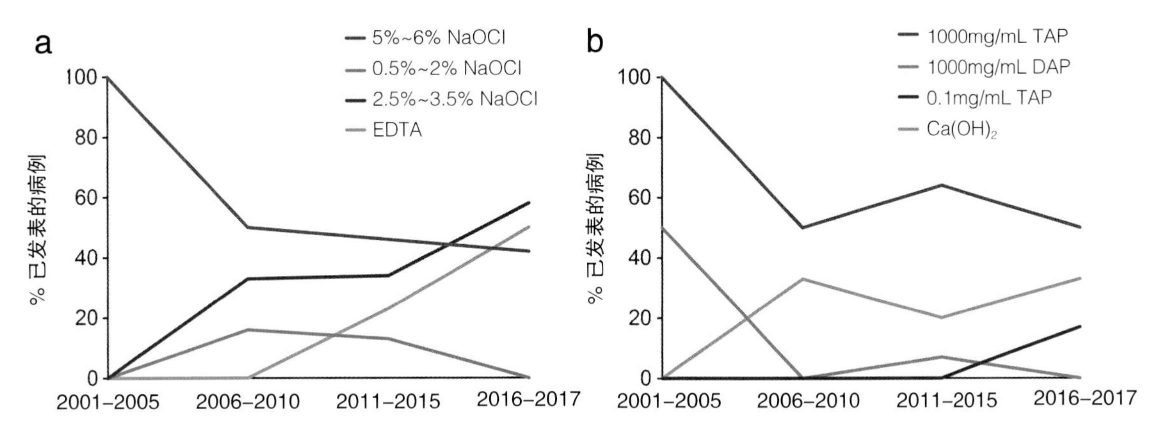

图7.2 2001年至2017年REP中所使用的消毒剂的趋势图。（a）自2001年以来常用冲洗液的变化趋势（NaOCl，次氯酸钠；EDTA，乙二胺四乙酸）。（b）自2001年以来常用根管内药物的变化趋势（TAP，三抗糊剂；DAP，双抗糊剂；$Ca(OH)_2$，氢氧化钙）。

法。下面我们将探讨以上变化趋势的依据和最新相关研究。

7.2 REP中使用的冲洗液

根管冲洗是牙髓再生治疗和传统根管治疗的关键步骤之一。根管冲洗具有多重作用：消毒，去除破坏的生物膜，中和细菌抗原，清除根管内药物，对根管壁表面进行处理便于充填（Buck等2001；Oliveira等2012）。因此，根管冲洗液是临床医生的重要“武器”。由于REP中很少甚至无须机械预备，所以根管冲洗是REP中消毒的第一步。下面我们将探讨常用冲洗液对牙髓再生治疗的影响。

7.2.1 干细胞的存活和黏附

在众多的冲洗液中，NaOCl是牙髓治疗中最常用的冲洗液，包括REP（图7.1a）（Kontakiotis等2015；Diogenes等2013）和VPT（Bimstein和Rotstein 2016）。它具有以下特征：（1）高效的杀菌效果（Harrison等1990；Vianna等2006；Martinho和Gomes 2008）；（2）组织溶解能力（Hand等1978；Harrison和Hand 1981；Yang等1995）；（3）局部使用时可有效止血（Hafez等2002）。以上这些都是NaOCl有利于年轻恒牙REP和VPT根管消毒的特点。在VPT中，由于使用时间较短，5.25%~6%的NaOCl不会损伤牙髓，仅在牙本质的最浅层（0.5mm）引起轻微反应（Rosenfeld等1978），不会影响临床治疗效果（Akcay 2015）。然而，在REP中使用这些浓度的NaOCl会改变根管微环境，使干细胞存活率和黏附率下降（Ring等2008；Trevino等2011）。NaOCl的这些副作用似乎与浓度成正比。一项评估不同浓度（6%、3%、1.5%和0.5%）NaOCl对干细胞存活率影响的研究表明，NaOCl处理后的牙本质会降低干细胞存活率（呈浓度依赖性），使用6%NaOCl相应的干细胞死亡率最高，而0.5%~3%NaOCl对于干细胞活力有中等程度不利影响（Martin等2012）。这些发现与其他研究使用高浓度NaOCl而产生类似副作用的研究结果一致（Galler等2011）。此外，该研究还揭示了6%浓度NaOCl对牙本质物理性质的影响。使用该浓度NaOCl处理牙本质似乎具有“破坏性”，导致牙本质表面吸收（Galler等2011）。因此，高浓度NaOCl导致对细胞大量死亡，可能是由于NaOCl对牙本质物理性质的间接作用和长期影响所致。

牙髓治疗中另一种常用的冲洗液是17%乙二胺四乙酸（ETDA）。EDTA具有螯合钙离子的特性，可用来去除根管机械预备过程中产生的玷污层。EDTA的螯合作用使NaOCl可以更好地渗透到牙本质小管中，增强其杀菌效果（Bystrom和Sundqvist 1985）。多项评估EDTA细胞毒性的研究显示，EDTA对干细胞活力的影响最小（Trevino等2011；Martin等2012；Galler等2015）。此外，EDTA还可以扭转NaOCl对干细胞的损伤（Martin等2012）。这是由于EDTA具有能够处理牙本质表面的特性。牙本质中含有大量有益于干细胞趋化、黏附、存活和分化的蛋白质，包括转化生长因子β（TGF-β）、碱性成纤维细胞生长因子（bFGF）、血管内皮生长因子（VEGF）、骨形态发生蛋白（BMP）、胰岛素样生长因子（IGF-1和IGF-2）、血小板衍生生长因子（PDGF）、胎盘生长因子（PIGF）、肝细胞生长因子（HGF）和表皮生长因子（EGF）（Roberts-Clark和Smith 2000；Smith等2012）。因此，牙本质表面的处理被认为是REP中的关键步骤。细胞-细胞的相互作用、细胞-细胞外基质分子的相互作用、细胞-生长因子的相互作用可共同为干细胞的繁殖和发挥功能提供一个理想的环境。牙本质的处理很大程度上依赖于EDTA（Trevino等2011；Martin等2012；Galler等2011，2015；Smith等2016），EDTA可暴露细胞外基质（以便细胞黏附），促进生物活性分子从牙本质中释放（Trevino等2011；Martin等2012；Galler等2011，2015）。由于以上特性，EDTA可能会扭转NaOCl对干细胞的损伤。值得注意的是，过氧化氢和葡萄糖酸氯己定（CHX）也被用作REP中的冲洗液。也有学者在VPT中使用CHX。目前关于这两种冲洗剂对牙髓再生影响的研究较少。2%浓度的CHX似乎也不利于干细胞的存活。尽管有研究表明CHX具有细胞毒性（Trevino等2011；Lessa等2010；de Souza等2007），但是CHX已成功用于VPT，这可能是因为使用氢氧化钙或生物陶瓷材料盖髓后，牙髓的修复能力能够降低CHX的细胞毒性（Tuzuner等2012）。然而，17%EDTA不能扭转这些影响（Trevino等2011）。此外，研究证实CHX会减少MTA诱导的钙化屏障厚度（Manochehrifar等2016），还需要强调的是CHX不具备NaOCl的组织溶解能力或止血作用（Okino等2004）。再者，如果CHX与NaOCl同时使用会相互作用形成具有强烈细胞毒性作用的沉淀物（Basrani等2007；Bui等2008）。总之，这些研究提示CHX的作用也可能是浓度依赖性的，未来的研究方向可能会是估量CHX的允许剂量或探寻CHX失活的方法，这将有助于进一步提高消毒效果，同时促进牙髓再生。

7.2.2　干细胞分化

评估各种冲洗液冲洗牙本质后干细胞分化潜能的研究证实，正如NaOCl对于细胞存活具有不利影响一样，6%浓度NaOCl也可改变间充质干细胞的分化潜能（Martin等2012；Casagrande等2010）。该浓度的NaOCl可导致干细胞完全丧失分化为成牙本质细胞的能力。另外，1.5%浓度NaOCl不会改变干细胞分化为成牙本质细胞的能力（Martin等2012）。相反，一项在体内异位生长模型中进行的研究发现，经17%EDTA处理的牙本质有利于干细胞分化为成牙本质细胞，且细胞紧密接触，牙本质表面不存在吸收，显现出成牙本质细胞样表型（Galler等2011）。另一项使用牙齿切片模型评估基质细胞外磷酸蛋白（MEPE）、牙本质基质蛋白-1（DMP-1）和牙本质涎磷蛋白（DSPP）等成牙本质细胞标记物表达的研究证实，17%EDTA处理牙切片后，以上标记物显著增加，而经NaOCl处理后，其表达则完全消失（Casagrande等2010；Galler等2016）。此外，与评估干细胞存活率的研究结果类似，17%EDTA也可以逆转高浓度NaOCl所导致的干细胞分化潜能降低（Martin等2012）。EDTA的上述优点仍然是由于它具有将牙本质基质中的信号分子释放，促进干细胞分化的特性。总之，以上研究表明，使用1.5%NaOCl冲洗根管（利用其溶解和消毒能力），然后使用17%EDTA作为最终冲洗液可促进干细胞存活、黏附和分化。

7.3　REP中用作消毒剂的药物

根管内封药是根管清理后的第二步，也是最后一步。这种药物治疗，是干细胞进入根管系统之前进一步消毒的关键步骤。与根管冲洗的相关研究类似，大量研究旨在使根管内封药的消毒效果最大化，同时又不破坏组织再生所需的微环境（Diogenes等2014）。

包含环丙沙星、甲硝唑和米诺环素的药物组合方案已在REP中广泛应用（Kontakiotis等2015）。学者们首次对三抗糊剂（TAP）进行研究，以评估其对牙髓病原体的抗菌效果（Hoshino

等1996；Sato等1996，1993）。因其具有广谱抗菌效果，适用于微创预备或不预备的病例，TAP已成为REP中的常用药物。一些临床成功病例证实了TAP在REP中的有效性（Torabinejad等2017）。还有一些其他常用的根管内消毒药物，包括含有环丙沙星和甲硝唑的双抗糊剂（DAP）、氢氧化钙［$Ca(OH)_2$］和CHX凝胶（Torabinejad等2017）。如前所述，根管消毒有两个目的：（1）清除细菌，以促进病变愈合；（2）创造一个有利于干细胞功能和再生的微环境。下面我们将讨论REP和VPT中常用药物对牙髓再生关键因素的影响。

7.3.1 干细胞存活

在REP和VPT中，干细胞与根管内药物直接接触。在过去5年里，牙髓再生领域的相关研究集中在各种根管内药物对干细胞存活的影响（Diogenes等2014）。因此，应全面评估与干细胞接触的药物剂量对干细胞活力的影响。评估抗菌剂对干细胞活力影响的体外（Ruparel等2012）以及离体牙（Althumairy等2014；Alghilan等2017）研究表明，未稀释（1000mg/mL）的TAP、DAP、DAP+头孢克洛和奥格门汀会严重威胁干细胞的存活。由于药物剂量越高，抑菌/杀菌效果越强，因此以往建议使用高浓度的抗菌剂。然而，众所周知，抗菌药物剂量必须通过最小抑制/杀菌浓度（MIC或MBC）测试来确定。确定复杂的多菌种生物膜的MIC，需要耗费大量人力。Hoshino和Sato等在早期开展了一项研究，他们从急性和慢性根尖周炎患牙的根管中获得浮游微生物样本，发现当TAP浓度超过50~100μg/mL时，其抗菌效果并未随之提高（Hoshino等1996；Sato等1993，1992）。此外，除了一项使用单一菌种生物膜（粪肠球菌）进行的研究（Latham等2016）之外，近期一些使用多菌种生物膜模型的研究也表明，当抗菌剂的剂量超过1000μg/mL（1mg/mL）时，对于牙髓病原体的抗菌效果并不会增加（Jacobs等2017；Albuquerque等2017）。此外，由于抗菌剂无法完全从根管系统中清除（Akman等2015），也有研究评估其残留抗菌效果。这些研究表明，环丙沙星、甲硝唑等低分子量抗生素可以与牙本质结合，因此根管冲洗后可保持长达7~14天的残留抗菌效果（Sabrah等2015）。此外1mg/mL浓度的抗菌剂似乎在清除单一菌种生物膜方面效果显著（Sabrah等2015）。总的来说，有充分证据表明1mg/mL浓度的TAP/DAP对于牙髓病原体具有最佳的抗菌效果（Jacobs等2017；Albuquerque等2017；Sabrah等2015；Pankajakshan等2016）。此外，有关1mg/mL TAP或DAP的体外和离体牙研究证实SCAP存活率>60%（Ruparel等2012；Althumairy等2014）。另外，体外（Chen等2016）以及体内（Ji等2010）研究证实，使用市售剂量的$Ca(OH)_2$也可获得较高的干细胞存活率。近几十年来，临床医生已将具有抗菌和再生特性的$Ca(OH)_2$制剂成功用作VPT盖髓剂。总之，尽管大部分研究是在体外进行，但是仍为我们提供了一些在保持干细胞存活方面的药物使用指导。

7.3.2 干细胞黏附

干细胞黏附于细胞外基质（ECM）是再生治疗成功的另外一个关键因素。促进细胞黏附的吸附蛋白是ECM表面的一个重要特征，其反过来使细胞能够扩散、迁移和增殖。ECM的这种基本特性是干细胞分化的先决条件。细胞与ECM之间的相互作用主要通过所谓的整合素或高分子量糖蛋白（即纤连蛋白）的黏附蛋白的膜表达介导（Frantz等2010）。因此，必须尽量排除对这种相互作用产生负面影响的因素，以减少干细胞功能的丧失。牙本质由有机胶原蛋白和无机羟基磷灰石（HA）组成，后者是作为干细胞黏附的ECM。此外，来自患者自身血液的血清蛋白可显著促进细胞黏附（Sawyer等2005；Kilpadi等2004）。在VPT和REP中，干细胞分别与来自牙髓和根尖周血液的这些蛋白质直接接触。这些蛋白质覆盖在牙本质表面，使HA成为干细胞现成的ECM。有研究发现，TAP、$Ca(OH)_2$等消毒剂可使HA表面发生改变。尽管1000mg/mL浓度的TAP可改变牙本质表面，显著降低其显微硬度（Alghilan等2017；Yassen等2015），但是用1mg/mL TAP和$Ca(OH)_2$处理的牙本质并未降低其显微硬度或化学完整性（Yassen等2015；Yilmaz等2016）。此外，使用$Ca(OH)_2$处理的牙本质可释放化学引诱物等生物活性分子（Graham等2006）。牙本质介导的趋化作用可显著促进细胞迁移和黏附（Galler等2016）。以上这些证据表明，临床使用的1000mg/mL浓度TAP可能会因为降低干细胞存活率而破坏细胞黏附（Yassen等2015）。然而，100μg/mL浓度TAP对细胞黏附没有破坏作用（Yassen等2015）。$Ca(OH)_2$处理的牙本质表面可促进细胞黏附，使表达纤连蛋白的细胞数量增加（Kitikuson和Srisuwan 2016）。此外，这些细胞呈纺锤形，胞质突较长，具有经典的干细胞表型（Kitikuson和Srisuwan 2016）。$Ca(OH)_2$的这些优点并不令人意外，体外研究发现，1mg/mL浓度$Ca(OH)_2$可促进干细胞增殖，这可能是由于磷酸化ERK等转录因子的上调（Ji等2010）。一项研究表明$Ca(OH)_2$处理后间充质干细胞（MSC）与牙本质表面的黏附率提高，而另一项研究则具有相反的结果（Alghilan等2017）。这一差异可能是由于测定细胞黏附率的方法不同。另一方面，学者们一致认为，1mg/mL浓度的TAP可促进MSC黏附（Alghilan等2017；Kitikuson和Srisuwan 2016）。以上这些研究对于制订当前推荐且仍在不断更新的REP操作指南至关重要。

7.3.3　干细胞分化

牙齿干细胞具有独特的细胞来源，可分化成多种颅面组织。它们起源于神经嵴，并且具有形成骨、软骨、结缔组织、牙髓和牙本质等间充质组织的能力。这些细胞也可以分化成神经元和神经胶质等外胚层衍生物。这使神经嵴来源的牙齿干细胞成为牙齿再生的重要来源。因此，大多数研究使用的是牙髓干细胞（DPSC）、人类脱落乳牙干细胞（SHED）和根尖牙乳头干细胞（SCAP）。REP再生的理想结果是替代已丧失的结构，并且使因牙髓过早坏死而停止发育的牙齿可以继续发育。因此，年轻恒牙病例具有临界尺寸缺陷（Huang和Garcia-Godoy 2014），这比VPT病例要严重得多。此外，与VPT不同，REP中没有可用的牙髓结构来促进干细胞分化和再生。死髓牙以及REP中干细胞分化的另外一个同样具有挑战性的障碍是慢性细菌感染和大量微生物抗原的存在。因此，根管消毒在干细胞分化中的作用对于REP的治疗效果至关重要。

虽然接受常规非手术根管治疗的根尖周炎患牙，通过机械化学清理使细菌数量降低至阈值以下，足以使其愈合（Siqueira Jr.和Rocas 2008），但是在REP中生物膜的存在可能会带来一些未知挑战。由于大多数REP对根管系统进行微创清理或不进行机械清理（Kontakiotis等2015），因此细菌可能无法完全清除。事实上，犬（Windley 3rd等2005）和雪貂（Verma等2017）的动物实验研究显示，30%~50%的牙齿经1.25%NaOCl和1000mg/mL TAP处理后，根管壁上仍存在浮游微生物以及生物膜。此外，最近发表的研究表明，未完全去除的细菌生物膜可以将干细胞分化转变为成骨细胞表型而不是成牙本质表型（Vishwanat等2017）。另外一项动物体内研究表明，细菌和炎症的存在与管壁上牙本质样组织的缺乏直接相关（Verma等2017）。此外，死髓牙经REP治疗后的组织学分析显示，根管壁上/管腔内出现非牙本质样矿化结构（Lin等2014；Martin等2013；Shimizu等2013；Lei等2015；Meschi等2016）。这些研究表明，REP后干细胞分化并不理想，细菌生物膜的存在与微生物抗原的持续存在关系密切，后者能够改变REP后的组织学结果（图7.3a，b）。

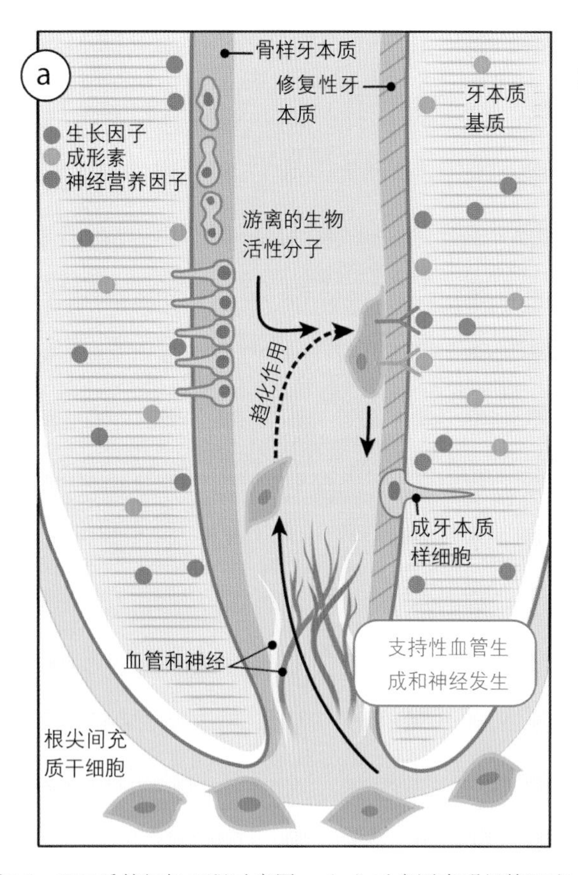

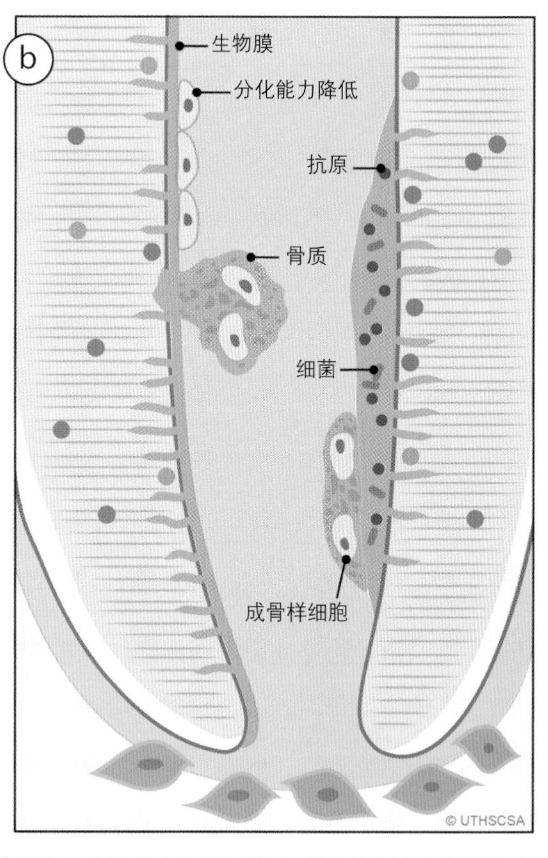

图7.3　REP后的组织工程示意图。（a）示意图表明根管经充分消毒，组织学结果较为理想。没有细菌定植的牙本质促进牙本质样组织（骨样牙本质，衬有新分化形成的成牙本质样细胞）的再生、血管生成和神经发生。（b）示意图表明根管消毒不充分，组织学结果较差。残留的生物膜或微生物抗原污染的牙本质，导致干细胞分化能力降低，形成成骨样细胞和异位组织（管腔内的骨质）。

微生物对干细胞的影响可分为直接影响和间接影响。直接影响是指细菌毒素对干细胞分化的影响（Ward等2015；Kato等2014；Morsczeck等2012；Abe等2010），而间接影响是指细菌降解酶对干细胞分化所需的信号分子的影响。评估直接影响的研究表明，微生物副产物可显著阻碍干细胞的矿化表型（Vishwanat等2017）。微生物对干细胞的间接影响同样值得研究，多项研究表明生长因子的释放是干细胞分化的主要调节器。尽管牙齿再生所需的理想的生长因子混合物以及它们的特定浓度目前尚不明确，但是牙本质中释放的生长因子对于再生至关重要。评估细菌酶对生长因子影响的研究表明，血小板衍生生长因子（PDGF）、粒细胞/巨噬细胞集落刺激因子（GM-CSF）、转化因子-β（TGF-β）和碱性成纤维细胞生长因子（FGF）等生长因子的降解率超过45%~60%（Payne等2002；Slomiany等1996）。除基质金属蛋白酶（MMP）组织抑制剂减少外，这种效应还可能是细菌蛋白酶增加和细菌介导的宿主MMP增加的协同作用（Robson 1997；Stadelmann等1998；Chen等1997）。此外，存在于牙本质基质中的GM-CSF、碱性FGF和TGF-β等生长因子，对于干细胞趋化、迁移以及干细胞分化成矿化组织形成细胞、内皮细胞和结缔组织形成细胞至关重要。然而牙科领域的当前研究尚未评估这些间接影响，其作用机制尚不清楚。

7.3.3.1　根管消毒所面临的挑战及其对策

大量文献报道了由于持续感染导致的REP失败和/或牙根发育不明显的临床病例（Lin等2014；Pinto等2017；Alobaid等2014；Saoud等2014）。此外，除一篇文献外（Shimizu等2012），大多数组织学研究表明牙齿经REP后形成的是类骨质、骨样组织、类牙骨质或牙骨质样组织（Lin等2014；Martin等2013；Shimizu等2013；Lei等2015；Meschi等2016）。因此，牙本质形成并不是REP常见的治疗结果。对这些牙齿的术前诊断进行分析，结果显示所有患牙的牙髓均已坏死，伴有症状的根尖周炎、急性根尖脓肿或慢性根尖脓肿（Fouad和Verma 2014）。此外，一些动物研究还表明，牙髓坏死感染的牙齿经REP后形成骨样组织和牙骨质样组织而非牙本质（Verma等2017；Lei等2015；Zhu等2012，2013；Torabinejad等2015；Zhang等2014）。另外，人类（Shimizu等2012；Peng等2017）或者动物（Kodonas等2012；Iohara等2011；Huang等2010）的活髓牙经REP可获得理想的效果。例如，Shimizu等（Shimizu等2012）、Peng等（Peng等2017）发现，不可复性牙髓炎患牙经REP后前期牙本质表面可见扁平的成牙本质样细胞。总之，以上研究表明根管内残留的细菌/生物膜可能不利于REP中的干细胞理想分化。

导致年轻恒牙牙髓坏死感染的微生物菌群目前尚不清楚。近期一项研究表明，其微生物菌群特点可能类似于原发性感染的成熟恒牙（Gomes等2007，2006）。然而由于缺乏充分研究，无法进行准确的微生物靶向消毒。在16种常用抗生素中，仅有两种抗生素，即奥格门汀和替加环素，对于所有用来测试的24种牙髓病原体具有100%的抗菌效果（Jungermann等2011）。此外，TAP中的甲硝唑和克林霉素等抗菌效果最差（Jungermann等2011）。与该研究结果一致，另一项研究也发现奥格门汀具有较好的杀菌效果，甲硝唑的抑菌效果不佳（Baumgartner和Xia 2003）。目前为止，文献中尚未报道使用奥格门汀的临床病例，使用TAP的病例似乎成功率较高；然而，在伴有持续感染或牙根未发育的难治性REP病例中，奥格门汀等药物可能会改善临床治疗效果。

另一种促进根管消毒的策略是增加抗生素的残留抗菌作用和牙本质抗原的解毒作用。为了在根管系统中实施以上策略，学者们正在对各种支架进行测试。光敏化玫瑰红功能化壳聚糖纳米颗粒是一种支架材料，通过光线激活玫瑰红等光敏剂，以中和脂多糖（LPS）等细菌副产物（Shrestha等2015）。其他的一些支架包括TAP负载的聚二噁烷酮（PDS）纳米纤维。PDS纳米纤维可在初期大量释放药物，随后持续释放长达14天。使用载有1mg/mL TAP的PDS对双菌种和多菌种生物膜具有显著的抗菌效果（Albuquerque等2017；Pankajakshan等2016）。这些支架还可作为药物稀释后的载体，从而将其更容易地输送到根管系统中。

根管冲洗技术在根管消毒中也具有重要作用，可促进冲洗液分渗透，清除碎屑，破坏细菌生物膜。学者们提倡使用负压冲洗系统（EndoVac；KerrEndo，Orange County，CA），因其具有良好的消毒效果和安全性（Desai和Himel 2009；Hockett等2008）。然而一项比较EndoVac与传统正压冲洗技术的研究发现，两者在减少细菌数量方面没有显著差异［EndoVac组（88.6%），常规冲洗组（78.28%）］（Cohenca等2010）。然而，对牙髓再生治疗/血运重建术后形成的组织进行评估，发现EndoVac辅助冲洗可促进结缔组织、血管和矿化组织形成，与常规冲洗技术相比，炎症细胞数量较少（da Silva等2010）。因此，与常规正压冲洗相比，EndoVac辅助冲洗可能具有更多优势。

虽然被动超声荡洗或声波荡洗（Virdee等2018）尚未在REP中广泛应用，但是它们在根管清理中具有显著的效果（Virdee等2018；van der Sluis等2007）。这些冲洗技术尤其适用于REP，因为REP可对牙本质壁进行微创机械预备或者不预备。微创（使用手锉环锉根管壁）配合声波荡洗（Mancini等2013）或超声荡洗可以最大限度地破坏和去除生物膜。总之，以上方法可在多个方面增强根管消毒，具有良好的应用前景。

小结

干细胞恰当地行使功能是组织工程的核心原则。牙科领域已将组织工程的概念常规应用于GTR、VPT和REP中。越来越多的证据表明微生物在牙髓炎症中具有重要作用，根管消毒已成为REP的关键环节。在REP中，我们必须最大限度地降低微生物数量，同时让干细胞最大限度地行使功能。由于年轻恒牙牙髓坏死，导致年轻人群中牙齿缺失率较高（Garcia-Godoy和Murray 2012），因此必须进一步改进和优化REP等治疗方法，以尽量减少牙齿缺失。

致谢声明：作者否认与本章相关的任何利益冲突。

参考文献

[1] Abe S, Imaizumi M, Mikami Y, Wada Y, Tsuchiya S, Irie S et al (2010) Oral bacterial extracts facilitate early osteogenic/dentinogenic differentiation in human dental pulp-derived cells. Oral Surg Oral Med Oral Pathol Oral Radiol Endod 109(1):149–154.

[2] Akcay M, Sari S, Duruturk L, Gunhan O (2015) Effects of sodium hypoclorite as disinfectant material previous to pulpotomies in primary teeth. Clin Oral Investig 19(4):803–811.

[3] Akman M, Akbulut MB, Aydinbelge HA, Belli S (2015) Comparison of different irrigation activa- tion regimens and conventional irrigation techniques for the removal of modi ed triple antibi- otic paste from root canals. J Endod 41(5):720–724.

[4] Albuquerque MTP, Nagata J, Bottino MC (2017) Antimicrobial ef cacy of triple antibiotic-eluting polymer nano bers against multispecies bio lm. J Endod 43(9S):S51–SS6.

[5] Alghilan MA, Windsor LJ, Palasuk J, Yassen GH (2017) Attachment and proliferation of dental pulp stem cells on dentine treated with different regenerative endodontic protocols. Int Endod J 50(7):667–675.

[6] Alobaid AS, Cortes LM, Lo J, Nguyen TT, Albert J, Abu-Melha AS et al (2014) Radiographic and clinical outcomes of the treatment of immature permanent teeth by revascularization or apexi- cation: a pilot retrospective cohort study. J Endod 40(8):1063–1070.

[7] Althumairy RI, Teixeira FB, Diogenes A (2014) Effect of dentin conditioning with intracanal medicaments on survival of stem cells of apical papilla. J Endod 40(4):521–525.

[8] Basrani BR, Manek S, Sodhi RN, Fillery E, Manzur A (2007) Interaction between sodium hypo- chlorite and chlorhexidine gluconate. J Endod 33(8):966–969.

[9] Baumgartner JC, Xia T (2003) Antibiotic susceptibility of bacteria associated with endodontic abscesses. J Endod 29(1):44–47.

[10] Bimstein E, Rotstein I (2016) Cvek pulpotomy - revisited. Dent Traumatol 32(6):438–442.

[11] Buck RA, Cai J, Eleazer PD, Staat RH, Hurst HE (2001) Detoxi cation of endotoxin by endodon- tic irrigants and calcium hydroxide. J Endod 27(5):325–327.

[12] Bui TB, Baumgartner JC, Mitchell JC (2008) Evaluation of the interaction between sodium hypo- chlorite and chlorhexidine gluconate and its effect on root dentin. J Endod 34(2):181–185.

[13] Bystrom A, Sundqvist G (1985) The antibacterial action of sodium hypochlorite and EDTA in 60 cases of endodontic therapy. Int Endod J 18(1):35–40.

[14] Casagrande L, Demarco FF, Zhang Z, Araujo FB, Shi S, Nor JE (2010) Dentin-derived BMP-2 and odontoblast differentiation. J Dent Res 89(6):603–608.

[15] Chen SM, Ward SI, Olutoye OO, Diegelmann RF, Kelman Cohen I (1997) Ability of chronic wound uids to degrade peptide growth factors is associated with increased levels of elastase activity and diminished levels of proteinase inhibitors. Wound Repair Regen 5(1):23–32.

[16] Chen L, Zheng L, Jiang J, Gui J, Zhang L, Huang Y et al (2016) Calcium hydroxide-induced pro-liferation, migration, osteogenic differentiation, and mineralization via the mitogen-activated protein kinase pathway in human dental pulp stem cells. J Endod 42(9):1355–1361.

[17] Chrepa V, Henry MA, Daniel BJ, Diogenes A (2015) Delivery of apical mesenchymal stem cells into root canals of mature teeth. J Dent Res 94(12):1653–1659.

[18] Cohenca N, Heilborn C, Johnson JD, Flores DS, Ito IY, da Silva LA (2010) Apical negative pres-sure irrigation versus conventional irrigation plus triantibiotic intracanal dressing on root canal disinfection in dog teeth. Oral Surg Oral Med Oral Pathol Oral Radiol Endod 109(1):e42–e46.

[19] van der Sluis LW, Versluis M, Wu MK, Wesselink PR (2007) Passive ultrasonic irrigation of the root canal: a review of the literature. Int Endod J 40(6):415–426.

[20] Desai P, Himel V (2009) Comparative safety of various intracanal irrigation systems. J Endod 35(4):545–549.

[21] Diogenes A, Henry MA, Teixeira FB, Hargreaves KM (2013) An update on clinical regenerative endodontics. Endod Topics 28(1):2–23.

[22] Diogenes AR, Ruparel NB, Teixeira FB, Hargreaves KM (2014) Translational science in disinfec-tion for regenerative endodontics. J Endod 40(4 Suppl):S52–S57.

[23] Fouad AF, Verma P (2014) Healing after regenerative procedures with and without pulpal infec-tion. J Endod 40(4 Suppl):S58–S64.

[24] Frantz C, Stewart KM, Weaver VM (2010) The extracellular matrix at a glance. J Cell Sci 123(Pt 24):4195–4200.

[25] Galler KM, D'Souza RN, Federlin M, Cavender AC, Hartgerink JD, Hecker S et al (2011) Dentin conditioning codetermines cell fate in regenerative endodontics. J Endod 37(11):1536–1541.

[26] Galler KM, Buchalla W, Hiller KA, Federlin M, Eidt A, Schiefersteiner M et al (2015) In uence of root canal disinfectants on growth factor release from dentin. J Endod 41(3):363–368.

[27] Galler KM, Widbiller M, Buchalla W, Eidt A, Hiller KA, Hoffer PC et al (2016) EDTA condition- ing of dentine promotes adhesion, migration and differentiation of dental pulp stem cells. Int Endod J 49(6):581–590.

[28] Garcia-Godoy F, Murray PE (2012) Recommendations for using regenerative endodontic proce-dures in permanent immature traumatized teeth. Dent Traumatol 28(1):33–41.

[29] Gomes BP, Jacinto RC, Pinheiro ET, Sousa EL, Zaia AA, Ferraz CC et al (2006) Molecular analy- sis of Filifactor alocis, Tannerella forsythia, and treponema denticola associated with primary endodontic infections and failed endodontic treatment. J Endod 32(10):937–940.

[30] Gomes BP, Montagner F, Jacinto RC, Zaia AA, Ferraz CC, Souza-Filho FJ (2007) Polymerase chain reaction of Porphyromonas gingivalis, Treponema denticola, and Tannerella forsythia in primary endodontic infections. J Endod 33(9):1049–1052.

[31] Graham L, Cooper PR, Cassidy N, Nor JE, Sloan AJ, Smith AJ (2006) The effect of calcium hydroxide on solubilisation of bio-active dentine matrix components. Biomaterials 27(14): 2865–2873.

[32] Hafez AA, Cox CF, Tarim B, Otsuki M, Akimoto N (2002) An in vivo evaluation of hemorrhage control using sodium hypochlorite and direct capping with a one- or two-component adhesive system in exposed nonhuman primate pulps. Quintessence Int 33(4):261–272.

[33] Hand RE, Smith ML, Harrison JW (1978) Analysis of the effect of dilution on the necrotic tissue dissolution property of sodium hypochlorite. J Endod 4(2):60–64.

[34] Harrison JW, Hand RE (1981) The effect of dilution and organic matter on the anti-bacterial prop- erty of 5.25% sodium hypochlorite. J Endod 7(3):128–132.

[35] Harrison JW, Wagner GW, Henry CA (1990) Comparison of the antimicrobial effectiveness of regular and fresh scent Clorox. J Endod 16(7):328–330.

[36] Hockett JL, Dommisch JK, Johnson JD, Cohenca N (2008) Antimicrobial ef cacy of two irri- gation techniques in tapered and nontapered canal preparations: an in vitro study. J Endod 34(11):1374–1377.

[37] Hoshino E, Kurihara-Ando N, Sato I, Uematsu H, Sato M, Kota K et al (1996) In-vitro antibacte- rial susceptibility of bacteria taken from infected root dentine to a mixture of cipro oxacin, metronidazole and minocycline. Int Endod J 29(2):125–130.

[38] Huang GT, Garcia-Godoy F (2014) Missing concepts in de novo pulp regeneration. J Dent Res 93(8):717–724.

[39] Huang GT, Yamaza T, Shea LD, Djouad F, Kuhn NZ, Tuan RS et al (2010) Stem/progenitor cell- mediated de novo regeneration of dental pulp with newly deposited continuous layer of dentin in an in vivo model. Tissue Eng Part A 16(2):605–615.

[40] Iohara K, Imabayashi K, Ishizaka R, Watanabe A, Nabekura J, Ito M et al (2011) Complete pulp regeneration after pulpectomy by transplantation of CD105+ stem cells with stromal cell- derived factor-1. Tissue Eng Part A 17(15-16):1911–1920.

[41] Jacobs JC, Troxel A, Ehrlich Y, Spolnik K, Bringas JS, Gregory RL et al (2017) Antibacterial effects of antimicrobials used in regenerative endodontics against bio lm bacteria obtained from mature and immature teeth with necrotic pulps. J Endod 43(4):575–579.

[42] Ji YM, Jeon SH, Park JY, Chung JH, Choung YH, Choung PH (2010) Dental stem cell therapy with calcium hydroxide in dental pulp capping. Tissue Eng Part A 16(6):1823–1833.

[43] Jungermann GB, Burns K, Nandakumar R, Tolba M, Venezia RA, Fouad AF (2011) Antibiotic resistance in primary and persistent endodontic infections. J Endod 37(10):1337–1344.

[44] Kakoli P, Nandakumar R, Romberg E, Arola D, Fouad AF (2009) The effect of age on bacterial penetration of radicular dentin. J Endod 35(1):78–81.

[45] Kato H, Taguchi Y, Tominaga K, Umeda M, Tanaka A (2014) Porphyromonas gingivalis LPS inhibits osteoblastic differentiation and

promotes pro-in ammatory cytokine production in human periodontal ligament stem cells. Arch Oral Biol 59(2):167–175.

[46] Kilpadi KL, Sawyer AA, Prince CW, Chang PL, Bellis SL (2004) Primary human marrow stromal cells and Saos-2 osteosarcoma cells use different mechanisms to adhere to hydroxylapatite. J Biomed Mater Res A 68((2):273–285.

[47] Kitikuson P, Srisuwan T (2016) Attachment ability of human apical papilla cells to root dentin surfaces treated with either 3mix or calcium hydroxide. J Endod 42(1):89–94.

[48] Kodonas K, Gogos C, Papadimitriou S, Kouzi-Koliakou K, Tziafas D (2012) Experimental forma- tion of dentin-like structure in the root canal implant model using cryopreserved swine dental pulp progenitor cells. J Endod 38(7):913–919.

[49] Kontakiotis EG, Filippatos CG, Tzanetakis GN, Agra oti A (2015) Regenerative endodontic ther- apy: a data analysis of clinical protocols. J Endod 41(2):146–154.

[50] Latham J, Fong H, Jewett A, Johnson JD, Paranjpe A (2016) Disinfection ef cacy of current regenerative endodontic protocols in simulated necrotic immature permanent teeth. J Endod 42(8):1218–1225.

[51] Lei L, Chen Y, Zhou R, Huang X, Cai Z (2015) Histologic and immunohistochemical ndings of a human immature permanent tooth with apical periodontitis after regenerative endodontic treat- ment. J Endod 41(7):1172–1179.

[52] Lessa FC, Aranha AM, Nogueira I, Giro EM, Hebling J, Costa CA (2010) Toxicity of chlorhexi- dine on odontoblast-like cells. J Appl Oral Sci 18(1):50–58.

[53] Lin LM, Shimizu E, Gibbs JL, Loghin S, Ricucci D (2014) Histologic and histobacteriologic observations of failed revascularization/ revitalization therapy: a case report. J Endod 40(2): 291–295.

[54] Lovelace TW, Henry MA, Hargreaves KM, Diogenes A (2011) Evaluation of the delivery of mes- enchymal stem cells into the root canal space of necrotic immature teeth after clinical regenera- tive endodontic procedure. J Endod 37(2):133–138.

[55] Mancini M, Cerroni L, Iorio L, Armellin E, Conte G, Cianconi L (2013) Smear layer removal and canal cleanliness using different irrigation systems (EndoActivator, EndoVac, and passive ultrasonic irrigation): eld emission scanning electron microscopic evaluation in an in vitro study. J Endod 39(11):1456–1460.

[56] Manochehrifar H, Parirokh M, Kakooei S, Oloomi MM, Asgary S, Eghbal MJ et al (2016) The effect of mineral trioxide aggregate mixed with chlorhexidine as direct pulp capping agent in dogs teeth: a histologic study. Iranian Endod J 11(4):320–324.

[57] Mansbridge J (2008) Skin tissue engineering. J Biomater Sci Polym Ed 19(8):955–968.

[58] Martin DE, Henry MA, Almeida JFA, Teixeira FB, Hargreaves KM, Diogenes AR (2012) Effect of sodium hypochlorite on the odontoblastic phenotype differentiation of SCAP in cultured organotype human roots. J Endod 38(3):e26.

[59] Martin G, Ricucci D, Gibbs JL, Lin LM (2013) Histological ndings of revascularized/revital-ized immature permanent molar with apical periodontitis using platelet-rich plasma. J Endod 39(1):138–144.

[60] Martinho FC, Gomes BP (2008) Quanti cation of endotoxins and cultivable bacteria in root canal infection before and after chemomechanical preparation with 2.5% sodium hypochlorite. J Endod 34(3):268–272.

[61] Meschi N, Hilkens P, Lambrichts I, Van den Eynde K, Mavridou A, Strijbos O et al (2016) Regenerative endodontic procedure of an infected immature permanent human tooth: an immu-nohistological study. Clin Oral Investig 20(4):807–814.

[62] Morsczeck CO, Drees J, Gosau M (2012) Lipopolysaccharide from Escherichia coli but not from Porphyromonas gingivalis induce pro-in ammatory cytokines and alkaline phosphatase in dental follicle cells. Arch Oral Biol 57(12):1595–1601.

[63] Nagata JY, Soares AJ, Souza-Filho FJ, Zaia AA, Ferraz CC, Almeida JF et al (2014) Microbial evaluation of traumatized teeth treated with triple antibiotic paste or calcium hydroxide with 2% chlorhexidine gel in pulp revascularization. J Endod 40(6):778–783.

[64] Nair PN, Henry S, Cano V, Vera J (2005) Microbial status of apical root canal system of human mandibular rst molars with primary apical periodontitis after “one-visit” endodontic treat-ment. Oral Surg Oral Med Oral Pathol Oral Radiol Endod 99(2):231–252.

[65] Nowzari H, Matian F, Slots J (1995) Periodontal pathogens on polytetra uoroethylene membrane for guided tissue regeneration inhibit healing. J Clin Periodontol 22(6):469–474.

[66] Okino LA, Siqueira EL, Santos M, Bombana AC, Figueiredo JA (2004) Dissolution of pulp tissue by aqueous solution of chlorhexidine digluconate and chlorhexidine digluconate gel. Int Endod J 37(1):38–41.

[67] Oliveira LD, Carvalho CA, Carvalho AS, Alves Jde S, Valera MC, Jorge AO (2012) Ef cacy of endodontic treatment for endotoxin reduction in primarily infected root canals and evaluation of cytotoxic effects. J Endod 38(8):1053–1057.

[68] Pankajakshan D, Albuquerque MT, Evans JD, Kamocka MM, Gregory RL, Bottino MC (2016) Triple antibiotic polymer nano bers for intracanal drug delivery: effects on dual species bio- lm and cell function. J Endod 42(10):1490–1495.

[69] Payne WG, Wright TE, Ko F, Wang X, Robson MC (2002) Bacterial degradation of growth factor. J Appl Res Clin Exp Therap 3(1).

[70] Peng C, Zhao Y, Wang W, Yang Y, Qin M, Ge L (2017) Histologic ndings of a human imma-ture revascularized/regenerated tooth with symptomatic irreversible pulpitis. J Endod 43(6): 905–909.

[71] Pinto N, Harnish A, Cabrera C, Andrade C, Druttman T, Brizuela C (2017) An innovative regen-erative endodontic procedure using leukocyte and platelet-rich brin associated with apical surgery: a case report. J Endod 43(11):1828–1834.

[72] Ring KC, Murray PE, Namerow KN, Kuttler S, Garcia-Godoy F (2008) The comparison of the effect of endodontic irrigation on cell adherence to root canal dentin. J Endod 34(12):1474–1479.

[73] Roberts-Clark DJ, Smith AJ (2000) Angiogenic growth factors in human dentine matrix. Arch Oral Biol 45(11):1013–1016.

[74] Robson MC (1997) Wound infection. A failure of wound healing caused by an imbalance of bac-teria. Surg Clin North Am 77(3):637–650.

[75] Rosenfeld EF, James GA, Burch BS (1978) Vital pulp tissue response to sodium hypochlorite. J Endod 4(5):140–146.

[76] Ruparel NB, Teixeira FB, Ferraz CC, Diogenes A (2012) Direct effect of intracanal medicaments on survival of stem cells of the apical papilla. J Endod 38(10):1372–1375.

[77] Sabrah AH, Yassen GH, Spolnik KJ, Hara AT, Platt JA, Gregory RL (2015) Evaluation of residual antibacterial effect of human radicular dentin treated with triple and double antibiotic pastes. J Endod 41(7):1081–1084.

[78] Sander L, Karring T (1995) New attachment and bone formation in periodontal defects following treatment of submerged roots with guided tissue regeneration. J Clin Periodontol 22(4):295–299.

[79] Saoud TM, Zaazou A, Nabil A, Moussa S, Lin LM, Gibbs JL (2014) Clinical and radiographic outcomes of traumatized immature permanent necrotic teeth after revascularization/revitaliza-tion therapy. J Endod 40(12):1946–1952.

[80] Sato T, Hoshino E, Uematsu H, Kota K, Iwaku M, Noda T (1992) Bactericidal ef cacy of a mixture of cipro oxacin, metronidazole, minocycline and rifampicin against bacteria of carious and endodontic lesions of human deciduous teeth in vitro. Microbial Ecol Health Dis 5(4):171–177.

[81] Sato T, Hoshino E, Uematsu H, Noda T (1993) In vitro antimicrobial susceptibility to combina- tions of drugs of bacteria from carious and endodontic lesions of human deciduous teeth. Oral Microbiol Immunol 8(3):172–176.

[82] Sato I, Ando-Kurihara N, Kota K, Iwaku M, Hoshino E (1996) Sterilization of infected root-canal dentine by topical application of a mixture of cipro oxacin, metronidazole and minocycline in situ. Int Endod J 29(2):118–124.

[83] Sawyer AA, Hennessy KM, Bellis SL (2005) Regulation of mesenchymal stem cell attachment and spreading on hydroxyapatite by RGD peptides and adsorbed serum proteins. Biomaterials 26(13):1467–1475.

[84] Shimizu E, Jong G, Partridge N, Rosenberg PA, Lin LM (2012) Histologic observation of a human immature permanent tooth with irreversible pulpitis after revascularization/regeneration proce-dure. J Endod 38(9):1293–1297.

[85] Shimizu E, Ricucci D, Albert J, Alobaid AS, Gibbs JL, Huang GT et al (2013) Clinical, radio-graphic, and histological observation of a human immature permanent tooth with chronic api-cal abscess after revitalization treatment. J Endod 39(8):1078–1083.

[86] Shrestha A, Cordova M, Kishen A (2015) Photoactivated polycationic bioactive chitosan nanopar-ticles inactivate bacterial endotoxins. J Endod 41(5):686–691.

[87] da Silva LA, Nelson-Filho P, da Silva RA, Flores DS, Heilborn C, Johnson JD et al (2010) Revascularization and periapical repair after endodontic treatment using apical negative pres- sure irrigation versus conventional irrigation plus triantibiotic intracanal dressing in dogs' teeth with apical periodontitis. Oral Surg Oral Med Oral Pathol Oral Radiol Endod 109(5):779–787.

[88] Siqueira JF Jr, Rocas IN (2008) Clinical implications and microbiology of bacterial persistence after treatment procedures. J Endod 34(11):1291–301.e3.

[89] Slomiany BL, Piotrowski L, Slomiany A (1996) Susceptibility of growth factors to degradation by Helicobacter pylori protease: effect of ebrotidine and eucralfate. Biochem Mol Biol Int 40(1):209–215.

[90] Smith MacDonald E, Nowzari H, Contreras A, Flynn J, Morrison J, Slots J (1998) Clinical and microbiological evaluation of a bioabsorbable and a nonresorbable barrier membrane in the treatment of periodontal intraosseous lesions. J Periodontol 69(4):445–453.

[91] Smith AJ, Smith JG, Shelton RM, Cooper PR (2012) Harnessing the natural regenerative potential of the dental pulp. Dent Clin N Am 56(3):589–601.

[92] Smith AJ, Duncan HF, Diogenes A, Simon S, Cooper PR (2016) Exploiting the bioactive proper- ties of the dentin-pulp complex in regenerative endodontics. J Endod 42(1):47–56.

[93] de Souza LB, de Aquino SG, de Souza PP, Hebling J, Costa CA (2007) Cytotoxic effects of differ- ent concentrations of chlorhexidine. Am J Dent 20(6):400–404.

[94] Stadelmann WK, Digenis AG, Tobin GR (1998) Impediments to wound healing. Am J Surg 176(2A Suppl):39S–47S.

[95] Thomas MV, Puleo DA (2011) Infection, in ammation, and bone regeneration: a paradoxical rela- tionship. J Dent Res 90(9):1052–1061.

[96] Torabinejad M, Milan M, Shabahang S, Wright KR, Faras H (2015) Histologic examination of teeth with necrotic pulps and periapical lesions treated with 2 scaffolds: an animal investiga- tion. J Endod 41(6):846–852.

[97] Torabinejad M, Nosrat A, Verma P, Udochukwu O (2017) Regenerative endodontic treatment or mineral trioxide aggregate apical plug in teeth with necrotic pulps and open apices: a system- atic review and meta-analysis. J Endod 43(11):1806–1820.

[98] Trevino EG, Patwardhan AN, Henry MA, Perry G, Dybdal-Hargreaves N, Hargreaves KM et al (2011) Effect of irrigants on the survival of human stem cells of the apical papilla in a platelet- rich plasma scaffold in human root tips. J Endod 37(8):1109–1115.

[99] Trombelli L, Schincaglia GP, Scapoli C, Calura G (1995) Healing response of human buccal gin- gival recessions treated with expanded polytetra uoroethylene membranes. A retrospective report. J Periodontol 66(1):14–22.

[100] Tuzuner T, Alacam A, Altunbas DA, Gokdogan FG, Gundogdu E (2012) Clinical and radiographic outcomes of direct pulp capping therapy in primary molar teeth following haemostasis with various antiseptics: a randomised controlled trial. Eur J Paediatr Dent 13(4):289–292.

[101] Verma P, Nosrat A, Kim JR, Price JB, Wang P, Bair E et al (2017) Effect of residual bacteria on the outcome of pulp regeneration in vivo. J Dent Res 96(1):100–106.

[102] Vianna ME, Horz HP, Gomes BP, Conrads G (2006) In vivo evaluation of microbial reduction after chemo-mechanical preparation of human root canals containing necrotic pulp tissue. Int Endod J 39(6):484–492.

[103] Virdee SS, Seymour DW, Farnell D, Bhamra G, Bhakta S (2018) Ef cacy of irrigant activation techniques in removing intracanal smear layer and debris from mature permanent teeth: a sys- tematic review and meta-analysis. Int Endod J 51:605.

[104] Vishwanat L, Duong R, Takimoto K, Phillips L, Espitia CO, Diogenes A et al (2017) Effect of bacterial bio lm on the osteogenic differentiation of stem cells of apical papilla. J Endod 43(6):916–922.

[105] Ward CL, Sanchez CJ Jr, Pollot BE, Romano DR, Hardy SK, Becerra SC et al (2015) Soluble factors from bio lms of wound pathogens modulate human bone marrow-derived stromal cell differentiation, migration, angiogenesis, and cytokine secretion. BMC Microbiol 15:75.

[106] Windley W 3rd, Teixeira F, Levin L, Sigurdsson A, Trope M (2005) Disinfection of immature teeth with a triple antibiotic paste. J Endod 31(6):439–443.

[107] Yang SF, Rivera EM, Baumgardner KR, Walton RE, Stanford C (1995) Anaerobic tissue-dissolv- ing abilities of calcium hydroxide and sodium hypochlorite. J Endod 21(12):613–616.

[108] Yassen GH, Eckert GJ, Platt JA (2015) Effect of intracanal medicaments used in endodontic regen- eration procedures on microhardness and chemical structure of dentin. Restor Dent Endod 40(2):104–112.

[109] Yilmaz S, Dumani A, Yoldas O (2016) The effect of antibiotic pastes on microhardness of dentin. Dent Traumatol 32(1):27–31.

[110] Yoshinari N, Tohya T, Mori A, Koide M, Kawase H, Takada T et al (1998) In ammatory cell population and bacterial contamination of membranes used for guided tissue regenerative pro- cedures. J Periodontol 69(4):460–469.

[111] Yoshinari N, Tohya T, Kawase H, Matsuoka M, Nakane M, Kawachi M et al (2001) Effect of repeated local minocycline administration on periodontal healing following guided tissue regeneration. J Periodontol 72(3):284–295.

[112] Zhang D-D, Chen X, Bao Z-F, Chen M, Ding Z-J, Zhong M (2014) Histologic comparison between platelet-rich plasma and blood clot in regenerative endodontic treatment: an animal study. J Endod 40(9):1388–1393.

[113] Zhu X, Zhang C, Huang GT, Cheung GS, Dissanayaka WL, Zhu W (2012) Transplantation of den- tal pulp stem cells and platelet-rich

plasma for pulp regeneration. J Endod 38(12):1604–1609.

[114] Zhu W, Zhu X, Huang GT, Cheung GS, Dissanayaka WL, Zhang C (2013) Regeneration of dental pulp tissue in immature teeth with apical periodontitis using platelet-rich plasma and dental pulp cells. Int Endod J 46(10):962–970.

[115] Zucchelli G, Sforza NM, Clauser C, Cesari C, De Sanctis M (1999) Topical and systemic antimi- crobial therapy in guided tissue regeneration. J Periodontol 70(3):239–247.

第8章　基于细胞归巢的牙髓再生治疗策略

Current and Future Views on Cell-Homing-Based Strategies for Regenerative Endodontics

Yoshifumi Kobayashi, Emi Shimizu

8.1　引言

根管系统内的牙髓发生炎症或坏死，最常规的治疗方法是根管治疗术，即去除炎症或坏死牙髓，并使用人工合成材料充填根管系统。然而，牙髓除具有营养牙本质并且含有干细胞群，可保持牙齿活力的功能外，还可作为一种生物传感器。因此，无髓牙失去了感知周围环境变化的能力，更容易受到伤害，并且龋病侵袭的风险会增加，可能会导致牙齿脱落（Caplan等2005）。健康的牙髓不仅可以保持牙齿活力，而且对于损伤部位下方第三期牙本质的形成也很重要。因此，对于牙本质-牙髓再生治疗的需求越来越迫切。这对于牙根未发育成熟的年轻恒牙尤其重要。由创伤或细菌感染引起的牙髓坏死或慢性根尖周炎会阻碍矿物质沉积，并导致牙根发育不完全（Luder 2015）。根尖开放的年轻恒牙根管壁薄弱容易折裂，并且根管充填时很难封闭根尖（Araújo等2017）。目前死髓年轻恒牙的主要治疗方法是根尖诱导成形术和牙髓血运重建术。

根尖诱导成形术是根尖开放年轻恒牙的一种传统治疗方法（图8.1a，b），需要将氢氧化钙置入根管中至少6个月以形成根尖钙化屏障，然后充填根管。除了治疗周期较长这一缺点外，氢氧化钙可降低牙本质的机械和物理性能，增加根折风险。此外，与牙髓血运重建术相比，氢氧化钙在刺

Y. Kobayashi · E. Shimizu（✉）
Oral Biology Department，Rutgers School of Dental Medicine，
Newark，NJ，USA
e-mail：shimize1@sdm.rutgers.edu

H. F. Duncan，P. R. Cooper（eds.），*Clinical Approaches in Endodontic Regeneration*，
https：//doi.org/10.1007/978-3-319-96848-3_8

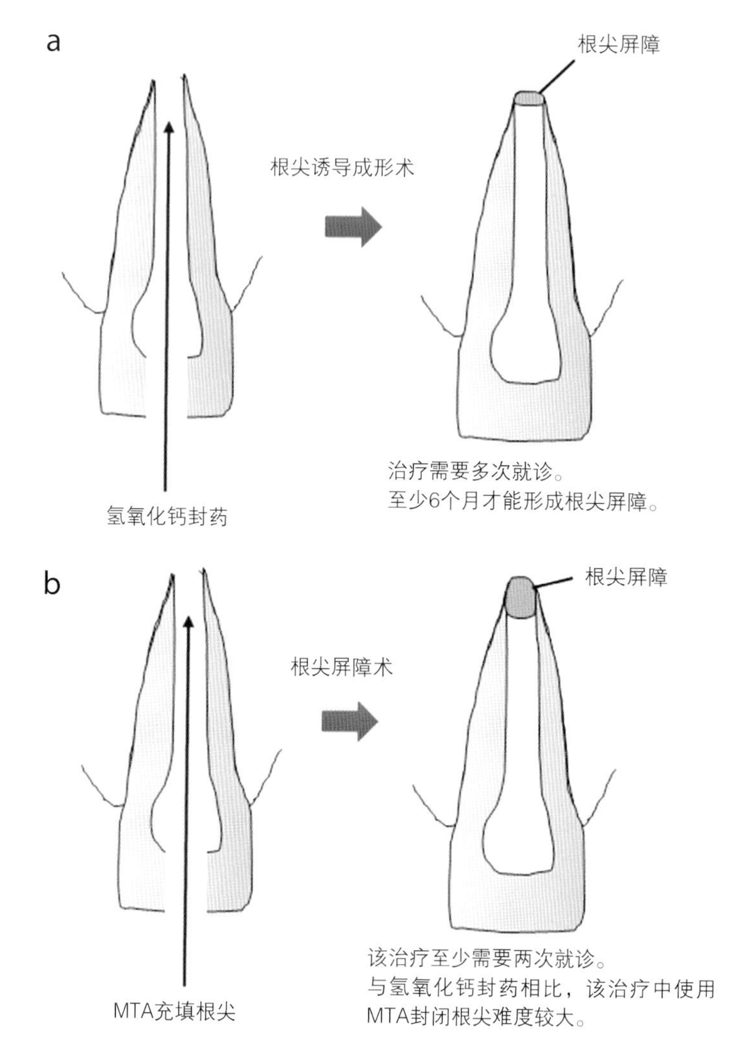

图8.1 根尖开放的年轻恒牙的治疗方法，氢氧化钙根尖诱导成形术与MTA根尖屏障术之间的比较。在第一次就诊中，开髓并建立直线通路。工作长度距影像学根尖1mm。使用根管锉清理并预备根管，然后用生理盐水冲洗。（a）进行氢氧化钙根尖诱导成形术。纸尖干燥根管后，将氢氧化钙粉末与生理盐水混合，然后将氢氧化钙糊剂置于根管，并使用加压器或者根管锉将其输送到根尖。（b）进行MTA根尖屏障术。纸尖干燥根管，使用加压器将MTA置于根尖（约5mm厚）。

激根部牙本质沉积方面效果较差（Jeeruphan等2012）。根尖诱导成形术的一种替代治疗方法是使用MTA形成根尖屏障。尽管与氢氧化钙相比，MTA根尖屏障术成功率更高，但并不能诱导牙根延长或根管壁增厚（Jeeruphan等2012；Alobaid等2014）。

Nevin等分别在猴子和人类的死髓年轻恒牙中进行牙髓血运重建术（Nevins等1976，1977）。对猴子进行牙髓血运重建术后，根管中形成了新生硬组织和结缔组织（Nevins等1976）（图8.2a）。在随后的人类研究中，经牙髓血运重建术后年轻恒牙根尖封闭，牙根继续发育（Nevins等1977）（图8.2b）。2008年的一项研究显示，年轻犬齿再植45天后，从周围组织重建血运，形成血

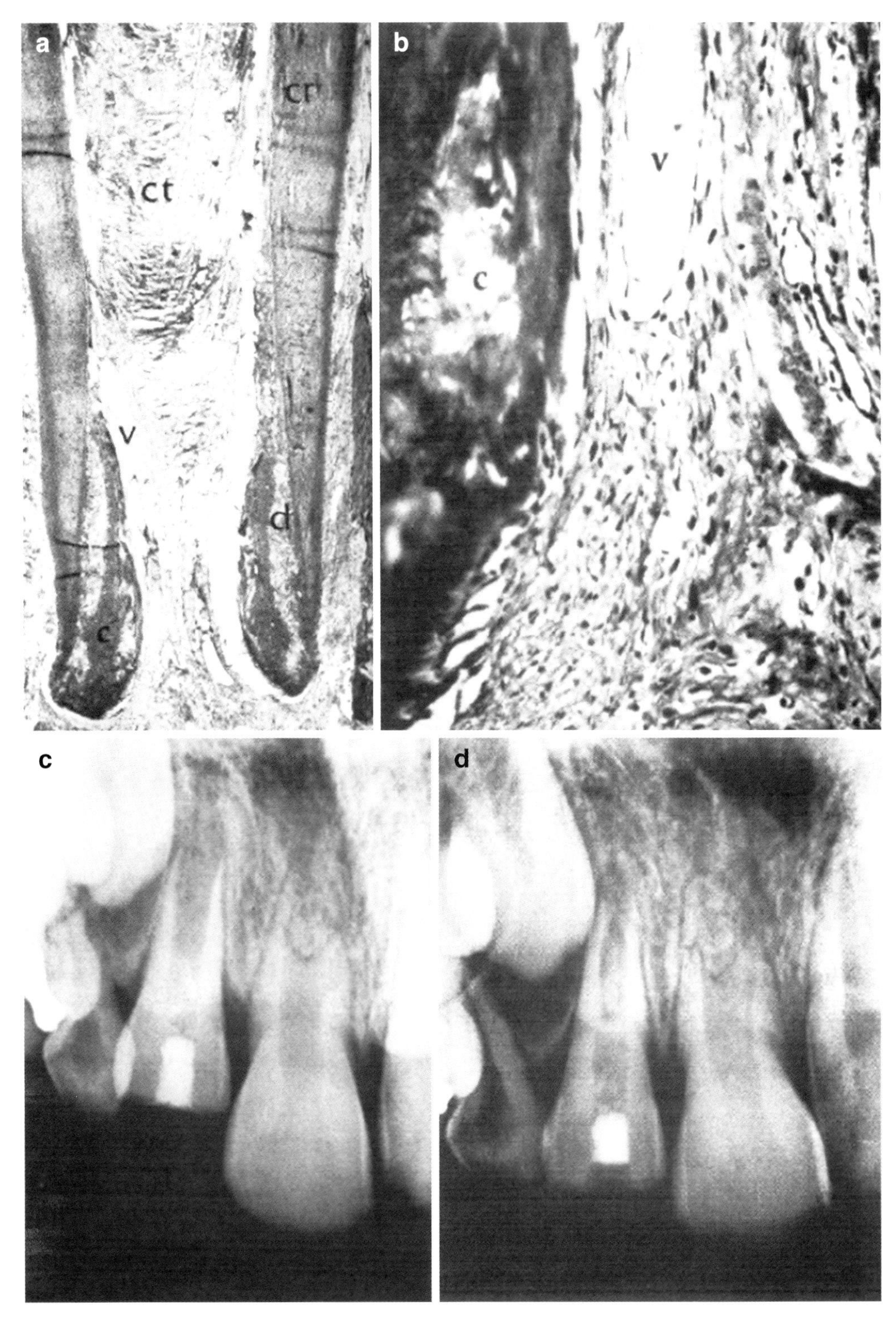

图8.2　猴牙和人牙进行牙髓血运重建术后的观察。（a）选择恒河猴（约2.5岁）根尖开放的下颌中切牙作为实验模型。胶原-磷酸钙凝胶处理后的下颌中切牙可见长入根尖的结缔组织（ct）、血管（v）和牙骨质沉积（c）。d，牙本质；cr，牙骨质。（b）图a中根尖区域的高倍放大（Nevins等1976）。（c）8岁男孩的上颌切牙因外伤导致冠折，摘除牙髓后，使用生理盐水冲洗根管，并且用胶原-磷酸钙凝胶混合物填充根管。（d）术后6个月的X线片显示牙根继续发育（Nevins等1977）。

管（Trope 2008）（图8.3）。人牙经血运重建后，根管内可观察到结缔组织（包括血管）、牙本质以及牙骨质样组织形成（Shimizu等2012；Peng等2017）。这些研究表明，如果根尖周组织中含有Hertwig上皮根鞘并且根尖牙乳头保持健康状态，牙髓血运重建术有可能再生出牙髓组织、包括成牙本质细胞样细胞。

Wang等在一项研究中展示了伴根尖周炎的年轻犬齿行牙髓血运重建术后的组织学结果（Wang等2010）（图8.4）。在根管的牙本质壁上可观察到牙骨质样组织。牙骨质或骨组织沉积使根管壁

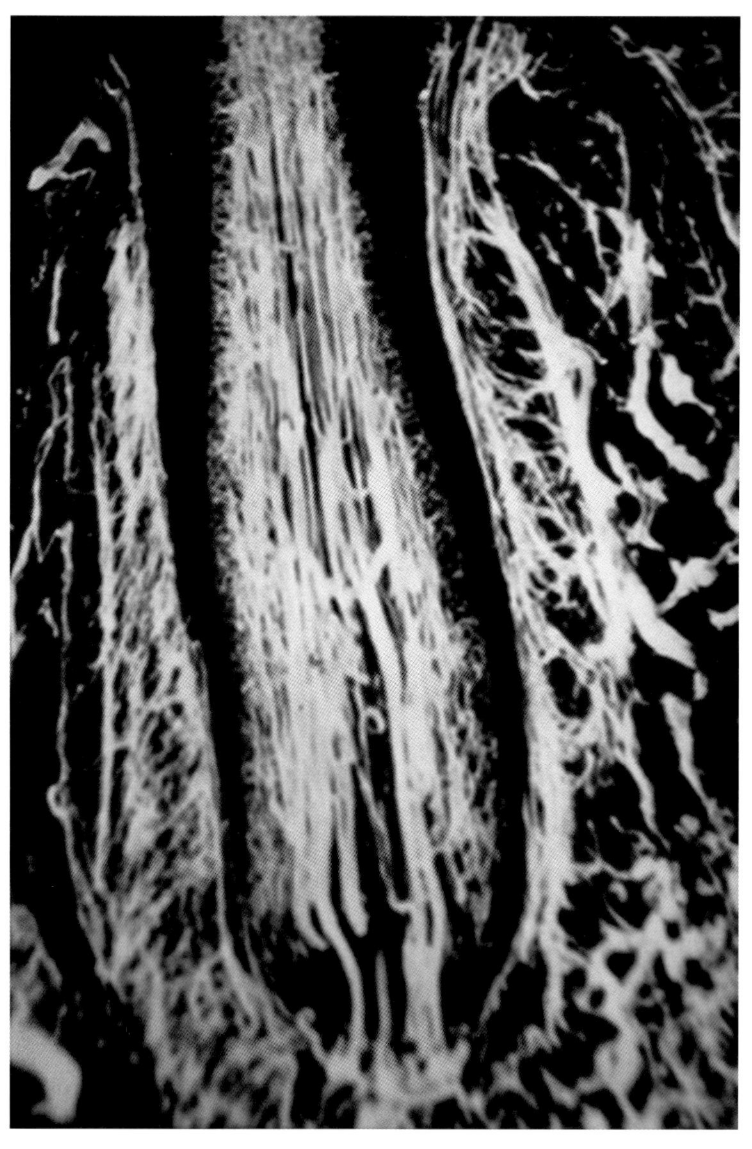

图8.3　年轻犬齿血运重建后的组织学图片。将拔除的犬牙再植后，牙髓血运重建立即开始。在大约45天后，血管完全形成。已愈合的根尖结构（Trope 2008）。

增厚，牙根延长。结缔组织形态类似于牙周膜，根管内可见血管。一些研究发现，人牙血运重建后也可观察到以上特征（Martin等2013；Shimizu等2013；Becerra等2014）（图8.5）。这些结果表明，如果年轻恒牙的根尖牙乳头已经感染或消失，则难以再生出牙髓组织。此外，也有学者报道了牙髓血运重建术后愈合欠佳的病例，包括管腔中形成不规则硬组织、新生结缔组织（牙周膜样组织）中的血管数量较少以及根管中不存在神经纤维。因此，迫切需要改进伴根尖周炎的年轻恒牙牙髓血运重建术的治疗方案。

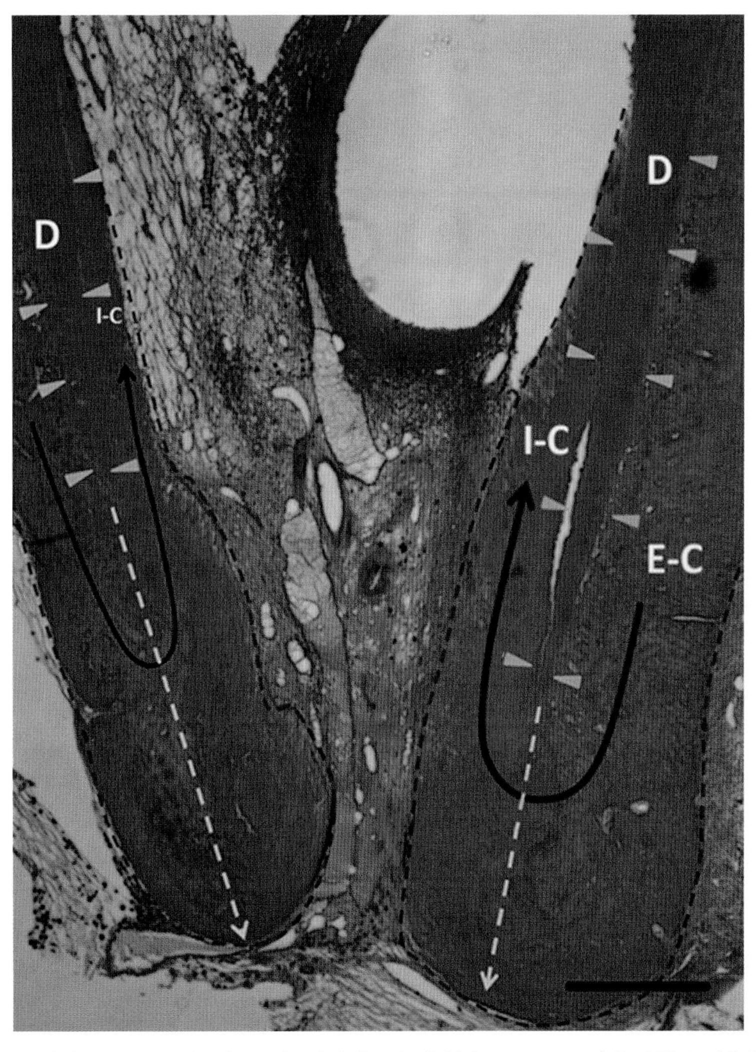

图8.4　犬齿行牙髓血运重建术后的组织学观察。诱导犬齿产生根尖周炎。用1.25%次氯酸钠和无菌盐水冲洗根管。使用不锈钢锉将根尖周血液引入根管中。根管中充满了软组织、牙骨质和牙骨质样组织沉积，使根尖闭合。D，牙本质。蓝色箭头表示牙本质与新生牙骨质/牙骨质样组织的界线。黑色箭头表示根管外牙骨质（E–C）延续到根管内牙骨质（I–C）。黄色箭头和虚线表示牙骨质沉积形成的根尖（Wang等2010）。

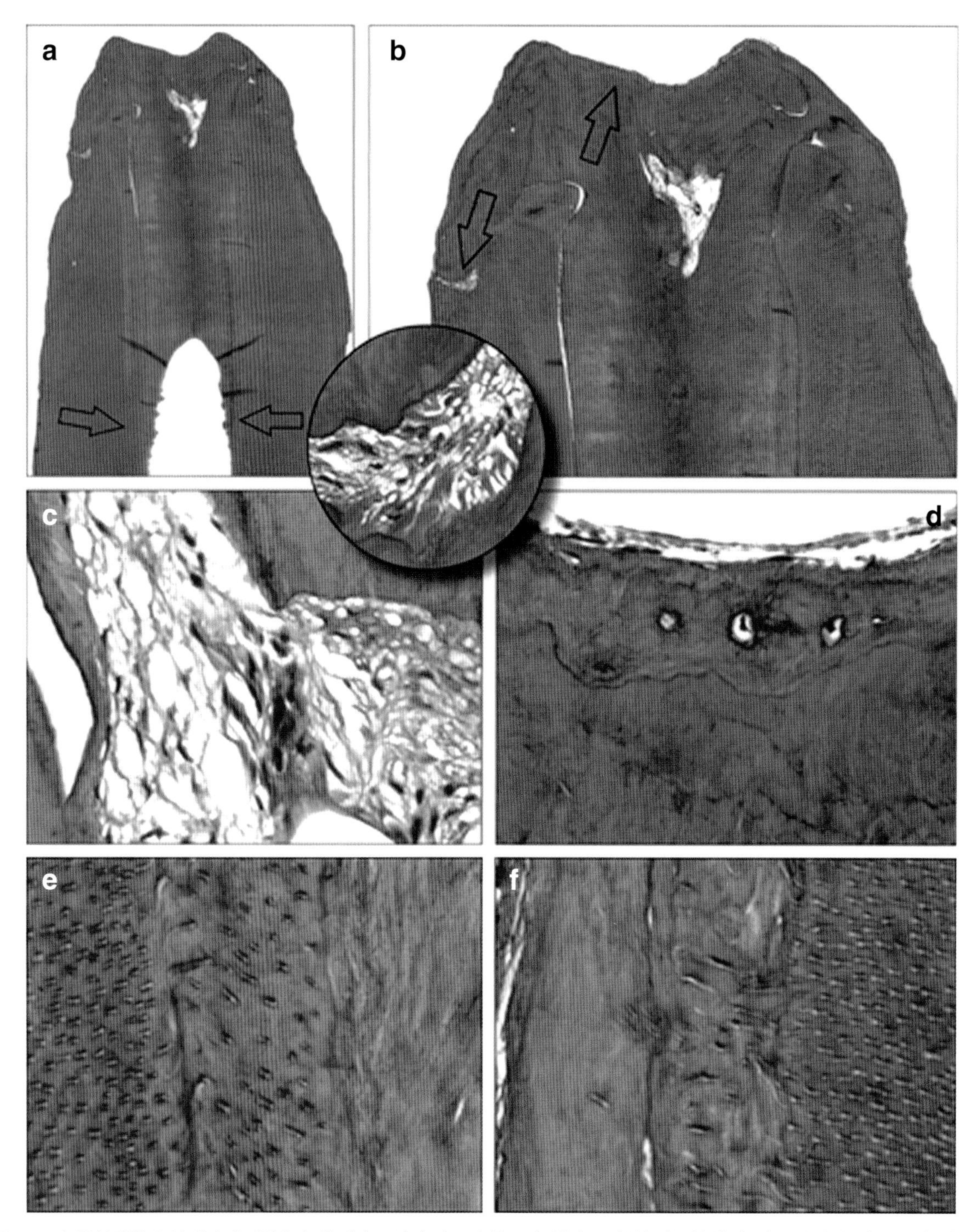

图8.5　人牙行牙髓血运重建术后的组织学观察。治疗后26个月，患者因21牙颈部水平冠折复诊。（a）根尖可观察到矿化组织（HE染色；原始放大倍数）。（b）图a中根尖的细节图。根尖的钙化组织中存在软组织岛。插图显示放大后的下方箭头所指的根尖分歧。其管腔中含有未发炎的结缔组织。（c）高倍视野下的图b中根尖软组织，可见具有成纤维细胞和丰富胶原纤维的结缔组织，不存在炎症细胞。（d）放大图b中上方箭头所指区域。根尖钙化组织形态不规则，并且与根尖的牙骨质样组织界线分明，后者具有一些成骨细胞样空隙。牙骨质样组织沉积导致牙根延长。（e）图a中左侧箭头所指的根管壁区域的高倍视野。从左到右：牙本质小管数量较多的区域、牙本质小管数量较少的区域和不存在牙本质小管的钙化组织。（f）图a中右侧箭头所指的根管壁区域的高倍视野。从右到左：牙本质小管数量较多的区域、牙本质小管数量较少的区域和不存在牙本质小管的钙化组织（Shimizu等2013）。

8.2　干细胞归巢

干细胞归巢是通过动员细胞因子，使受损部位募集内源性干细胞，以诱导修复或替换受损细胞或组织（Andreas等2014）。促进人骨髓造血干细胞从骨髓中动员的细胞因子包括粒细胞集落刺激因子（G-CSF）（Petit等2002）和相关的粒细胞/巨噬细胞集落刺激因子（GM-CSF）（Spitzer等1997）、白细胞介素-8（IL-8）（Laterveer等1995）、基质细胞衍生因子-1（SDF-1）（Aiuti等1997；Hattori等2003）、Flt-3配体（Solanilla等2003）、血管内皮生长因子（VEGF）（Rafii等2002）等生长因子、血管生成素-1（Arai等2004）和巨噬细胞炎症蛋白-2（Wang等1997）。

在临床牙髓再生治疗中，细胞归巢比基于细胞的治疗方法（细胞移植）更容易，因为前者不需要外源性干细胞（Eramo等2018）。通过细胞移植进行牙髓再生存在一些固有问题，包括难以获得监管部门的批准、干细胞分离和处理、储存（细胞冷冻保存）成本较高、免疫排斥、感染和肿瘤发生（Kim等2013）。

牙髓血运重建术是一种基于细胞归巢的疗法，但是其组织再生或修复能力有限。此外，该治疗方法无法控制根管中再生的组织类型，因此需要进一步改进，比如使用动员因子和精确的支架来调节根管中血管系统以及硬组织的形成。

8.3　牙齿干细胞

干细胞可自我再生，具有分化成多个谱系的潜力（Fischbach GD和Fischbach RL 2004）。它们是再生医学的关键要素，其目的是修复或替换细胞、组织或器官（Mason和Dunnill 2008）。下面将介绍牙齿和口腔环境中已鉴定出的几种干细胞群。

人牙髓干细胞（DPSC）具有间充质特征，位于牙髓的中央区域（Saito和Oshima 2017）。龋病或外伤可导致牙髓炎，激活牙髓的固有免疫和适应性免疫反应。TNF-α（Ueda等2014）和IFN-γ（He等2017）等炎症细胞因子从巨噬细胞中释放，刺激DPSC迁移、增殖并分化成为成牙本质细胞样细胞（Cooper等2010）。在恰当的刺激条件下，DPSC也可分化为成骨细胞、软骨样细胞以及脂肪细胞（Gronthos等2000）。即使DPSC暴露于不可复性牙髓炎等炎症状况时，这些细胞也能够存活并分化为成骨/成牙本质谱系（Alongi等2010）。因此，DPSC是细胞归巢中的重要干细胞来源。此外，SDF-1、碱性成纤维细胞生长因子（bFGF）等生长因子可增强3D胶原凝胶中的DPSC迁移，而骨形态发生蛋白-7（BMP-7）促进细胞迁移但诱导其成骨分化（Suzuki等2011）。然而，SDF-1刺激其受体趋化因子（CXC motif）受体4（CXCR4），这种表达通过GSK3β/β-连环蛋白途径促进DPSC的迁移（Li等2017）。Yang等已证实，SDF-1与一种胶原基质结合可增强DPSC中的微血管形成，并参与体内自噬（Yang等2015）。此外，干细胞因子（SCF）（一种造血趋化因子）与c-Kit受体（CD117）结合，可刺激牙髓干细胞在体外和体内迁移与增殖（Pan等2013）。值得注意的是，Gervois等已证实，DPSC间接促进神经元前体细胞迁移和增殖，表明DPSC产生的动员因子可以募集神经细胞的前体细胞并刺激神经元成熟和神经发生（Gervois等2017）。

8.4　人类脱落乳牙干细胞（SHED）

SHED是多能干细胞，能够分化为多种细胞类型，包括神经细胞、脂肪细胞和成牙本质细胞样细胞。移植的SHED与羟基磷灰石/磷酸三钙（HA/TCP）形成硬组织，包括骨和牙本质样结构；然而，与DPSC相比，它们不能在体内完全再生牙髓-牙本质复合体（Miura等2003）。SHED可以促进轴突生长、血管生成、施旺细胞迁移、神经元的增殖和细胞存活以及成熟少突胶质细胞的分化，这表明SHED具有神经再生活性并且可用于治疗周围神经和脊髓损伤（Sakai等2012）。SHED还具有相对高的周细胞标记物表达，例如NG2、α-平滑肌肌动蛋白（α-SMA）、PDGF受体β（PDGFRβ）和CD146。与单独的SHED或人脐静脉内皮细胞（HUVEC）相比，移植的SHED和HUVEC一起可形成更多的血管样结构（Kim等2016）。此外，SHED可用于牙髓再生，尤其是痛觉感受器（A-纤维和C-纤维）的再生以及血管形成。使用SHED进行组织再生的缺点是难以将来自脱落乳牙的细胞或组织储存到患者需要时。

8.5　根尖牙乳头干细胞（SCAP）

SCAP与DPSC具有相似的特征；但是，两者之间存在一些差异。CD24仅存在于SCAP表面（Sonoyama等2006）。与髓核相比，根尖牙乳头区域的血管和细胞成分较少。值得注意的是，SCAP也可用于形成牙本质（Sonoyama等2008）。

SCAP可从成人智齿中获得，不会影响健康，并且可提供高质量的SCAP以供将来使用。此外，即使当人SCAP处于根尖周炎期间，它们仍保持活力和干细胞功能，并且可以分化为成骨细胞和血管生成细胞（Chrepa等2017）（图8.6）。

SDF-1、TGF-β1、PDGF、G-CSF以及FGF-2等趋化因子可刺激SCAP迁移，而G-CSF和TGF-β1的组合可以显著增强矿化反应（Fayazi等2017）。SDF-1α同样可以显著促进3D胶原凝胶支架中的SCAP迁移（Liu等2015）。此外，将SCAP移植到根管中可形成丰富的血管化牙髓样组织以及牙本质壁上的新生牙本质样组织（Huang 2009）。在基质胶中植入SCAP、脑源性神经营养因子（BDNF）和神经胶质细胞源性神经营养因子（GDNF）可促进三叉感觉神经元的轴突向外生长（de Almeida等2014），这表明SCAP可用于神经轴突再生。

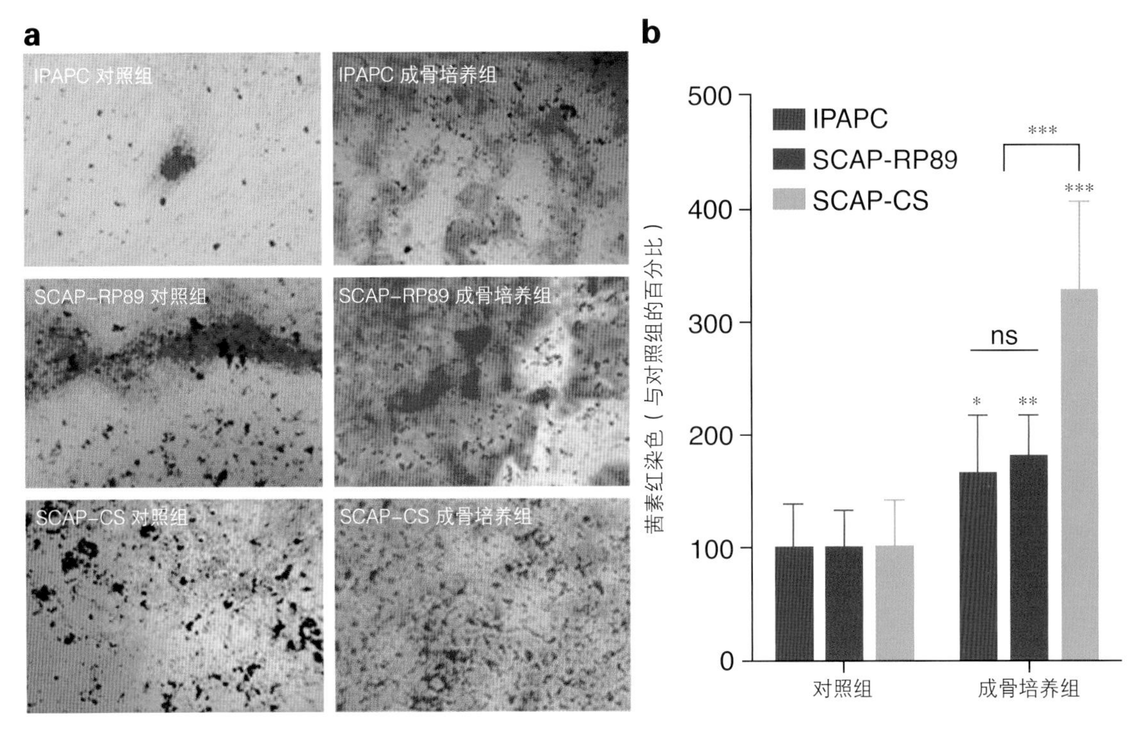

图8.6　SCAP-CS、SCAP-RP89和IPAPC中细胞系成骨能力的比较。SCAP-CS，包含部分根尖牙乳头的根尖周炎症组织；SCAP-RP89，正常SCAP；IPAPC，发炎的根尖周前体细胞。将以上细胞在对照或成骨培养基中培养3周。（a）茜素红染色显示所有的细胞系及其对照组的矿化能力。（b）与对照相比，所有的细胞系矿化能力都更强（$P<0.05$）。与SCAP-RP89和IPAPC相比，SCAP-CS的矿化能力更显著（$P<0.001$）。*，$P<0.05$；**，$P<0.01$；***，$P<0.001$；ns，不显著（Chrepa 2017）。

8.6　人牙周膜干细胞（PDLSC）

PDLSC位于牙根周围的骨和牙骨质之间，并参与牙根表面的牙骨质形成以及硬骨板形成（Isaka等2001）。为了改进牙髓血运重建策略，有必要促进牙本质壁增厚、牙根延长以及牙骨质沉积使根尖闭合。将动员因子用于PDLSC中可能有助于实现这一目标。研究已证实，某些动员因子（如下所述）对PDLSC具有特殊影响。Periostin是α-V/β-3和α-V/β-5整合素的配体，可增强PDLSC迁移、增殖和矿化（Wu等2018）。此外，SDF-1α可通过PDLSC与HUVEC的组合刺激周围血管形成，但是不能在PDLSC或HUVEC中诱导血管生成（Bae等2017）。甲状旁腺激素（PTH）和SDF-1α的组合可协同刺激PDLSC增殖和迁移，而协同疗法可促进PDLSC的成骨分化，尤其是1型胶原和碱性磷酸酶等成骨标记物的上调（Du等2012）。在一项体内研究中，将缺氧处理（短期-24小时）的PDLSC移植入根管，可使硬组织沉积量增加（Yu等2016）。其他研究证实，将PDLSC注射到神经损伤部位可诱导神经再生，其功能与自体施旺细胞相似（Li等2013）。

近期发现了一类新的动员因子，比如酶抑制剂。反式-4-[（1R）-氨基乙基]-N-（4-吡啶基）环己烷甲酰胺（Y-27632）（一种ROCK抑制剂）已用于治疗各种心血管疾病，如高血压、冠状动脉和脑血管痉挛、肺动脉高压（Uehata等1997）。有研究证实，Y-27632可促进PDLSC迁移和增殖，并维持PDLSC干性（Wang等2017），表明ROCK抑制剂可作为PDLSC的趋化因子。

8.7 人骨髓基质干细胞（BMSSC）和造血干细胞（HSC）

BMSSC可从中胚层谱系向下分化为成骨细胞、脂肪细胞和软骨细胞（Abdallah和Kassem 2012）。实际上，BMSSC可为牙髓血运重建术提供最佳细胞来源。以下描述的一些动员因子可对BMSSC产生影响。SCF可增强BMSSC的迁移、增殖和成骨分化（Ruangsawasdi等2017）。另外，SDF-1α在纯化的BMSSC中高表达并在成骨分化期间下调，这表明SDF-1在未成熟BMSSC的维持和存活中发挥作用（Kortesidis等2005）。此外，与对照组（Tsai TL和Lii WJ 2017）相比，将经可溶性因子、脂质运载蛋白-2和催乳素预处理后的BMSSC移植到骨缺损中，可显著促进骨的形成，这表明脂质运载蛋白-2和催乳素可促进临界骨缺损的修复。

HSC和成骨细胞的相互作用在成人骨髓龛中HSC静止期的调节中具有重要作用。纺锤形N-钙黏蛋白阳性成骨细胞可黏附于HSC以维持HSC静息状态。钙和氧的水平也与N-钙黏蛋白介导的HSC细胞黏附相关（Arai和Suda 2007）。

血管生成极大地促进了HSC的维持和（从骨髓龛）迁移。VEGF是一种有效的血管生成因子，可刺激骨髓来源的内皮细胞。它还可以通过上调CXCL12来诱导血管周细胞（包括CXCR4阳性细胞在内）的募集（Tamma和Ribatti 2017；Hattori等2001）。体外和体内研究均已证实，人重组VEGF可动员内皮前体细胞（Asahara等1999）。

8.8 支架

支架是牙齿干细胞用于组织再生必需的人造支持系统。由特定机械和结构特性的生化材料制造。制备细胞-支架复合物需要能够维持细胞增殖和分化活性的结构（Hosseinkhani等2014）。在牙组织工程中，支架材料和种子细胞的选择至关重要。此外，支架还需要为移植的细胞提供充足的营养和氧气，以维持细胞存活和功能活性（Colton 1995）。因此，血管的形成是组织再生过程的第一步（Polverini 1995）。支架中必须保留特定的细胞成分，并诱导细胞相互作用和黏附。此外，支架必须具有生物相容性和生物降解性，同时可协调组织形成，并且具有最小的细胞刺激性或毒性（Gathani和Raghavendra 2016）。

8.8.1 天然支架

目前存在以下几种类型的天然支架：

· 富血小板血浆（PRP）。

· 富血小板纤维蛋白（PRF）。

· 胶原。

· 胶原-黏多糖（CG）。

· 壳聚糖。

· 丝素蛋白（SF）。

· 海藻酸盐。

1. 富血小板血浆（PRP）

富血小板血浆（PRP）是一种含有丰富生长因子的纤维蛋白凝胶，能够促进骨质和软组织愈合。PRP中的生长因子包括PDGF、TGF-β、胰岛素生长因子、VEGF、表皮生长因子和上皮细胞生长因子。

在临床上使用PRP的缺点是需要特殊设备（例如离心机）和用于制备PRP的试剂，增加了治疗成本（Jadhav等2012）。为改善其物理性质，可在PRP中加入胶原蛋白，增加其韧性并调节其降解速度（Rodriguez等2014）。

2. 富血小板纤维蛋白（PRF）

富血小板纤维蛋白（PRF）是一种含有血小板细胞因子和生长因子的纤维蛋白基质，可用作生物可降解支架（Hotwani和Sharma 2014）。有研究认为，与PRP相比，PRF临床效果更佳（Simonpieri等2012）。

PRF的缺点在于其来源有限，因为只能通过自体血液合成（Choukroun等2006）。

3. 胶原

胶原是细胞外基质中含量最丰富的纤维蛋白。胶原蛋白具有良好的拉伸强度，可调节细胞黏附、趋化和迁移（Rozario和DeSimone 2010）。SDF-1α和胶原基质的组合，可促进根尖周组织中的细胞经根尖孔迁移到根管中，并形成血管（Yang等2015）。

胶原蛋白的缺点是降解速度较快，会使支架收缩（Vaissiere等2000）。

4. 胶原-黏多糖（CG）

胶原-黏多糖（CG）已用于再生真皮、外周神经、骨和软骨（Caliari等2012；Murphy等2010）。胶原和黏多糖（GAG）的悬浮液经冷冻干燥，可产生多孔海绵状材料，可作为CG支架的组分（Caliari等2012）。透明质酸（HA）是一种黏多糖，可维持自身形态结构，抑制促炎细胞因子激活巨噬细胞（Shimizu等2003）。体内研究表明，与胶原海绵相比，将HA海绵植入牙本质缺损时，可形成富含细胞的组织（包括牙髓和血管）（Inuyama等2010）。

HA的缺点是其高度水溶性，可被透明质酸酶快速降解。因此，HA在水性环境中缺乏机械完整性（Zhang等2016）。

5. 壳聚糖

壳聚糖是由几丁质脱乙酰化而形成的生物相容性多糖。几丁质是由N-乙酰基-葡糖胺和N-葡糖胺亚基组成的共聚物，是真菌的细胞壁以及螃蟹或虾等甲壳类动物外骨骼的主要成分（Chang等2014）。壳聚糖是一种无毒、可吸收并且具有抗菌活性的物质。它可以形成凝胶结构，激活成骨细胞碱性磷酸酶活性，并促进成纤维细胞和牙髓细胞增殖（Matsunaga等2006）。

壳聚糖的缺点是难以控制水凝胶孔隙的大小以及壳聚糖的化学修饰（Gathani和Raghavendra 2016）。

6. 丝素蛋白（SF）

丝素蛋白（SF）基于其独特的机械和生物特性，是一种理想的生物力学材料。SF的机械强度、生物相容性和缓慢的降解速度使其能够逐渐替换新形成的组织，这表明SF可作为硬组织再生材料（Kuboyama等2013）。此外，与聚乳酸-共-羟基乙酸（PLGA）或胶原（Meinel等2005）相比，SF具有较低的免疫原性和炎症刺激性。

SF的缺点是降解缓慢，需2年才能完成（Cao和Wang 2009）。

7. 海藻酸盐

海藻酸盐是一种天然多糖，具有生物相容性，无毒性。通过增加钙含量和交联密度可以提高其机械强度。具有精氨酸-甘氨酸-天冬氨酸（RGD）的藻酸盐水凝胶可促进细胞黏附、增殖和分化（Sharma等2014）。

海藻酸盐的缺点是机械刚度较低。

8.8.2 人工合成支架

8.8.2.1 聚合物

聚乳酸（PLA）、聚-1-乳酸（PLLA）、聚乙醇酸（PGA）、PLGA和聚-ε-已内酯（PCL）等聚合物已被用作牙髓再生的支架材料（Gathani和Raghavendra 2016）。

PLA：PLA是一种具有生物相容性、可降解的聚合物，已被广泛用作医用高分子材料。与胶原或磷酸钙支架相比，该支架可以支持DPSC和PDLSC黏附，增强细胞增殖（Chandrahasa等2011）。

PLLA：细胞迁移所需的最小孔径约为100μm，大于300μm的孔径可促进骨质和毛细血管形成（Karageorgiou和Kaplan 2005）。此外，PLLA支架的孔径影响DPSC增殖和分化（Conde等2015）。

PGA和PLGA：PGA-PGLA具有良好的生物相容性，可促进细胞生长，对细胞没有毒性和抑制作用。此外，PGA和PLGA的组合可用于控制支架的降解速度（Singhal等1996）。

PCL：该支架材料来自可降解聚合物，其降解时间较长，不能用于生物医学领域，例如骨再生（Horst等2012）。

PCL的主要缺点：与大多数天然支架相比，它们的降解时间更长。

8.8.2.2　生物陶瓷

在过去数年里，生物陶瓷已被用于治疗大范围骨质缺损，包括钙/磷酸盐材料、生物活性玻璃和玻璃陶瓷。包含β-磷酸三钙或羟基磷灰石材料的钙/磷酸盐支架，已在骨再生中广泛应用。它们具有生物相容性和骨传导性，免疫原性较低、可与骨结合，并且与矿化组织具有相似的化学性质。而玻璃陶瓷具有以下缺点，包括成型困难、机械强度差、脆性较大和降解速度慢（Sharma等2014）。在牙齿组织工程中，将羟基磷灰石/磷酸三钙与PDLSC / BMSSC共同移植，PDLSC可形成PDL样组织，BMSSC则分化成骨样组织（Wang等2016）。

生物陶瓷的缺点是降解速度慢，这限制了它们在组织再生中的应用范围。

8.8.2.3　非刚性/软性生物材料；人工合成细胞外基质（ECM）

水凝胶是一种人工合成的ECM，是由亲水性均聚物或共聚物交联形成的不溶性聚合物基质构成的三维（3D）网络。水凝胶能够吸收大量的水或者生物流体。它们可以从溶胶状转化为凝胶状，因此具有可注射性，易于进入狭窄和难以到达的部位，这表明水凝胶可用于根尖区或狭窄的根管中。水凝胶的制备方法包括热凝胶化、离子相互作用、物理交联、光聚合和化学交联（Zhao等2015）；以上制备方法使水凝胶能够相对容易地与前述的特定动员因子结合。水凝胶能够进入相对狭窄的空间，可与动员因子亲密结合，以上两种特性将使水凝胶在开发下一代生物材料中发挥重要作用，例如自调节和位点特异性的药物输送系统。

PuraMatrix™是一种自组装肽水凝胶，可在正常生理条件下瞬间聚合。DPSC可在不同硬度的水凝胶中增殖和存活。然而也有研究发现，不含生长因子的水凝胶并不能促进成牙本质细胞分化（Cavalcanti等2013）。含RGD结构域的较硬的明胶-甲基丙烯酰（GelMA）水凝胶可促进DPSC增殖并分化成为内皮细胞和成牙本质样细胞（Athirasala等2017）。

人工合成ECM支架的主要缺点是机械强度低。

8.9　小结和前景

8.9.1　血管生成

体内研究证实，VEGF、SDF-1α等动员因子可促进DPSC和PDLSC形成血管，SDF-1α还可控制未成熟BMSSC的维持和存活。也有研究发现，SDF-1可促进SCAP迁移，这表明在基于细胞归巢的再生治疗中，SDF-1α有助于血管形成并促进SCAP分化为成纤维细胞和成牙本质细胞。此外，BDNF和GDNF还可以促进SCAP形成神经，可能有助于原位神经再生（图8.7a）。

8.9.2　牙根的形成

G-CSF和TGF-β1的组合可促进细胞矿化过程，包括牙骨质和骨质形成，因此可用于治疗根尖开放的年轻恒牙。使用17%乙二胺四乙酸（EDTA）冲洗根管，可以使牙本质细胞外基质释放TGF-β家族成员（图8.7b），在基于细胞归巢的牙髓再生治疗中可采用以上方法促进牙本质壁增厚。随着细胞归巢技术的不断完善，有可能会最终取代牙髓血运重建术，因为后者无法再生出真正的牙髓组织。

然而基于细胞归巢的再生治疗也可能会失败，特别是在成人牙齿中，与年轻患者的干细胞相比，成人干细胞的分化活性降低。因此，根管治疗术目前仍然是成人或老年患者已发育成熟患牙的

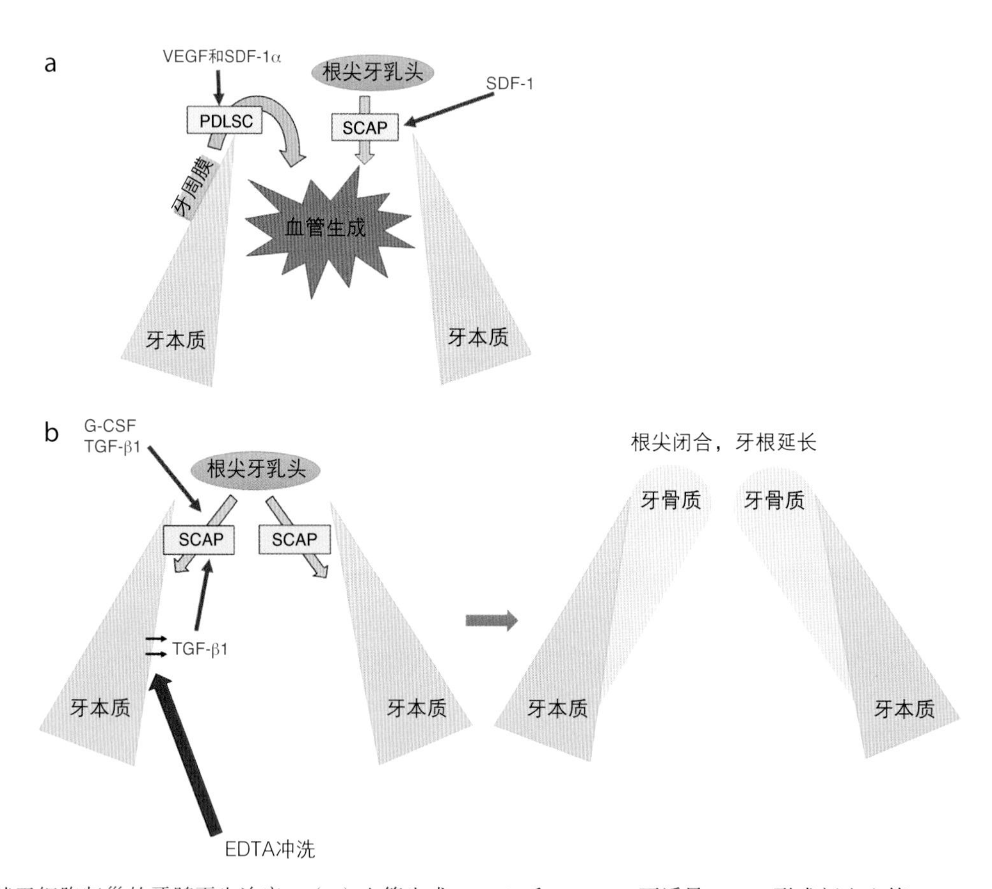

图8.7　基于细胞归巢的牙髓再生治疗。（a）血管生成。VEGF和SDF-1α可诱导PDLSC形成新生血管。SDF-1还可刺激SCAP迁移，促进根管中血管形成。（b）根尖闭合，牙根延长。G-CSF和TGF-β1的组合可以促进牙骨质和骨质形成。使用17%EDTA冲洗根管，可从牙本质的细胞外基质中释放TGF-β1。经以上治疗后，牙骨质沉积会使根管壁增厚，牙根延长，根尖孔缩窄。

治疗标准。另外，在基于细胞的再生治疗中，可使用外源性干细胞再生牙髓组织，包括血管、神经以及成牙本质细胞样细胞。由于成人的自体干细胞可能无法发挥最佳作用，这种方法可能有助于将基于细胞的再生治疗应用于成年患者。

参考文献

[1] Abdallah BM, Kassem M (2012) New factors controlling the balance between osteoblastogenesis and adipogenesis. Bone 50(2):540–545.

[2] Aiuti A, Webb IJ, Bleul C, Springer T, Gutierrez-Ramos JC (1997) The chemokine SDF-1 is a chemoattractant for human CD34+ hematopoietic progenitor cells and provides a new mech- anism to explain the mobilization of CD34+ progenitors to peripheral blood. J Exp Med 185(1):111–120.

[3] de Almeida JF, Chen P, Henry MA, Diogenes A (2014) Stem cells of the apical papilla regulate trigeminal neurite outgrowth and targeting through a BDNF-dependent mechanism. Tissue Eng Part A 20(23-24):3089–3100.

[4] Alobaid AS, Cortes LM, Lo J, Nguyen TT, Albert J, Abu-Melha AS et al (2014) Radiographic and clinical outcomes of the treatment of immature permanent teeth by revascularization or apexi- cation: a pilot retrospective cohort study. J Endod 40(8):1063–1070.

[5] Alongi DJ, Yamaza T, Song Y, Fouad AF, Romberg EE, Shi S et al (2010) Stem/progenitor cells from in amed human dental pulp retain tissue regeneration potential. Regen Med 5(4):617–631.

[6] Andreas K, Sittinger M, Ringe J (2014) Toward in situ tissue engineering: chemokine-guided stem cell recruitment. Trends Biotechnol 32(9):483–492.

[7] Arai F, Suda T (2007) Maintenance of quiescent hematopoietic stem cells in the osteoblastic niche. Ann N Y Acad Sci 1106:41–53.

[8] Arai F, Hirao A, Ohmura M, Sato H, Matsuoka S, Takubo K et al (2004) Tie2/angiopoietin-1 signaling regulates hematopoietic stem cell quiescence in the bone marrow niche. Cell 118(2):149–161.

[9] Araújo PS, Silva LB, Neto AS, Almeida de Arruda JA, Álvares PR, Sobral APV et al (2017) Pulp revascularization: a literature review. Open Dent J 10:48–56.

[10] Asahara T, Takahashi T, Masuda H, Kalka C, Chen D, Iwaguro H et al (1999) VEGF contributes to postnatal neovascularization by mobilizing bone marrow-derived endothelial progenitor cells. EMBO J 18(14):3964–3972.

[11] Athirasala A, Lins F, Tahayeri A, Hinds M, Smith AJ, Sedgley C et al (2017) A novel strategy to engineer pre-vascularized full-length dental pulp-like tissue constructs. Sci Rep 7(1):3323.

[12] Bae YK, Kim GH, Lee JC, Seo BM, Joo KM, Lee G et al (2017) The signi cance of SDF-1alpha- CXCR4 axis in in vivo angiogenic ability of human periodontal ligament stem cells. Mol Cells 40(6):386–392.

[13] Becerra P, Ricucci D, Loghin S, Gibbs JL, Lin LM (2014) Histologic study of a human immature permanent premolar with chronic apical abscess after revascularization/revitalization. J Endod 40(1):133–139.

[14] Caliari SR, Weisgerber DW, Ramirez MA, Kelkhoff DO, Harley BA (2012) The in uence of col-lagen-glycosaminoglycan scaffold relative density and microstructural anisotropy on tenocyte bioactivity and transcriptomic stability. J Mech Behav Biomed Mater 11:27–40.

[15] Cao Y, Wang B (2009) Biodegradation of silk biomaterials. Int J Mol Sci 10(4):1514–1524.

[16] Caplan DJ, Cai J, Yin G, White BA (2005) Root canal lled versus non-root canal lled teeth: a retrospective comparison of survival times. J Public Health Dent 65(2):90–96.

[17] Cavalcanti BN, Zeitlin BD, Nor JE (2013) A hydrogel scaffold that maintains viability and sup-ports differentiation of dental pulp stem cells. Dent Mater 29(1):97–102.

[18] Chandrahasa S, Murray PE, Namerow KN (2011) Proliferation of mature ex vivo human dental pulp using tissue engineering scaffolds. J Endod 37(9):1236–1239.

[19] Chang HH, Wang YL, Chiang YC, Chen YL, Chuang YH, Tsai SJ et al (2014) A novel chitosan-gammaPGA polyelectrolyte complex hydrogel promotes early new bone formation in the alve-olar socket following tooth extraction. PLoS One 9(3):e92362.

[20] Choukroun J, Diss A, Simonpieri A, Girard MO, Schoef er C, Dohan SL et al (2006) Platelet-rich brin (PRF): a second-generation platelet concentrate. Part IV: clinical effects on tissue heal-ing. Oral Surg Oral Med Oral Pathol Oral Radiol Endod 101(3):e56–e60.

[21] Chrepa V, Pitcher B, Henry MA, Diogenes A (2017) Survival of the apical papilla and its resident stem cells in a case of advanced pulpal necrosis and apical periodontitis. J Endod 43(4):561–567.

[22] Colton CK (1995) Implantable biohybrid arti cial organs. Cell Transplant 4(4):415–436.

[23] Conde CM, Demarco FF, Casagrande L, Alcazar JC, Nor JE, Tarquinio SB (2015) In uence of poly-L-lactic acid scaffold's pore size on the proliferation and differentiation of dental pulp stem cells. Braz Dent J 26(2):93–98.

[24] Cooper PR, Takahashi Y, Graham LW, Simon S, Imazato S, Smith AJ (2010) In ammation-regeneration interplay in the dentine-pulp complex. J Dent 38(9):687–697.

[25] Du L, Yang P, Ge S (2012) Stromal cell-derived factor-1 signi cantly induces proliferation, migra- tion, and collagen type I expression in a human periodontal ligament stem cell subpopulation. J Periodontol 83(3):379–388.

[26] Eramo S, Natali A, Pinna R, Milia E (2018) Dental pulp regeneration via cell homing. Int Endod J 51:405.

[27] Fayazi S, Takimoto K, Diogenes A (2017) Comparative evaluation of chemotactic factor effect on migration and differentiation of stem cells of the apical papilla. J Endod 43(8):1288–1293.

[28] Fischbach GD, Fischbach RL (2004) Stem cells: science, policy, and ethics. J Clin Invest 114(10):1364–1370.

[29] Gathani KM, Raghavendra SS (2016) Scaffolds in regenerative endodontics: a review. Dent Res J 13(5):379–386.

[30] Gervois P, Wolfs E, Dillen Y, Hilkens P, Ratajczak J, Driesen RB et al (2017) Paracrine maturation and migration of SH-SY5Y cells by dental pulp stem cells. J Dent Res 96(6):654–662.

[31] Gronthos S, Mankani M, Brahim J, Robey PG, Shi S (2000) Postnatal human dental pulp stem cells (DPSCs) in vitro and in vivo. Proc Natl Acad Sci U S A 97(25):13625–13630.

[32] Hattori K, Dias S, Heissig B, Hackett NR, Lyden D, Tateno M et al (2001) Vascular endothelial growth factor and angiopoietin-1 stimulate postnatal hematopoiesis by recruitment of vasculo-genic and hematopoietic stem cells. J Exp Med 193(9):1005–1014.

[33] Hattori K, Heissig B, Ra i S (2003) The regulation of hematopoietic stem cell and progenitor mobilization by chemokine SDF-1. Leuk Lymphoma 44(4):575–582.

[34] He X, Jiang W, Luo Z, Qu T, Wang Z, Liu N et al (2017) IFN-γ regulates human dental pulp stem cells behavior via NF-κB and MAPK signaling. Sci Rep 7:40681.

[35] Horst OV, Chavez MG, Jheon AH, Desai T, Klein OD (2012) Stem cell and biomaterials research in dental tissue engineering and regeneration. Dent Clin N Am 56(3):495–520.

[36] Hosseinkhani M, Mehrabani D, Karimfar MH, Bakhtiyari S, Mana A, Shirazi R (2014) Tissue engineered scaffolds in regenerative medicine. World J Plastic Surg 3(1):3–7.

[37] Hotwani K, Sharma K (2014) Platelet rich brin - a novel acumen into regenerative endodontic therapy. Restorat Dentist Endod 39(1):1–6.

[38] Huang GT (2009) Pulp and dentin tissue engineering and regeneration: current progress. Regen Med 4(5):697–707.

[39] Inuyama Y, Kitamura C, Nishihara T, Morotomi T, Nagayoshi M, Tabata Y et al (2010) Effects of hyaluronic acid sponge as a scaffold on odontoblastic cell line and amputated dental pulp. J Biomed Mater Res B Appl Biomater 92((1):120–128.

[40] Isaka J, Ohazama A, Kobayashi M, Nagashima C, Takiguchi T, Kawasaki H et al (2001) Participation of periodontal ligament cells with regeneration of alveolar bone. J Periodontol 72(3):314–323.

[41] Jadhav G, Shah N, Logani A (2012) Revascularization with and without platelet-rich plasma in nonvital, immature, anterior teeth: a pilot clinical study. J Endod 38(12):1581–1587.

[42] Jeeruphan T, Jantarat J, Yanpiset K, Suwannapan L, Khewsawai P, Hargreaves KM (2012) Mahidol study 1: comparison of radiographic and survival outcomes of immature teeth treated with either regenerative endodontic or apexi cation methods: a retrospective study. J Endod 38(10):1330–1336.

[43] Karageorgiou V, Kaplan D (2005) Porosity of 3D biomaterial scaffolds and osteogenesis. Biomaterials 26(27):5474–5491.

[44] Kim SG, Zheng Y, Zhou J, Chen M, Embree MC, Song K et al (2013) Dentin and dental pulp regeneration by the patient's endogenous

cells. Endod Topics 28(1):106–117.

[45] Kim JH, Kim GH, Kim JW, Pyeon HJ, Lee JC, Lee G et al (2016) In vivo angiogenic capacity of stem cells from human exfoliated deciduous teeth with human umbilical vein endothelial cells. Mol Cells 39(11):790–796.

[46] Kortesidis A, Zannettino A, Isenmann S, Shi S, Lapidot T, Gronthos S (2005) Stromal-derived factor-1 promotes the growth, survival, and development of human bone marrow stromal stem cells. Blood 105(10):3793–3801.

[47] Kuboyama N, Kiba H, Arai K, Uchida R, Tanimoto Y, Bhawal UK et al (2013) Silk broin-based scaffolds for bone regeneration. J Biomed Mater Res B Appl Biomater 101((2):295–302.

[48] Laterveer L, Lindley IJ, Hamilton MS, Willemze R, Fibbe WE (1995) Interleukin-8 induces rapid mobilization of hematopoietic stem cells with radioprotective capacity and long-term myelo- lymphoid repopulating ability. Blood 85(8):2269–2275.

[49] Li B, Jung HJ, Kim SM, Kim MJ, Jahng JW, Lee JH (2013) Human periodontal ligament stem cells repair mental nerve injury. Neural Regen Res 8(30):2827–2837.

[50] Li M, Sun X, Ma L, Jin L, Zhang W, Xiao M et al (2017) SDF-1/CXCR4 axis induces human dental pulp stem cell migration through FAK/PI3K/Akt and GSK3β/β-catenin pathways. Sci Rep 7:40161.

[51] Liu JY, Chen X, Yue L, Huang GT, Zou XY (2015) CXC chemokine receptor 4 is expressed paravascularly in apical papilla and coordinates with stromal cell-derived factor-1alpha during transmigration of stem cells from apical papilla. J Endod 41(9):1430–1436.

[52] Luder HU (2015) Malformations of the tooth root in humans. Front Physiol 6:307.

[53] Martin G, Ricucci D, Gibbs JL, Lin LM (2013) Histological ndings of revascularized/revital- ized immature permanent molar with apical periodontitis using platelet-rich plasma. J Endod 39(1):138–144.

[54] Mason C, Dunnill P (2008) A brief de nition of regenerative medicine. Regen Med 3(1):1–5.

[55] Matsunaga T, Yanagiguchi K, Yamada S, Ohara N, Ikeda T, Hayashi Y (2006) Chitosan mono-mer promotes tissue regeneration on dental pulp wounds. J Biomed Mater Res A 76((4): 711–720.

[56] Meinel L, Hofmann S, Karageorgiou V, Kirker-Head C, McCool J, Gronowicz G et al (2005) The in ammatory responses to silk lms in vitro and in vivo. Biomaterials 26(2):147–155.

[57] Miura M, Gronthos S, Zhao M, Lu B, Fisher LW, Robey PG et al (2003) SHED: stem cells from human exfoliated deciduous teeth. Proc Natl Acad Sci U S A 100(10):5807–5812.

[58] Murphy CM, Haugh MG, O'Brien FJ (2010) The effect of mean pore size on cell attachment, pro- liferation and migration in collagen-glycosaminoglycan scaffolds for bone tissue engineering. Biomaterials 31(3):461–466.

[59] Nevins AJ, Finkelstein F, Borden BG, Laporta R (1976) Revitalization of pulpless open apex teeth in rhesus monkeys, using collagen-calcium phosphate gel. J Endod 2(6):159–165.

[60] Nevins A, Wrobel W, Valachovic R, Finkelstein F (1977) Hard tissue induction into pulpless open-apex teeth using collagen-calcium phosphate gel. J Endod 3(11):431–433.

[61] Pan S, Dangaria S, Gopinathan G, Yan X, Lu X, Kolokythas A et al (2013) SCF promotes dental pulp progenitor migration, neovascularization, and collagen remodeling - potential applica-tions as a homing factor in dental pulp regeneration. Stem Cell Rev 9(5):655–667.

[62] Peng C, Zhao Y, Wang W, Yang Y, Qin M, Ge L (2017) Histologic ndings of a human immature revascularized/regenerated tooth with symptomatic irreversible pulpitis. J Endod 43(6):905–909.

[63] Petit I, Szyper-Kravitz M, Nagler A, Lahav M, Peled A, Habler L et al (2002) G-CSF induces stem cell mobilization by decreasing bone marrow SDF-1 and up-regulating CXCR4. Nat Immunol 3(7):687–694.

[64] Polverini PJ (1995) The pathophysiology of angiogenesis. Crit Rev Oral Biol Med 6(3):230–247.

[65] Ra i S, Heissig B, Hattori K (2002) Ef cient mobilization and recruitment of marrow-derived endothelial and hematopoietic stem cells by adenoviral vectors expressing angiogenic factors. Gene Ther 9(10):631–641.

[66] Rodriguez IA, Growney Kalaf EA, Bowlin GL, Sell SA (2014) Platelet-rich plasma in bone regen-eration: engineering the delivery for improved clinical ef cacy. Biomed Res Int 2014:392398.

[67] Rozario T, DeSimone DW (2010) The extracellular matrix in development and morphogenesis: a dynamic view. Dev Biol 341(1):126–140.

[68] Ruangsawasdi N, Zehnder M, Patcas R, Ghayor C, Siegenthaler B, Gjoksi B et al (2017) Effects of stem cell factor on cell homing

during functional pulp regeneration in human immature teeth. Tissue Eng Part A 23(3-4):115–123.

[69] Saito K, Oshima H (2017) Differentiation capacity and maintenance of dental pulp stem/progeni-tor cells in the process of pulpal healing following tooth injuries. J Oral Biosci 59(2):63–70.

[70] Sakai K, Yamamoto A, Matsubara K, Nakamura S, Naruse M, Yamagata M et al (2012) Human dental pulp-derived stem cells promote locomotor recovery after complete transection of the rat spinal cord by multiple neuro-regenerative mechanisms. J Clin Invest 122(1):80–90.

[71] Sharma S, Srivastava D, Grover S, Sharma V (2014) Biomaterials in tooth tissue engineering: a review. J Clin Diagn Res 8(1):309–315.

[72] Shimizu M, Yasuda T, Nakagawa T, Yamashita E, Julovi SM, Hiramitsu T et al (2003) Hyaluronan inhibits matrix metalloproteinase-1 production by rheumatoid synovial broblasts stimulated by proin ammatory cytokines. J Rheumatol 30(6):1164–1172.

[73] Shimizu E, Jong G, Partridge N, Rosenberg PA, Lin LM (2012) Histologic observation of a human immature permanent tooth with irreversible pulpitis after revascularization/regeneration proce-dure. J Endod 38(9):1293–1297.

[74] Shimizu E, Ricucci D, Albert J, Alobaid AS, Gibbs JL, Huang GT et al (2013) Clinical, radio-graphic, and histological observation of a human immature permanent tooth with chronic api-cal abscess after revitalization treatment. J Endod 39(8):1078–1083.

[75] Simonpieri A, Del Corso M, Vervelle A, Jimbo R, Inchingolo F, Sammartino G et al (2012) Current knowledge and perspectives for the use of platelet-rich plasma (PRP) and platelet-rich brin (PRF) in oral and maxillofacial surgery part 2: Bone graft, implant and reconstructive surgery. Curr Pharm Biotechnol 13(7):1231–1256.

[76] Singhal AR, Agrawal CM, Athanasiou KA (1996) Salient degradation features of a 50:50 PLA/ PGA scaffold for tissue engineering. Tissue Eng 2(3):197–207.

[77] Solanilla A, Grosset C, Duchez P, Legembre P, Pitard V, Dupouy M et al (2003) Flt3-ligand induces adhesion of haematopoietic progenitor cells via a very late antigen (VLA)-4- and VLA-5-dependent mechanism. Br J Haematol 120(5):782–786.

[78] Sonoyama W, Liu Y, Fang D, Yamaza T, Seo BM, Zhang C et al (2006) Mesenchymal stem cell- mediated functional tooth regeneration in swine. PLoS One 1:e79.

[79] Sonoyama W, Liu Y, Yamaza T, Tuan RS, Wang S, Shi S et al (2008) Characterization of the api- cal papilla and its residing stem cells from human immature permanent teeth: a pilot study. J Endod 34(2):166–171.

[80] Spitzer G, Adkins D, Mathews M, Velasquez W, Bowers C, Dunphy F et al (1997) Randomized comparison of G-CSF + GM-CSF vs G-CSF alone for mobilization of peripheral blood stem cells: effects on hematopoietic recovery after high-dose chemotherapy. Bone Marrow Transplant 20(11):921–930.

[81] Suzuki T, Lee CH, Chen M, Zhao W, Fu SY, Qi JJ et al (2011) Induced migration of dental pulp stem cells for in vivo pulp regeneration. J Dent Res 90(8):1013–1018.

[82] Tamma R, Ribatti D (2017) Bone niches, hematopoietic stem cells, and vessel formation. Int J Mol Sci 18(1):151.

[83] Trope M (2008) Regenerative potential of dental pulp. J Endod 34(7 Suppl):S13–S17.

[84] Tsai TL, Lii WJ (2017) Identi cation of bone marrow-derived soluble factors regulating human mesenchymal stem cells for bone regeneration. Stem Cell Reports 8(2):387–400.

[85] Ueda M, Fujisawa T, Ono M, Hara ES, Pham HT, Nakajima R et al (2014) A short-term treatment with tumor necrosis factor-alpha enhances stem cell phenotype of human dental pulp cells. Stem Cell Res Ther 5(1):31.

[86] Uehata M, Ishizaki T, Satoh H, Ono T, Kawahara T, Morishita T et al (1997) Calcium sensitiza-tion of smooth muscle mediated by a Rho-associated protein kinase in hypertension. Nature 389(6654):990–994.

[87] Vaissiere G, Chevallay B, Herbage D, Damour O (2000) Comparative analysis of different colla-gen-based biomaterials as scaffolds for long-term culture of human broblasts. Med Biol Eng Comput 38(2):205–210.

[88] Wang J, Mukaida N, Zhang Y, Ito T, Nakao S, Matsushima K (1997) Enhanced mobilization of hematopoietic progenitor cells by mouse MIP-2 and granulocyte colony-stimulating factor in mice. J Leukoc Biol 62(4):503–509.

[89] Wang X, Thibodeau B, Trope M, Lin LM, Huang GT (2010) Histologic characterization of regen-erated tissues in canal space after the revitalization/revascularization procedure of immature dog teeth with apical periodontitis. J Endod 36(1):56–63.

[90] Wang ZS, Feng ZH, Wu GF, Bai SZ, Dong Y, Chen FM et al (2016) The use of platelet-rich brin combined with periodontal ligament and jaw bone mesenchymal stem cell sheets for periodon-tal tissue engineering. Sci Rep 6:28126.

[91] Wang T, Kang W, Du L, Ge S (2017) Rho-kinase inhibitor Y-27632 facilitates the prolifera-tion, migration and pluripotency of human periodontal ligament stem cells. J Cell Mol Med 21(11):3100–3112.

[92] Wu Z, Dai W, Wang P, Zhang X, Tang Y, Liu L et al (2018) Periostin promotes migration, prolif-eration, and differentiation of human periodontal ligament mesenchymal stem cells. Connect Tissue Res 59:108–119.

[93] Yang JW, Zhang YF, Wan CY, Sun ZY, Nie S, Jian SJ et al (2015) Autophagy in SDF-1alpha-mediated DPSC migration and pulp regeneration. Biomaterials 44:11–23.

[94] Yu Y, Bi CS, Wu RX, Yin Y, Zhang XY, Lan PH et al (2016) Effects of short-term in ammatory and/or hypoxic pretreatments on periodontal ligament stem cells: in vitro and in vivo studies. Cell Tissue Res 366(2):311–328.

[95] Zhang X, Zhou P, Zhao Y, Wang M, Wei S (2016) Peptide-conjugated hyaluronic acid surface for the culture of human induced pluripotent stem cells under de ned conditions. Carbohydr Polym 136:1061–1064.

[96] Zhao F, Yao D, Guo R, Deng L, Dong A, Zhang J (2015) Composites of polymer hydrogels and nanoparticulate systems for biomedical and pharmaceutical applications. Nanomaterials (Basel, Switzerland) 5(4):2054–2130.

第9章　牙髓组织工程

Current and Future Views on Pulpal Tissue Engineering

Bruno N. Cavalcanti, Jacques E. Nör

9.1　引言

干细胞在维持牙髓稳态和创伤愈合方面具有重要的功能（Gronthos等2000；Miura等2003；Yu等2006；Kawashima 2012），使牙髓再生治疗成为牙髓病学领域的研究热点（Sloan和Smith 2007；Rosa等2012；Hargreaves等2013）。近期研究表明，将牙髓干细胞（DPSC）通过支架移植到根管中，可能会成功治疗死髓牙。多个研究小组已经在小鼠中的人类根管或牙本质结构中（Cordeiro等2008；Galler等2012；Rosa等2013）以及犬模型（Iohara等2011；Ishizaka等2012）中成功再生出牙髓样组织。在人体中进行的先驱性研究也显示，将干细胞移植到死髓牙中可取得理想的结果（Nakashima等2017）。因此，通过"再生出新的牙髓"来治疗死髓牙，特别是对于年轻恒牙，正在成为一种可能改变牙髓病学的临床现实。

牙髓再生治疗成功的一个重要步骤是开发出使干细胞在移植后能够存活和分化的支架，并对其进行测试（Cavalcanti等2013；Moore等2015；Kuang等2016）。这些支架可携带细胞并移植到根管中，并分化为成牙本质细胞、内皮细胞和其他细胞，共同产生新的牙髓样组织。以上发现表明，临

B. N. Cavalcanti
Department of Endodontics，College of Dentistry，University of Iowa，
Iowa City，IA，USA

J. E. Nör（✉）
Department of Cariology，Restorative Sciences，Endodontics，School of Dentistry，University of Michigan，Ann Arbor，MI，USA
e-mail：jenor@umich.edu

H. F. Duncan, P. R. Cooper（eds.），*Clinical Approaches in Endodontic Regeneration*，
https：//doi.org/10.1007/978-3-319-96848-3_9

床转化的一些难题已经得到解决，包括促进成牙本质细胞分化的信号来源。研究已证实，牙本质衍生蛋白质（例如BMP-2）对于DPSC分化为成牙本质细胞具有重要作用（Nakashima和Reddi 2003；Casagrande等2010；Sakai等2010；Yang等2012）。

除了干细胞移植的相关研究外，其他学者一直致力于临床技术研究，分析牙髓血运重建不同方面。牙髓血运重建是将根尖周血液引入死髓牙的根管中，也被认为是牙髓再生治疗的一种形式（Banchs和Trope 2004；Andreasen和Bakland 2012；Wigler等2013；Diogenes和Hargreaves 2017）。这些技术扩大了牙髓再生研究的影响，因为它们通过目前临床可行的治疗方法，将基础研究转化为临床实践（至少在美国）。

本章将讨论DPSC的相关生物学进展，并将介绍牙髓再生治疗中组织工程相关的研究现状。首先，我们将讨论牙髓发育和修复的相关机制，这对于理解牙髓组织再生过程（即牙髓组织工程的最终目标）至关重要。由于牙髓再生研究的临床转化面临着重大挑战，我们将提出一些临床和临床前治疗方法。本章还将对该领域进行简要介绍，并试图预测如何面对这些挑战，因为这些治疗方法正逐步应用于最前沿的临床实践中。

9.2 对牙髓发育和愈合的理解

深入了解牙髓发育和愈合过程的相关机制对于牙髓再生治疗至关重要。牙髓再生治疗中可借鉴胚胎发育期间和组织损伤反应中观察到细胞分化的机制。事实上，理解并模拟牙髓发育过程是制订牙髓再生策略的一种合理方式。组织工程的“理想”目标是细胞排列完好并且互相传导信号，以诱导其分化和形成组织。众所周知，牙齿的发育始于牙齿上皮的折叠以及牙胚的形成，它们将包绕间充质组织（将来会成为牙髓和牙本质的前体细胞）（Balic和Thesleff 2015）。全牙组织工程中难以复制间充质细胞和上皮细胞之间的相互作用（Young等2002；Oshima等2011；Yang等2017a）。然而对于牙髓组织工程，成牙本质细胞分化的最重要的信号事件是由周围的牙本质引发的，并且细胞-细胞相互作用使干细胞能够分化为提供营养和氧的血管内皮细胞（Casagrande等2010；Bento等2013；Zhang等2016）。从组织工程的角度来看，积极诱导血管发生对于牙髓再生至关重要，因为只有根尖孔作为血管进入根管的通道（Casagrande等2011；Rombouts等2017）。

调节牙髓组织的稳态及其修复能力的过程，可作为功能性牙髓（能够形成管状牙本质）再生技术的模板。因此，评估盖髓剂愈合潜力的研究很有意义，因为它们可以评估细胞机制，分析体内事件并解答有关成牙本质细胞分化的基本问题。通过回顾该主题相关的大量文献，我们发现成牙本质细胞分化不仅依赖于干细胞。一些研究已经证实，盖髓剂引发的信号可诱导牙髓非干细胞群分化为成牙本质细胞（Min等2009；Paranjpe等2010；Zanini等2012；Schmalz和Smith 2014）。

在牙髓损伤后的初始阶段，牙髓细胞启动由细胞因子和生长因子介导的炎症过程（Cavalcanti等

2011；Rechenberg等2016），并随着补体系统的激活而引发其他防御反应（Chmilewsky等2014）。这些补体系统不仅对招募炎症细胞，而且对于牙髓中前体细胞的募集和分化都非常重要（Goldberg等2008；Xu等2017；Giraud等2017）。在初次接触牙髓组织后，具有生物相容性的牙科材料可能具有刺激细胞的潜力，不仅是因为它们自身的作用，还因为这些材料能够从牙本质中动员钙和其他的形态发生因子（Graham等2006；Smith等2012）。这种形态发生因子的混合物可以诱导细胞分化并刺激修复性牙本质形成。

然而这种细胞分化所涉及的分子机制目前所之甚少。有研究发现，新生成牙本质样细胞表达DSPP、DMP-1和其他基因，这些可用作细胞分化的假定标记物（Casagrande等2010；Cavalcanti等2013）。在未分化的牙髓细胞中没有观察到这些与矿化过程直接相关的基因编码蛋白质。此外，成牙本质细胞样细胞还可以表达Dlx3和Dlx5，它们是参与牙本质形成的转录因子（D' Anto等2006；Zanini等2012）。与碱性磷酸酶活性和矿化结节形成相关的其他标记物在体内和体外研究中都可以观察到。然而，这些标记物中没有一个是成牙本质细胞分化所特有的，它们也可在成骨细胞上表达。

9.3　牙髓再生研究的最新进展和挑战

活髓保存治疗（例如直接盖髓术、牙髓切断术）是一种成功率差异较大的治疗方法，在特定病例中可替代非手术根管治疗（Zanini等2017）。例如，保存牙髓可诱导年轻恒牙根尖继续发育。在这种情况下，生物材料的使用非常重要，因为它们可以诱导细胞分化，促进牙本质中的生物分子释放，并且可以作为抵抗感染的机械屏障。活髓保存治疗的局限性在于牙髓可能会产生不可复性炎症或逐渐坏死，特别是在细菌存在的情况下（Shabahang和Torabinejad 2000）。

牙髓状态的诊断是活髓保存治疗中的重大挑战之一。虽然当牙齿出现根尖周病变时，牙髓往往已经坏死，然而准确鉴别可复性和不可复性牙髓炎却困难重重。很显然，在没有准确诊断的情况下，临床医生需要借助其他信息来决定是否建议活髓保存治疗。临床上可以直接观察牙髓状态（即颜色、质地、出血情况）、患者年龄、牙根形成状态以及牙髓活力测试的反应；然而，以上信息与牙髓的组织学状态没有明显的相关性（Dummer等1980；Bender 2000）。未来需要不断研发并改进牙髓状态的诊断方法，以明确牙髓组织的修复潜力，为牙髓再生治疗选择合适的适应证。

当细菌入侵导致牙髓坏死时，需要一种新的治疗方法促进年轻恒牙牙根继续完成发育（图9.1）。近年来，血运重建的概念在牙髓病学领域重新受到关注，临床治疗中不断涌现出新的观点，获得了理想的成功率（Diogenes和Hargreaves 2017）。研究已经证实，利用血凝块并诱导血凝块中存在的细胞分化可促进牙根完成发育（Banchs和Trope 2004；Galler 2016）。

牙髓再生治疗是“一种生物性治疗方法，旨在替换损伤的牙齿结构，包括牙本质和牙根结构，

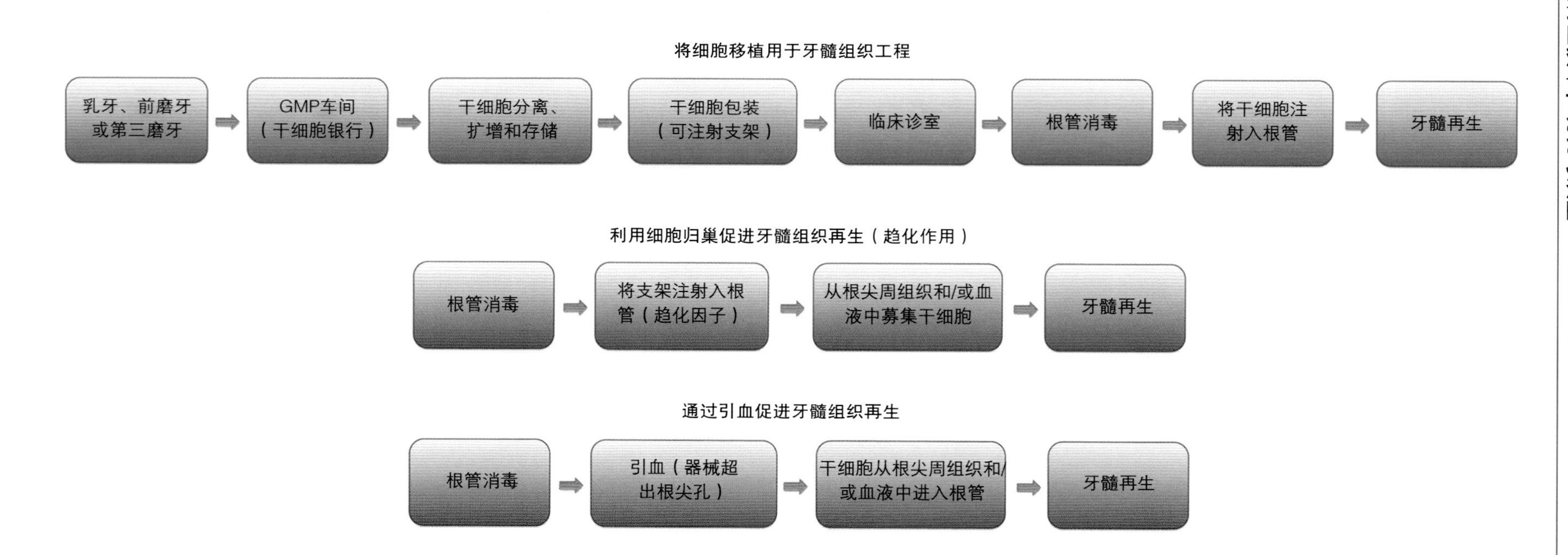

图9.1 细胞移植、细胞归巢和引血（血运重建）等牙髓再生治疗策略的流程图。

以及牙髓–牙本质复合体”（Hargreaves等2013）。根据以上定义，牙髓再生治疗中必须通过具有相同组织学特点和功能的新生组织来替换丧失的组织。这与修复的概念不同，修复过程中可利用与被替代组织类似，但是具有不同功能的组织，这可能是应用牙髓血运重建术时观察到的情况。需要重点强调的是，尽管牙髓再生最为理想，但是通过基于组织修复的治疗方法也可获得成功。实际上，从临床角度来看，这种成功，可能是一种理想的结果。牙髓血运重建术成功应用于临床，证实根尖周干细胞可能参与牙髓修复过程，这加深了我们对于细胞生物学的理解。

9.4 将细胞移植或细胞归巢应用于牙髓再生

组织工程通常涉及使用干细胞，通过支架和形态发生信号促进细胞分化与组织形成。从这个角度来看，大多数研究都旨在开发细胞疗法，即自体DPSC移植，使用可注射支架，以及通过处理牙本质（Casagrande等2010）或将生长因子与支架输送系统结合，以递送环境信号分子（Kim等2010；Kamocki等2015）。将以上方法转变到临床中需要重大的技术进步，特别是在使用人类自体细胞方面。Nakashima博士近期开展了第一个涉及自体干细胞移植的牙髓再生临床试验（Nakashima等2017）。该试验是一项涉及少量患者的先驱性研究。它证实了干细胞疗法用于牙髓再生的可行性和安全性，但仍未充分证实其有效性。即使存在这些缺陷，该试验的初步结果仍然很理想，并将作为未来大型试验的基准。

在干细胞疗法可以常规应用于临床之前，仍然需要克服几个障碍。例如，为了获得用于牙髓再生治疗的活细胞，一种替代方案是从脱落的乳牙或者因正畸原因拔除的前磨牙或第三磨牙中提取细胞。然而，通过这种方法获得细胞，需要在以下几个关键步骤中进行严格的质量控制：牙齿收集/拔除，运输到实验室，细胞培养/扩增以及细胞的冷冻和解冻。上述临床试验需要专门用于牙齿收集/细胞处理的基础设施。这可能会在短期内增加治疗成本，但是，正如在牙科和其他医疗领域所看到的那样，这种成本问题会随着时间以及患者的接受而得到解决。另一个需要解决的问题是为DPSC培养/扩增创造理想的条件（Piva等2017）。众所周知，清除细胞培养物中的血清不会改变细胞特性（Ducret等2015；Jung等2016），并且供体血液可为细胞培养物补充营养（Pisciolaro等2015）。然而，这些研究尚未证实在这种条件下可以实现临床转化，需要进一步研究以解决这一问题。而且，DPSC的低温保存方法是治疗成功的关键因素。虽然冷冻保存干细胞可有效保持其特性（Kumar等2015；Hilkens等2016），但是对于冷冻和解冻DPSC的理想方案，目前尚未达成共识。因此，一些学者提倡使用冷冻保存的组织代替细胞培养物（Takebe等2017）。最后，DPSC的免疫状况可能直接影响其临床应用。研究发现，DPSC并不是具有完全免疫功能的细胞。实际上，它们已经表现出免疫抑制效应，这使DPSC可在同种异体移植中使用（Ding等2015；Kwack等2017）。然而据我们所知，这一方面尚未在人类中进行过全面测试。

非细胞移植技术是牙髓再生领域的研究热点之一，通过使用趋化剂来吸引促进牙髓组织再生的根尖周间充质干细胞（Kim等2010；Suzuki等2011；He等2017）。在这种情况下，根尖牙乳头（Liu等2015）、血液（Zhang等2015）或残余牙髓（Galler和Widbiller 2017）等将为组织再生提供所需的细胞。由于需要在体外处理人体细胞（Galler和Widbiller 2017），这种方法通常更安全。需要强调的是，在这种类型的治疗中，“细胞归巢”和“无细胞”这两个概念一致。在这种情况下，尽管可将牙髓血运重建术视为一种牙髓再生治疗方法，但是血运重建并不满足无细胞的概念，因为根管中形成的血凝块中含有细胞。这与真正的无细胞方法不同，其中不含细胞的支架将促进细胞归巢进入根管中。

9.5 牙髓组织工程支架

组织工程三要素中的第二个关键组分是使用能够使组织再生的支架（Piva等2014）。牙髓组织工程的第一个研究模型，即牙切片/支架模型，可用于概念验证研究中，因为它促进了植入细胞与宿主（例如免疫缺陷小鼠）、牙本质的相互作用，并且能够形成血管化的牙髓样组织（Cordeiro等2008；Sakai等2011）。然而，这一初始模型需要刚性聚合物（例如PLLA），包括使用致孔剂和溶剂（Demarco等2010）。尽管该模型对于研究很有用，但是牙髓再生治疗中需要可适应根管复杂解剖结构的可注射支架。修改牙切片/支架模型使其可用于不同支架的研究。这些研究表明，DPSC可在完整牙根切片内的可注射支架中存活和增殖（Cavalcanti等2013；Rosa等2013）。一些旨在开发牙髓组织工程支架的研究，正致力于通过使用交联剂来使支架收缩减少到最低程度（Kwon等2017），加强药物递送和抗菌特性（Bottino等2013），并且增加诱导血管生成的反应强度，从而使牙髓样组织快速血管化（Piva等2014）。值得一提的是，在迄今为止最前沿的一项临床研究中，学者们使用去端肽胶原凝胶作为人类干细胞移植的支架（Nakashima等2017）。近期一项研究证实，来自邻近组织的脱细胞基质也可作为支架（Zhang等2017）。此外，也有研究显示，可通过DPSC构建三维（3D）结构，从而不需要使用支架（Syed-Picard等2014）。然而，所有这些措施都必须通过临床可行的方法来实现，其中包括合理的成本。

9.6 形态发生信号和细胞分化

最后，组织工程三要素的最后一个组分是形态发生信号或诱导干细胞分化的“环境”（图9.2）。虽然研究已证实牙本质是成牙本质细胞分化诱导剂的理想来源（Smith等1990；Casagrande等2010；Liu等2016），但是目前尚不清楚促进这些形态发生因子释放的最佳方法。其中一种方法是使用乙二胺四乙酸（EDTA）短时间处理牙本质。EDTA除了作为根管治疗的常规冲洗液之外，还可

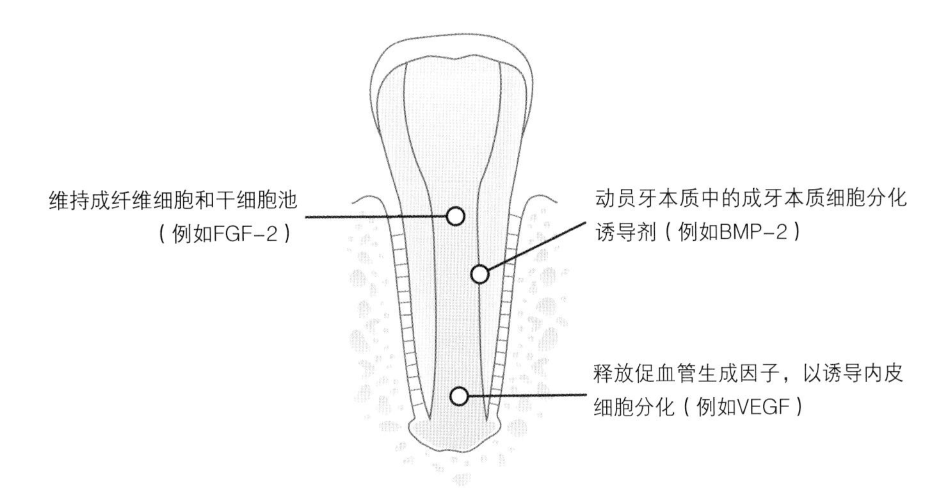

图9.2　该图描绘了促进干细胞分化并维持再生牙髓组织表型的细胞外分子的潜在来源。

以动员牙本质蛋白，使DPSC分化为成牙本质细胞样细胞（Casagrande等2010）。临床上可在根管机械预备后，使用EDTA终末冲洗，然后立即将负载干细胞的支架注射到根管内。虽然这种方法的实验室结果较为理想（Casagrande等2010；Rosa等2013），但仍有待应用于临床。

理解细胞命运决定和特定信号事件的性质，对于提供理想的刺激以及新生牙髓样组织至关重要。在牙髓组织工程中，大多数研究都探索细胞向成牙本质细胞表型的分化（可以由BMP-2诱导）（Nakashima和Reddi 2003；Casagrande等2010；Yang等2012）。然而，牙髓组织中不仅仅包含成牙本质细胞，我们也不希望所有移植的干细胞都分化为成牙本质细胞样细胞，因为这样可能会导致根管完全钙化。在理想情况下，新形成的组织中包括排列在牙本质表面的成牙本质细胞样细胞、成纤维细胞和干细胞（位于髓核）、血管内皮细胞形成的血管（提供营养物质和氧气）以及神经细胞（调节细胞功能和恢复痛觉感知）。

干细胞向成牙本质细胞表型的分化可能是牙髓组织工程研究中最受关注的课题之一，特别是BMP-2在该过程中的作用。大量研究证实，包括经典的Smad信号通路（Li等2015）、Wnt信号通路（Yang等2015）、MAP激酶信号通路（Qin等2014）和Dlx3 / Osx信号通路（Yang等2017b）等都参与干细胞向成牙本质细胞分化的过程。经EDTA处理的牙本质可作为成牙本质细胞分化诱导剂（包括BMP-2）的来源（Casagrande等2010）。此外，尽管一些细胞内机制尚不清楚，但是研究表明，牙本质来源的BMP-2可诱导DPSC向成牙本质细胞分化，并且牙本质涎磷蛋白（DSPP）、牙本质基质蛋白-1（DMP-1）和成牙本质细胞分化的假定标记物表达上调。牙髓样组织需要一层与现有牙本质紧密接触的成牙本质细胞层。这些细胞不仅可产生新的牙本质，还可作细菌的屏障。临床前研究表明，将DPSC注射到清洁的空白牙切片中，然后移植到免疫缺陷小鼠的皮下，可发挥成牙本质样细胞的作用（四环素染色证实形成了新的管状牙本质）并且具有连接结构（Cordeiro等2008；Sakai等

2010）。然而干细胞的这些特征仍有待人体试验证实。

此外，目前尚不清楚DPSC是否能够响应细胞外因子，并维持较低分化的间充质细胞表型，这可能是髓核中纤维和基质更新的原因。尽管研究人员忽略了这一过程，但是它在维持新生牙髓组织的响应能力方面起着重要作用。值得注意的是，一些已知的因子，比如FGF-2有助于抑制牙髓干细胞的分化潜能，诱导干细胞标记物表达并且促进细胞增殖（He等2008；Kim等2014；Gorin等2016）。此外，由于用于细胞移植的支架发生降解，牙髓组织中存在的这种细胞外基质“核心”，在长期促进纤维支持结构方面可能具有重要的作用。

除了需要成牙本质细胞和成纤维细胞外，再生的牙髓组织还需要有效而快速地促血管生成活性，因为牙髓组织位于髓腔内，被刚性外壁包围并且血液和氧气供给受限。需要强调的是，根尖组织能够提供牙髓血运，这是牙髓血运重建术取得成功的一部分原因。尽管如此，对于使用牙髓血运重建术一贯地在死髓牙的整个根管和髓腔中诱导血管形成，目前仍所知甚少。幸运的是，越来越多的证据表明，血管内皮生长因子（VEGF）可诱导DPSC分化为内皮细胞（Sakai等2010）。更重要的是，研究显示，这些细胞不仅能够分化为内皮细胞，也可以促进血管的形成（Zhang等2016）。这一过程通过Wnt和ERK等信号通路发生（Bento等2013；Zhang等2016）。这些研究为组织工程支架的研发提供了思路，包括调控形态发生因子的递送，这些因子可以促进血管快速生成，同时维持能够分化为成牙本质细胞的干细胞池。

9.7 牙髓组织工程的临床障碍

尽管牙髓组织工程领域取得了巨大进展，但仍存在很多尚未解决的问题，特别是在最佳临床方案方面。研究表明，成功的牙髓组织工程中使用标准程序进行根管预备和清理，然后将DPSC移植到可生物降解的支架中（Iohara等2011；Ishizaka等2012；Nakashima等2017）。随着这些临床研究的不断完善（纳入患者数量增加、随访时间延长），我们将更好地理解现有方案的合理性（或者需要改变）。此外，还有一些问题需要通过结合临床前和临床研究来解决，例如，我们是否应该对根管进行成形？需要将根管扩大到多少号数以注射细胞和支架？哪种是能够促进细胞存活和增殖的最佳牙本质处理方法？哪种方法在彻底消毒根管的同时，仍然维持牙髓再生所需的牙本质来源的形态发生因子？以上这些问题值得进一步研究。

目前市场上存在多种根管预备器械和技术，并且我们在预备根管时必须考虑很多因素，比如牙本质结构或表面（Peters等2010；Cheron等2011）。旋转器械会对根管壁产生很多影响，但在这牙髓组织工程中，这一问题可能“更复杂”。在常规根管治疗中，我们通过根管成形以清除感染的牙本质，并使用弹性材料充分封闭根管，但是在牙髓组织工程中，这些操作是否必要？当学者们在临床前研究中测试PuraMatrix时，水凝胶已被用作牙髓组织工程的可注射支架（Cavalcanti等2013）。

因此，最低程度根管预备可能已经足够。实际上，自适应锉可能适用于牙髓再生治疗的根管预备阶段（Peters和Paqué 2011），但是需要进一步评估。

如果我们使用保守的牙本质去除方法，那么根管的完整性将得以保留，但是可能会影响消毒效果。大量研究中使用抗生素糊剂（Lovelace等2011）或氢氧化钙（Cehreli等2011）作为牙髓再生治疗的消毒剂。但是，这些消毒剂在杀灭细菌的同时也可能导致干细胞死亡（Martin等2014）。因此，学者们正在研发可高效控释抗生素又不会损害干细胞的牙髓组织工程支架（Bottino等2013，2015；Kamocki等2015；Bottino等2017）。在进行牙髓再生治疗之前，这些材料可替代根管消毒剂。它们还可以与水凝胶支架结合使用，在消毒根管的同时促进组织再生。值得注意的是，根管冲洗液可能会影响细胞生长和分化所需的牙本质分子。例如，次氯酸钠，会使成牙本质细胞分化必需的牙本质衍生蛋白质（例如BMP-2）变性（Casagrande等2010；Martin等2014）。我们可以考虑使用氢氧化钙替代次氯酸钠，已有研究证实氢氧化钙可促进牙本质释放活性蛋白质（Graham等2006）。另一种替代方案是使用EDTA，它也可以促进牙本质中的活性蛋白质释放，这种活性蛋白质可用作成牙本质细胞分化所需的形态发生信号分子（Casagrande等2010）。

9.8　未来展望

牙髓再生治疗正逐渐成为牙髓炎或死髓牙的一种新的治疗选择。它们可以使牙髓修复/再生，并且可能保持长期治疗效果。近期一项研究表明，牙髓组织工程可用于治疗死髓牙（Nakashima等2017）。然而，还面临着很多挑战。其中的关键问题包括（但不限于）寻找理想的根管预备和消毒方法、理想的干细胞来源（例如自体移植，诱导驻留干细胞从根尖周区域的趋化运动）、理想的干细胞移植支架、干细胞处理的体外方法以及安全、有效且成本合理的治疗策略。

总之，牙髓组织工程是治疗不可复性牙髓炎或死髓牙的一种新型微创策略，具有美好的应用前景。众所周知，在大多数情况下，常规根管治疗并不复杂，价格相对便宜并且成功率很高。因此，牙髓组织工程可能仅仅适用于那些常规根管治疗预后不佳的特定病例（例如牙髓坏死的年轻恒牙）。此外，牙髓组织工程还面临着诸多挑战，比如治疗必须安全有效、费用必须在合理范围内，这需要临床医生、牙髓生物学专家和材料学专家之间积极合作。

参考文献

[1] Andreasen JO, Bakland LK (2012) Pulp regeneration after non-infected and infected necrosis, what type of tissue do we want? A review. Dent Traumatol 28:13–18.

[2] Balic A, Thesleff I (2015) Tissue interactions regulating tooth development and renewal. Curr Top Dev Biol 115:157–186.

[3] Banchs F, Trope M (2004) Revascularization of immature permanent teeth with apical periodonti- tis: new treatment protocol? J Endod

30(4):196–200.

[4] Bender IB (2000) Pulpal pain diagnosis: a review. J Endod 26(3):175–179.

[5] Bento LW, Zhang Z, Imai A, Nör F, Dong Z, Shi S, Araujo FB, Nör JE (2013) Endothelial differ- entiation of SHED requires MEK1/ERK signaling. J Dent Res 92(1):51–57.

[6] Bottino MC, Kamocki K, Yassen GH, Platt JA, Vail MM, Ehrlich Y, Spolnik KJ, Gregory RL (2013) Bioactive nano brous scaffolds for regenerative endodontics. J Dent Res 92:963–969.

[7] Bottino MC, Yassen GH, Platt JA, Labban N, Windsor LJ, Spolnik KJ, Bressiani AH (2015) A novel three-dimensional scaffold for regenerative endodontics: materials and biological char- acterizations. J Tissue Eng Regen Med 9(11):E116–E123.

[8] Bottino MC, Pankajakshan D, Nör JE (2017) Advanced scaffolds for dental pulp and periodontal regeneration. Dent Clin N Am 61(4):689–711.

[9] Casagrande L, Demarco FF, Zhang Z, Araujo FB, Shi S, Nör JE (2010) Dentin-derived BMP-2 and odontoblast differentiation. J Dent Res 89:603–608.

[10] Casagrande L, Cordeiro MM, Nor SA, Nör JE (2011) Dental pulp stem cells in regenerative den- tistry. Odontology 99(1):1–7.

[11] Cavalcanti BN, Rode Sde M, França CM, Marques MM (2011) Pulp capping materials exert an effect on the secretion of IL-1β and IL-8 by migrating human neutrophils. Braz Oral Res 25(1):13–18.

[12] Cavalcanti BN, Zeitlin BD, Nör JE (2013) A hydrogel scaffold that maintains viability and sup- ports differentiation of dental pulp stem cells. Dent Mater 29:97–102.

[13] Cehreli ZC, Isbitiren B, Sara S, Erbas G (2011) Regenerative endodontic treatment (revasculariza- tion) of immature necrotic molars medicated with calcium hydroxide: a case series. J Endod 37:1327–1330.

[14] Cheron RA, Marshall SJ, Goodis HE, Peters OA (2011) Nanomechanical properties of endodonti- cally treated teeth. J Endod 37:1562–1565.

[15] Chmilewsky F, Jeanneau C, Laurent P, About I (2014) Pulp broblasts synthesize functional com- plement proteins involved in initiating dentin-pulp regeneration. Am J Pathol 184(7):1991–2000.

[16] Cordeiro MM, Dong Z, Kaneko T, Zhang Z, Miyazawa M, Shi S, Smith AJ, Nör JE (2008) Dental pulp tissue engineering with stem cells from exfoliated deciduous teeth. J Endod 34(8): 962–969.

[17] D'Anto V, Cantile M, D'Armiento M, Schiavo G, Spagnuolo G, Terracciano L et al (2006) The HOX genes are expressed, in vivo, in human tooth germs: in vitro cAMP exposure of den- tal pulp cells results in parallel HOX network activation and neuronal differentiation. J Cell Biochem 97(4):836–848.

[18] Demarco FF, Casagrande L, Zhang Z, Dong Z, Tarquinio SB, Zeitlin BD, Shi S, Smith AJ, Nör JE (2010) Effects of morphogen and scaffold porogen on the differentiation of dental pulp stem cells. J Endod 36(11):1805–1811.

[19] Ding G, Niu J, Liu Y (2015) Dental pulp stem cells suppress the proliferation of lymphocytes via transforming growth factor-β1. Hum Cell 28(2):81–90.

[20] Diogenes A, Hargreaves KM (2017) Microbial modulation of stem cells and future directions in regenerative endodontics. J Endod 43(9S):S95–S101.

[21] Ducret M, Fabre H, Farges JC, Degoul O, Atzeni G, McGuckin C et al (2015) Production of human dental pulp cells with a medicinal manufacturing approach. J Endod 41(9):1492–1499.

[22] Dummer PM, Hicks R, Huws D (1980) Clinical signs and symptoms in pulp disease. Int Endod J 13(1):27–35.

[23] Galler KM (2016) Clinical procedures for revitalization: current knowledge and considerations. Int Endod J 49(10):926–936.

[24] Galler KM, Widbiller M (2017) Perspectives for cell-homing approaches to engineer dental pulp. J Endod 43(9S):S40–S45.

[25] Galler KM, Hartgerink JD, Cavender AC, Schmalz G, D'Souza RN (2012) A customized self- assembling peptide hydrogel for dental pulp tissue engineering. Tissue Eng Part A 18:176–184.

[26] Giraud T, Rufas P, Chmilewsky F, Rombouts C, Dejou J, Jeanneau C, About I (2017) Complement activation by pulp capping materials plays a signi cant role in both in ammatory and pulp stem cells' recruitment. J Endod 43(7):1104–1110.

[27] Goldberg M, Farges JC, Lacerda-Pinheiro S, Six N, Jegat N, Decup F, Septier D, Carrouel F, Durand S, Chaussain-Miller C, Denbesten P, Veis A, Poliard A (2008) In ammatory and immu- nological aspects of dental pulp repair. Pharmacol Res 58:137–147.

[28] Gorin C, Rochefort GY, Bascetin R, Ying H, Lesieur J, Sadoine J et al (2016) Priming dental pulp stem cells with broblast growth

factor-2 increases angiogenesis of implanted tissue- engineered constructs through hepatocyte growth factor and vascular endothelial growth factor secretion. Stem Cells Transl Med 5(3):392–404.

[29] Graham L, Cooper PR, Cassidy N, Nor JE, Sloan AJ, Smith AJ (2006) The effect of calcium hydrox- ide on solubilisation of bio-active dentine matrix components. Biomaterials 27:2865–2873.

[30] Gronthos S, Mankani M, Brahim J, Robey PG, Shi S (2000) Postnatal human dental pulp stem cells (DPSCs) in vitro and in vivo. Proc Natl Acad Sci U S A 97:13625–13630.

[31] Hargreaves KM, Diogenes A, Teixeira FB (2013) Treatment options: biological basis of regenera-tive endodontic procedures. J Endod 39(3 Suppl):S30–S43.

[32] He H, Yu J, Liu Y, Lu S, Liu H, Shi J et al (2008) Effects of FGF2 and TGFbeta1 on the differentia-tion of human dental pulp stem cells in vitro. Cell Biol Int 32(7):827–834.

[33] He L, Kim SG, Gong Q, Zhong J, Wang S, Zhou X et al (2017) Regenerative endodontics for adult patients. J Endod 43(9S):S57–S64.

[34] Hilkens P, Driesen RB, Wolfs E, Gervois P, Vangansewinkel T, Ratajczak J et al (2016) Cryopreservation and banking of dental stem cells. Adv Exp Med Biol 951:199–235.

[35] Iohara K, Imabayashi K, Ishizaka R, Watanabe A, Nabekura J, Ito M, Matsushita K, Nakamura H, Nakashima M (2011) Complete pulp regeneration after pulpectomy by transplantation of CD105+ stem cells with stromal cell-derived factor-1. Tissue Eng Part A 17:1911–1920.

[36] Ishizaka R, Iohara K, Murakami M, Fukuta O, Nakashima M (2012) Regeneration of dental pulp following pulpectomy by fractionated stem/progenitor cells from bone marrow and adipose tissue. Biomaterials 33:2109–2118.

[37] Jung J, Kim JW, Moon HJ, Hong JY, Hyun JK (2016) Characterization of neurogenic potential of dental pulp stem cells cultured in xeno/serum-free condition: in vitro and in vivo assessment. Stem Cells Int 2016:6921097.

[38] Kamocki K, Nör JE, Bottino MC (2015) Dental pulp stem cell responses to novel antibiotic-con-taining scaffolds for regenerative endodontics. Int Endod J 48(12):1147–1156.

[39] Kawashima N (2012) Characterisation of dental pulp stem cells: a new horizon for tissue regenera-tion? Arch Oral Biol 57:1439–1458.

[40] Kim JY, Xin X, Moioli EK, Chung J, Lee CH, Chen M et al (2010) Regeneration of dental-pulp-like tissue by chemotaxis-induced cell homing. Tissue Eng Part A 16(10):3023–3031.

[41] Kim J, Park JC, Kim SH, Im GI, Kim BS, Lee JB et al (2014) Treatment of FGF-2 on stem cells from in amed dental pulp tissue from human deciduous teeth. Oral Dis 20(2):191–204.

[42] Kuang R, Zhang Z, Jin X, Hu J, Shi S, Ni L, Ma PX (2016) Nano brous spongy microspheres for the delivery of hypoxia-primed human dental pulp stem cells to regenerate vascularized dental pulp. Acta Biomater 33:225–234.

[43] Kumar A, Bhattacharyya S, Rattan V (2015) Effect of uncontrolled freezing on biological charac-teristics of human dental pulp stem cells. Cell Tissue Bank 16(4):513–522.

[44] Kwack KH, Lee JM, Park SH, Lee HW (2017) human dental pulp stem cells suppress alloantigen- induced immunity by stimulating t cells to release transforming growth factor beta. J Endod 43(1):100–108.

[45] Kwon YS, Kim HJ, Hwang YC, Rosa V, Yu MK, Min KS (2017) Effects of epigallocatechin gal-late, an antibacterial cross-linking agent, on proliferation and differentiation of human dental pulp cells cultured in collagen scaffolds. J Endod 43(2):289–296.

[46] Li S, Hu J, Zhang G, Qi W, Zhang P, Li P et al (2015) Extracellular Ca2+ promotes odontoblastic differentiation of dental pulp stem cells via BMP2-mediated Smad1/5/8 and Erk1/2 pathways. J Cell Physiol 230(9):2164–2173.

[47] Liu JY, Chen X, Yue L, Huang GT, Zou XY (2015) CXC Chemokine receptor 4 is expressed para-vascularly in apical papilla and coordinates with stromal cell-derived factor-1α during transmi-gration of stem cells from apical papilla. J Endod 41(9):1430–1436.

[48] Liu G, Xu G, Gao Z, Liu Z, Xu J, Wang J et al (2016) Demineralized dentin matrix induces odon-toblastic differentiation of dental pulp stem cells. Cells Tissues Organs 201(1):65–76.

[49] Lovelace TW, Henry MA, Hargreaves KM, Diogenes A (2011) Evaluation of the delivery of mes- enchymal stem cells into the root canal space of necrotic immature teeth after clinical regenera-tive endodontic procedure. J Endod 37:133–138.

[50] Martin DE, De Almeida JF, Henry MA, Khaing ZZ, Schmidt CE, Teixeira FB, Diogenes A (2014) Concentration-dependent effect of sodium hypochlorite on stem cells of apical papilla survival and differentiation. J Endod 40:51–55.

[51] Min KS, Yang SH, Kim EC (2009) The combined effect of mineral trioxide aggregate and enamel matrix derivative on odontoblastic

differentiation in human dental pulp cells. J Endod 35:847–851.

[52] Miura M, Gronthos S, Zhao M, Lu B, Fisher LW, Robey PG, Shi S (2003) SHED: stem cells from human exfoliated deciduous teeth. Proc Natl Acad Sci U S A 100(10):5807–5812.

[53] Moore AN, Perez SC, Hartgerink JD, D'Souza RN, Colombo JS (2015) Ex vivo modeling of mul- tidomain peptide hydrogels with intact dental pulp. J Dent Res 94(12):1773–1781.

[54] Nakashima M, Reddi AH (2003) The application of bone morphogenetic proteins to dental tissue engineering. Nat Biotechnol 21:1025–1032.

[55] Nakashima M, Iohara K, Murakami M, Nakamura H, Sato Y, Ariji Y, Matsushita K (2017) Pulp regeneration by transplantation of dental pulp stem cells in pulpitis: a pilot clinical study. Stem Cell Res Ther 8(1):61.

[56] Oshima M, Mizuno M, Imamura A, Ogawa M, Yasukawa M, Yamazaki H et al (2011) Functional tooth regeneration using a bioengineered tooth unit as a mature organ replacement regenerative therapy. PLoS One 6(7):e21531.

[57] Paranjpe A, Zhang H, Johnson JD (2010) Effects of mineral trioxide aggregate on human dental pulp cells after pulp-capping procedures. J Endod 36:1042–1047.

[58] Peters OA, Paqué F (2011) Root canal preparation of maxillary molars with the self-adjusting le: a micro-computed tomography study. J Endod 37:53–57.

[59] Peters OA, Boessler C, Paqué F (2010) Root canal preparation with a novel nickel-titanium instru- ment evaluated with micro-computed tomography: canal surface preparation over time. J Endod 36:1068–1072.

[60] Pisciolaro RL, Duailibi MT, Novo NF, Juliano Y, Pallos D, Yelick PC et al (2015) Tooth tissue engineering: the importance of blood products as a supplement in tissue culture medium for human pulp dental stem cells. Tissue Eng Part A 21(21-22):2639–2648.

[61] Piva E, Silva AF, Nör JE (2014) Functionalized scaffolds to control dental pulp stem cell fate. J Endod 40(4 Suppl):S33–S40.

[62] Piva E, Tarlé SA, Nör JE, Zou D, Hat eld E, Guinn T, Eubanks EJ, Kaigler D (2017) Dental pulp tissue regeneration using dental pulp stem cells isolated and expanded in human serum. J Endod 43(4):568–574.

[63] Qin W, Liu P, Zhang R, Huang S, Gao X, Song Z et al (2014) JNK MAPK is involved in BMP- 2-induced odontoblastic differentiation of human dental pulp cells. Connect Tissue Res 55(3):217–224.

[64] Rechenberg DK, Galicia JC, Peters OA (2016) Biological markers for pulpal in ammation: a systematic review. PLoS One 11(11):e0167289.

[65] Rombouts C, Giraud T, Jeanneau C, About I (2017) Pulp vascularization during tooth develop- ment, regeneration, and therapy. J Dent Res 96(2):137–144.

[66] Rosa V, Della Bona A, Cavalcanti BN, Nör JE (2012) Tissue engineering: from research to dental clinics. Dent Mater 28:341–348.

[67] Rosa V, Zhang Z, Grande RH, Nör JE (2013) Dental pulp tissue engineering in full-length human root canals. J Dent Res 92:970–975.

[68] Sakai VT, Zhang Z, Dong Z, Neiva KG, Machado MA, Shi S, Santos CF, Nör JE (2010) SHED differentiate into functional odontoblasts and endothelium. J Dent Res 89:791–796.

[69] Sakai VT, Cordeiro MM, Dong Z, Zhang Z, Zeitlin BD, Nör JE (2011) Tooth slice/scaffold model of dental pulp tissue engineering. Adv Dent Res 23(3):325–332.

[70] Schmalz G, Smith AJ (2014) Pulp development, repair, and regeneration: challenges of the tran- sition from traditional dentistry to biologically based therapies. J Endod 40(4 Suppl):S2–S5.

[71] Shabahang S, Torabinejad M (2000) Treatment of teeth with open apices using mineral trioxide aggregate. Pract Periodontics Aesthet Dent 12(3):315–320.

[72] Sloan AJ, Smith AJ (2007) Stem cells and the dental pulp: potential roles in dentine regeneration and repair. Oral Dis 13:151–157.

[73] Smith AJ, Tobias RS, Plant CG, Browne RM, Lesot H, Ruch JV (1990) In vivo morphogenetic activity of dentine matrix proteins. J Biol Buccale 18(2):123–129.

[74] Smith JG, Smith AJ, Shelton RM, Cooper PR (2012) Recruitment of dental pulp cells by dentine and pulp extracellular matrix components. Exp Cell Res 318:2397–2406.

[75] Suzuki T, Lee CH, Chen M, Zhao W, Fu SY, Qi JJ, Chotkowski G, Eisig SB, Wong A, Mao JJ (2011) Induced migration of dental pulp stem cells for in vivo pulp regeneration. J Dent Res 90(8):1013–1018.

[76] Syed-Picard FN, Ray HL Jr, Kumta PN, Sfeir C (2014) Scaffoldless tissue-engineered dental pulp cell constructs for endodontic therapy.

J Dent Res 93(3):250–255.

[77] Takebe Y, Tatehara S, Fukushima T, Tokuyama-Toda R, Yasuhara R, Mishima K et al (2017) Cryopreservation method for the effective collection of dental pulp stem cells. Tissue Eng Part C Methods 23(5):251–261.

[78] Wigler R, Kaufman AY, Lin S, Steinbock N, Hazan-Molina H, Torneck CD (2013) Revascularization: a treatment for permanent teeth with necrotic pulp and incomplete root development. J Endod 39:319–326.

[79] Xu JG, Zhu SY, Heng BC, Dissanayaka WL, Zhang CF (2017) TGF-β1-induced differentiation of SHED into functional smooth muscle cells. Stem Cell Res Ther 8(1):10.

[80] Yang W, Harris MA, Cui Y, Mishina Y, Harris SE, Gluhak-Heinrich J (2012) Bmp2 is required for odontoblast differentiation and pulp vasculogenesis. J Dent Res 91:58–64.

[81] Yang J, Ye L, Hui TQ, Yang DM, Huang DM, Zhou XD, Mao JJ et al (2015) Bone morphogenetic protein 2-induced human dental pulp cell differentiation involves p38 mitogen-activated pro- tein kinase-activated canonical WNT pathway. Int J Oral Sci 7(2):95–102.

[82] Yang L, Angelova Volponi A, Pang Y, Sharpe PT (2017a) Mesenchymal cell community effect in whole tooth bioengineering. J Dent Res 96(2):186–191.

[83] Yang G, Yuan G, MacDougall M, Zhi C, Chen S (2017b) BMP-2 induced Dspp transcription is mediated by Dlx3/Osx signaling pathway in odontoblasts. Sci Rep 7(1):10775.

[84] Young CS, Terada S, Vacanti JP, Honda M, Bartlett JD, Yelick PC (2002) Tissue engineering of complex tooth structures on biodegradable polymer scaffolds. J Dent Res 81(10):695–700.

[85] Yu J, Deng Z, Shi J et al (2006) Differentiation of dental pulp stem cells into regular-shaped dentin- pulp complex induced by tooth germ cell conditioned medium. Tissue Eng 12:3097–3105.

[86] Zanini M, Sautier JM, Berdal A, Simon S (2012) Biodentine induces immortalized murine pulp cell differentiation into odontoblast-like cells and stimulates biomineralization. J Endod 38:1220–1226.

[87] Zanini M, Meyer E, Simon S (2017) Pulp in ammation diagnosis from clinical to in ammatory mediators: a systematic review. J Endod 43(7):1033–1051.

[88] Zhang LX, Shen LL, Ge SH, Wang LM, Yu XJ, Xu QC et al (2015) Systemic BMSC homing in the regeneration of pulp-like tissue and the enhancing effect of stromal cell-derived factor-1 on BMSC homing. Int J Clin Exp Pathol 8(9):10261–10271.

[89] Zhang Z, Nör F, Oh M, Cucco C, Shi S, Nör JE (2016) Wnt/β-Catenin signaling determines the vasculogenic fate of postnatal mesenchymal stem cells. Stem Cells 34(6):1576–1587.

[90] Zhang W, Vazquez B, Oreadi D, Yelick PC (2017) Decellularized tooth bud scaffolds for tooth regeneration. J Dent Res 96(5):516–523.

第10章　牙髓再生医学的临床实践

Current Clinical Practice and Future Translation in Regenerative Endodontics

Stéphane Simon

10.1　引言

近期研究表明，牙髓-牙本质复合体能够自我修复并再生矿化组织，为新的牙源性治疗方式带来了希望。这种治疗方式可以保护活髓，刺激反应性牙本质生成并促进死髓牙根管系统重建血运。成人牙髓的体积相对较小（<100μL），因此该组织的再生相对简单。然而这种治疗方式目前尚未转化为临床实践，仍存在一些障碍，我们将在下面进行讨论。

牙髓是一种复杂且高度特异化的结缔组织，其封闭在矿化外壳中，血供受限；然而，这些只是牙髓再生治疗所面临的诸多障碍中的一部分。再生牙髓病学应被视为两个部分。第一个是牙髓-牙本质复合体再生，是指牙髓活力的维持（盖髓术、部分或完全牙髓切断术）。第二个是牙髓再生，是指死髓牙的根管空腔中再生出新的牙髓组织。

10.2　牙髓-牙本质复合体再生

在盖髓术中，医生需要去除部分牙髓组织，清除所有的坏死或者炎症区域，然后将生物活性材

S. Simon
Paris Diderot University，Paris，France

Hôpital de Rouen Normandie，Rouen，France

Laboratoire INSERM UMR 1138，Paris, France
e-mail：stephane.simon@univ-paris-diderot.fr

H. F. Duncan，P. R. Cooper（eds.），*Clinical Approaches in Endodontic Regeneration*，
https：//doi.org/10.1007/978-3-319-96848-3_10

料直接覆盖在暴露的牙髓上。其首要目标是保护盖髓剂下方的组织免受外部刺激，特别是细菌的侵害，因此充填物的放置和封闭质量至关重要。传统观点认为，冠方封闭是活髓保存治疗成功的关键因素。在20世纪90年代，使用直接盖髓剂和复合树脂材料获得了良好的中期临床效果；然而材料的劣化导致了晚期治疗失败。材料与牙本质的封闭性破坏，以及随后的细菌渗漏，可导致治疗数月后发生急性炎症反应或者牙髓坏死导致组织丧失。以上缺陷使材料研发的生物学观点发生转变。学者们随后认为牙髓创面彻底的生物性闭合以及长期的封闭性必不可少。为此，开发了生物活性材料，其明确目标是诱导牙本质桥形成。

传统上采用氢氧化钙（固化、非固化或为了方便操作与树脂联合使用）作为盖髓剂。将固化的氢氧化钙直接覆盖在牙髓上可刺激矿化组织屏障形成；然而，该屏障并不均匀，也不与牙本质壁粘接，因此无法形成良好的密封。此外，氢氧化钙会随时间溶解，有证据表明盖髓仅仅数月后，氢氧化钙完全消失。因此，氢氧化钙不再是首选的盖髓剂。盖髓剂必不可少的3个特性如下（Simon等2009a；Witherspoon 2008）：

- 即刻形成良好的封闭，以便在牙本质桥形成的最初几周内保护牙髓。
- 无毒性且具有生物相容性。
- 具有生物活性，可以刺激牙髓和材料之间形成矿化屏障。

当牙髓暴露时，成牙本质细胞层破坏，导致牙本质形成细胞丧失。因此，为形成矿化屏障，必须诱导出可以分泌牙本质的新生成牙本质细胞样细胞。由于原始的成牙本质细胞高度分化并且是有丝分裂后细胞，因此无法通过牙髓创面附近细胞的有丝分裂来补充，而其他的结缔组织则可以通过这种方式来进行修复。实际上，在牙髓创伤区域重建成牙本质细胞层的唯一方法是依据牙齿组织重建过程中的发育生物学原理。因此，需要祖细胞（也称为干细胞），而且必须首先通过趋化作用将这些细胞诱导至损伤区域（Hirata等2014）。这些细胞一旦与材料接触，必须分化成牙本质分泌细胞，然后触发矿化基质的合成。

理想情况下，所使用的生物材料应促进祖细胞的趋化和分化，并激活合成和矿化过程。由于这些生物机制尚未完全阐明，因此目前不可能开发出真正的生物导向性材料。事实上，直到现在生物材料的临床效果经常是偶然发现所得。一些材料的作用原理目前仍在研究中，但是，直到这些材料进入市场，相关研究才开始进行。

一些正在进行的研究可以让我们理解材料背后的生物学。牙本质是部分矿化的组织，其有机相由胶原-Ⅰα分子链组成，含有很多非胶原基质蛋白。这些蛋白质最初由成牙本质细胞分泌，然后通过矿化过程包裹和保护（Smith等2016）。这些基质蛋白包括大量的生长因子，尤其是来自含有组织生长因子-β（TGF-β）、血管内皮生长因子（VEGF）和肾上腺髓质素（ADM）的家族。任何使牙本质脱矿的生物或治疗过程都会从基质中释放这些蛋白质和相关的生长因子。例如，龋病相关的脱矿作用会诱导这些因子的释放。虽然一些生长因子可能由于唾液的作用而去除或分解，但是其他生长因子将通过牙本质小管向牙髓细胞扩散。释放牙本质中生长因子的另一种方法是使用生物材料，当生物材料与牙本质接触时，可触发部分但在一定程度上可控的脱矿反应。随后释放的蛋白质会触发与组织修复有关的生物过程。氢氧化钙（Graham等2006）、三氧化物聚合物（MTA）（Tomson等2007）或其他使牙本质部分脱矿的材料（例如在粘接过程中使用的酸蚀剂）（Ferracane等2010），可以使很多生物活性蛋白质从牙本质中释放出来。释放出的牙本质基质蛋白通过诱发趋化效应、血管生成（Ricucci等2014）和祖细胞向牙本质谱系的分化（Liu等2005）来促进牙髓愈合。尽管在生物学上这些效应对于促进组织修复非常重要，但是目前还没有可用的治疗方案来优化使用这些蛋白质的特性。

成牙本质细胞的特征在于其在牙本质矿化中的分泌和调节作用。基因控制其分泌速度（Simon等2009b），并且可分为两个不同阶段：前期牙本质和继发性牙本质。如果龋病发生，可以重新激活“静止”阶段的成牙本质细胞以合成第三期牙本质，即反应性牙本质[详细内容请参考综述（Simon等2009a）]。除了合成牙本质外，成牙本质细胞还具有其他两种功能，包括免疫和机械感受。通过其细胞表面上表达的Toll样受体（TLR），成牙本质细胞可以结合细菌毒素以激活细胞信号，并传递到下方的结缔组织（Farges等2009）。因此，成牙本质细胞可作为牙髓的保护屏障，通过“抵挡”侵入者，并通过产生信号以募集并激活常驻型和远程免疫细胞。

成牙本质细胞具有独特的结构，包括细胞体和胞浆突，与神经细胞（轴突和突触）非常类似，并且神经生长因子（NGF）可在成牙本质细胞间表达。尽管大量研究证实，牙本质过敏期间成牙本质细胞参与神经冲动的传导，但它们的确切机制尚未阐明。压力感受器，即感受压力变化的传感器，在受到牙本质小管中的液体运动刺激时可作为中间体，而成牙本质细胞也可直接发挥神经细胞的作用。Brannström学说认为，成牙本质细胞能感知外部信息，并且可能在压力变化期间充当缓冲器，然后将信息传递给下方的牙髓组织。由于以上情况，有学者认为“牙髓-牙本质复合体”这一名词应被牙髓组织和牙齿-牙本质复合体的组合取代（Simon等2011）。

外伤或治疗过程中去除成牙本质细胞时，会产生开放创口，留下未受保护的结缔组织。在盖髓过程中，可将牙髓创口关闭，保护并刺激其愈合。首先使用无细菌渗漏的材料关闭并保护创口。然后使用具有生物活性的盖髓材料，刺激牙本质（或矿化）桥形成，为下方组织提供耐用、持久的细菌防御屏障。值得注意的是，牙髓细胞和成牙本质细胞对生长因子与生物刺激物敏感。龋病或生物材料诱导的脱矿期间，生长因子和生物刺激物可以从牙本质基质中释放，并在牙本质小管内扩散。来自TGF-β家族的生长因子在牙髓-牙本质复合体修复中具有重要作用，这些分子可以再度唤醒继发性牙本质分泌细胞（Simon等2013a）。这一重新激活过程经p38-MAP信号通路进行（Simon等2010）。

10.3 牙髓炎症与愈合

牙髓炎会产生轻度至重度的疼痛，并且具有其他负面影响，可导致牙髓组织坏死。去除炎症牙髓组织可预防或治疗疼痛。这种手术操作具有侵入性，需要去除全部牙髓组织（牙髓摘除术）。然而在组织损伤时，炎症的不良反应应与其益处相平衡。炎症是组织愈合必经的一步。免疫抑制的患者，其炎症反应被破坏，组织愈合过程可能出现并发症或者无法愈合（Shanmugam等2012）。宿主炎症反应的优点体现在一方面可清洁、消毒伤口，另一方面可分泌各种促进组织愈合和再生的物质。

在临床上，牙髓炎通常被分为“可复性”或“不可复性”牙髓炎。这种“可复性”的理念源于以下事实：在某些情况下，炎症经控制后可停止并促进愈合。在其他情况下，由于炎症无法控制，唯一可行的选择是彻底去除炎症组织以保护健康组织。因此，“不可复性”牙髓炎这一概念仅仅是与诊断因素（疼痛类型、持续时间等）相关的某种临床或治疗情况。这些“临床线索”无法提供关于组织炎症状态的确切信息。多年以前已有研究证实牙髓炎症状态与组织的炎症状态之间缺乏相关性（Dummer等1980），其他研究也证实了这一点（Ricucci等2014）。

多项研究评估了牙髓炎症标记物及其在诊断或治疗中的潜在用途，某些定量（炎症细胞的数量）和定性变量与龋损深度、牙髓与龋损的距离以及牙髓的炎症状态直接相关（图10.1）。某些生物标记物可用作鉴定牙髓炎症的标准，当炎症超过这一标准时，牙髓无法保留。虽然已知这些标记物的存在，但是其具体信息仍不明确。因此还需要进行大量研究开发出有效、可重复的诊断工具。在这些标记物和诊断工具上市之前，临床医生必须继续使用基本的工具来确定患者的疼痛状况，比如牙科既往史、牙髓活力测试（温度和电活力测试），尽管这些检查的可靠性并不理想。其他的选择包括在牙髓暴露或部分牙髓切断术时的止血情况。炎症常导致牙髓血运增加，这意味着在临床上可识别炎症组织（尽管并不总是相关）。这种血运增加的牙髓组织可以通过切割组织时的出血量来识别。在临床操作中，可以用湿棉球压迫牙髓组织1～2分钟。在生理条件下，足以使牙髓止血。如果出血持续存在，可能仍然存在炎症牙髓组织，应继续去除，直到暴露出健康的牙髓组织。

总而言之，用于识别和检测暴露牙髓中炎症组织的工具并不完善。目前还没有其他方法可用于改进原位诊断，需要进一步研究以确定新的诊断标记物，开发出恰当而准确的诊断工具，以改善长期治疗效果。这样做至关重要，因为控制炎症仍然是盖髓术成功的关键。

10.4 盖髓术和生物材料

近年来，MTA，市售产品为ProRoot MTA®（Dentsply Maillefer），以及其他产品逐渐成为首选

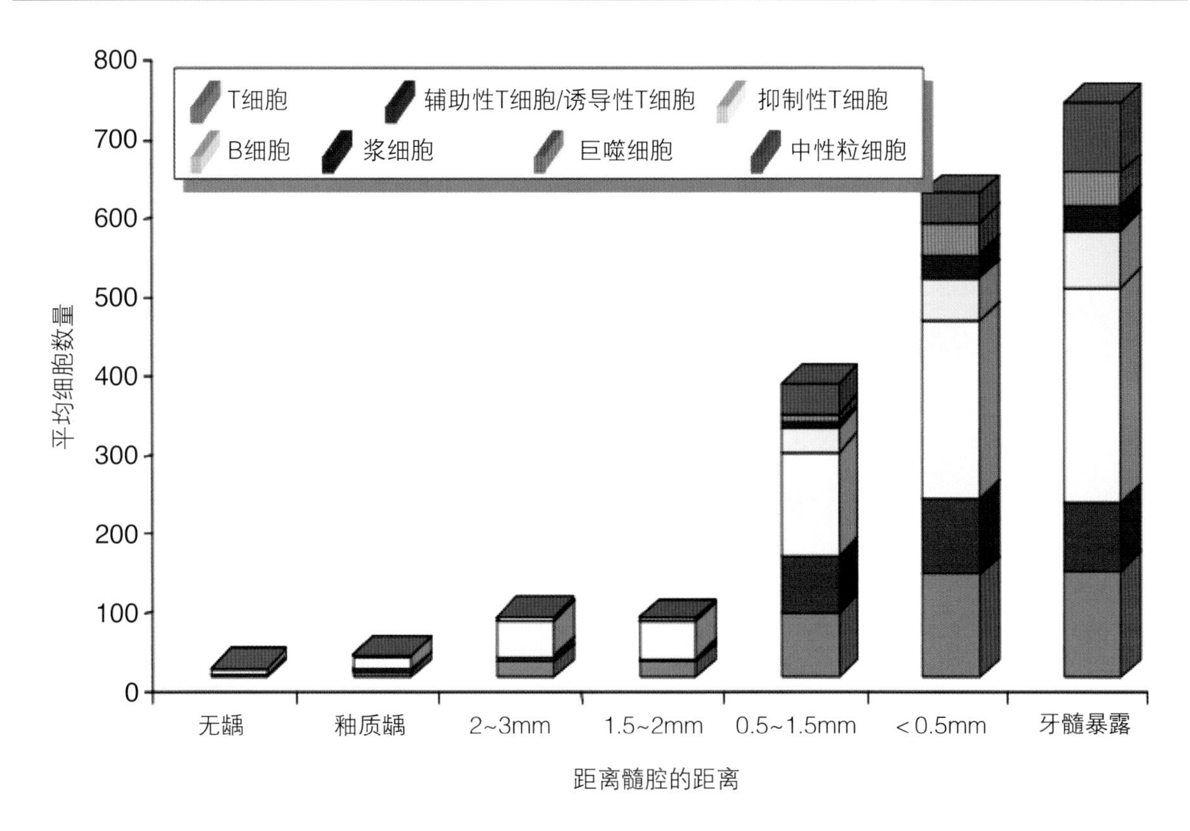

图10.1　随着龋损深度的增加，相关炎症细胞的数量（Cooper等2011）。

的活髓保存材料。MTA的使用方法：将粉末置于玻璃板上，与水混合，使用专用的工具，比如MAP系统®（PDSA，Vevey，瑞士）或其他输送器，将MTA直接置于牙髓组织上。与银汞合金输送器类似，将MTA装入输送尖中，然后通过塑料活塞将MTA从输送尖中推出。勿将MTA加压填塞，而是用纸尖或棉球轻轻加压，使其与牙髓和牙本质壁接触（图10.2）。厂家建议在MTA固化后完成冠部永久修复，但是MTA需要超过4小时的固化时间。临床上不可能等待MTA固化，并且也有必要即刻行永久修复。在操作过程中避免冲洗已充填的MTA。注意，如果在牙体预备过程中需要冲洗牙齿组织，建议在放置MTA之前先完成此步骤（图10.3）。

体外、体内研究以及临床试验证实，与其他生物材料相比，MTA具有良好的生物学特性（Hilton等2013）。组织学研究证实，与氢氧化钙相比，MTA盖髓形成的牙本质桥质量更佳（Nair等2007）。然而该材料操作困难。一些厂家已经在开发更容易制备和输送的盖髓剂。尽管这些改良后的材料易于使用，但是尚无研究证实它们具有与MTA相同的治疗效果，因此必须进行相关研究以评估这些改良后的盖髓剂。

近期，一种硅酸三钙材料（Biodentine®，Septodont，法国）已进入市场。该材料最初是作为代替牙本质的冠部充填材料，因其良好的生物学特性使其适应证得以扩展（包括盖髓）。其显著特征是对矿化（Laurent等2012）和细胞分化（Zanini等2012）的影响，为其长期临床应用奠定了基础。研究表明，这些材料与牙髓细胞之间具有积极的生物学相互作用，还具有诱导牙本质基质蛋白释放的能力。这些特性在氢氧化钙（Graham等2006）和MTA（Tomson等2007）中已得到证实

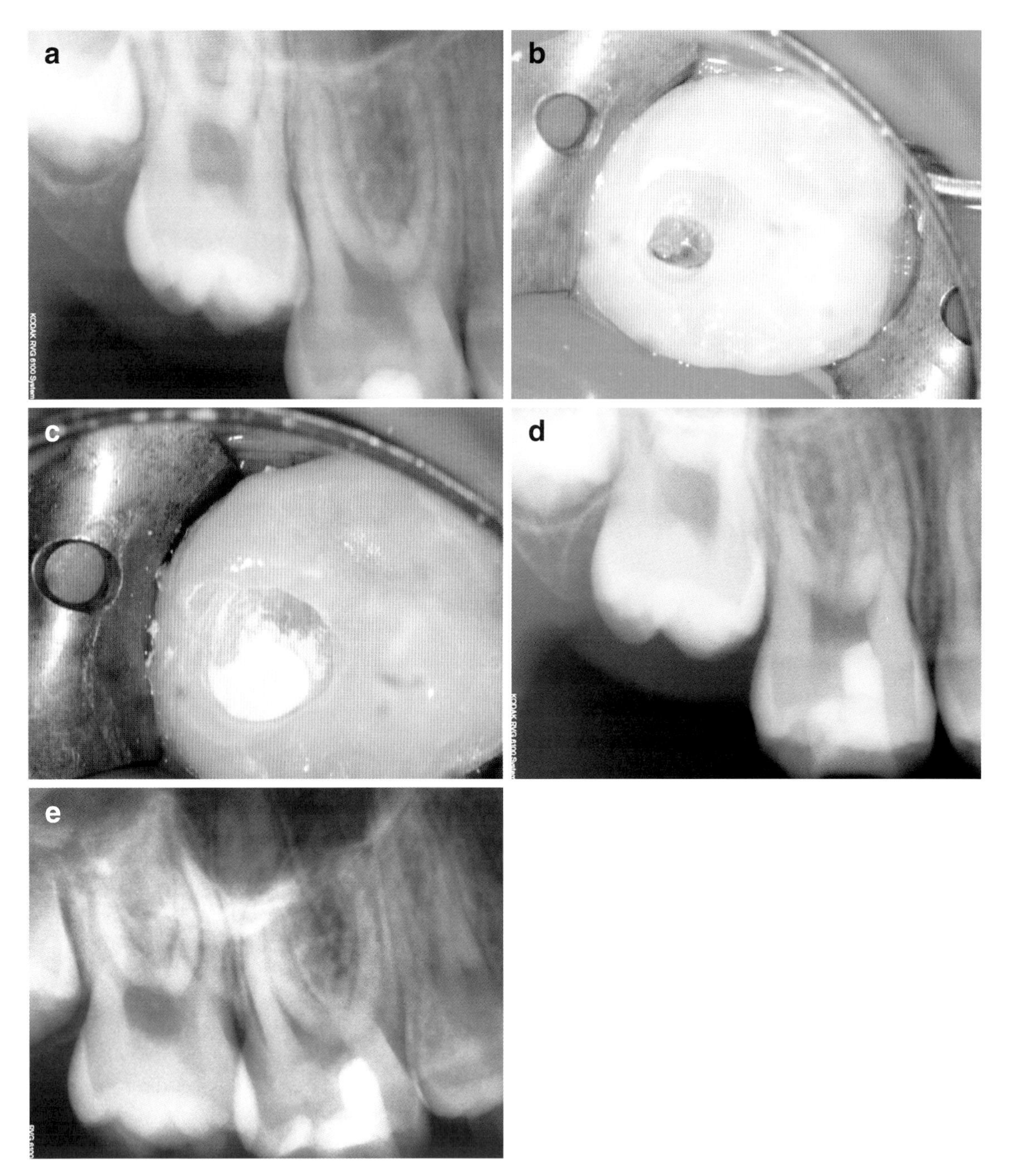

图10.2　9岁儿童，上颌第一磨牙盖髓术操作步骤。去净龋坏组织后，露髓孔直径达2mm。使用ProRoot MTA（Dentsply Sirona）盖髓。（a）术前X线片。（b）牙髓暴露和止血。（c）放置MTA。（d）术后X线片。（e）随访1年后X线片。可见钙化桥位于MTA与牙髓之间。

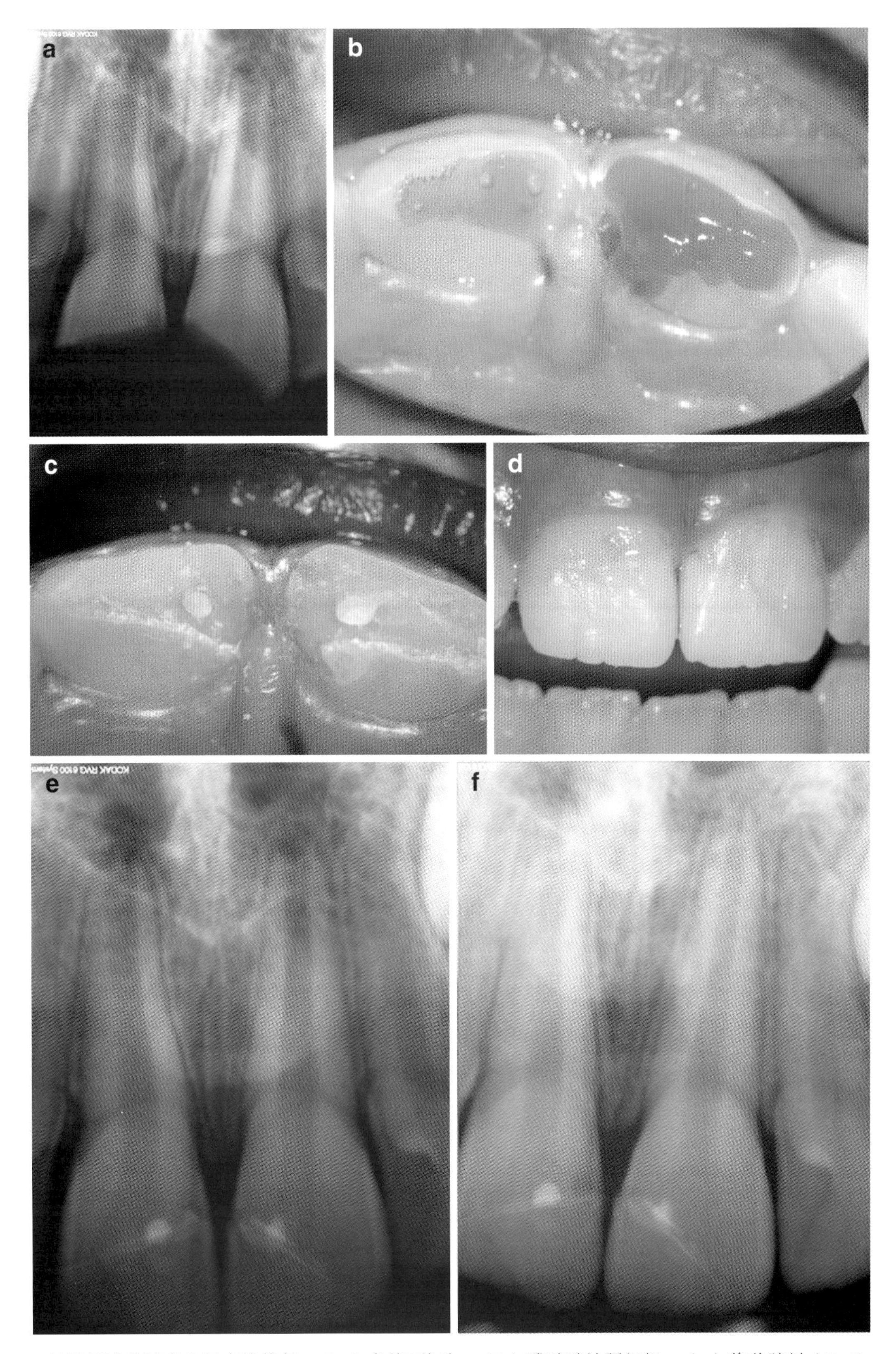

图10.3 年轻恒牙盖髓术后行直接修复。（a）术前X线片。（b）磷酸酸蚀硬组织。（c）将盖髓剂（ProRoot MTA（Dentsply Sirona）直接置于牙髓组织上。（d）同时将外伤牙的折裂片复位粘接。（e）术后X线片。（f）随访1年后拍摄的X线片。牙髓活力测试反应正常。由于保存了牙髓活力，根尖孔闭合，牙根增长。

（Biodentine®除外）。上述材料具有独特的优点，它们可通过缓慢释放生长因子（包括一些具有抗炎活性的生长因子）对牙髓产生直接和间接生物学效应。因此，这些材料不仅可以用于覆盖暴露的牙髓，还可扩大应用范围，包括相邻的牙本质壁（窝洞预备去除了过多牙本质）。这些材料与牙本质接触，可诱导其释放基质成分，后者可通过牙本质小管扩散，从而促进牙髓愈合。与MTA不同，Biodentine®具有独特的性质，可作为一种大块充填材料充填整个窝洞。可同时完成盖髓和冠部充填。然而需要注意的是，为保证材料的机械性能，临床医生还需要其他操作，包括使用粘接树脂覆盖在Biodentine®表面，这不仅使修复体获得令人满意的美学效果，还可以防止材料在唾液中“溶解”。

10.5 生物制剂在诱导再生中的应用

牙本质细胞外基质（ECM）含有多种参与调节牙本质形成的分子。学者们已尝试使用ECM蛋白（在重组细菌中表达）来诱导牙髓再生。例如，Rutherford和同事（Rutherford等1993，1994）使用琼脂糖珠作为载体将骨形态发生蛋白-7（BMP-7，也称为OP-1）植入猴子的牙髓中，可观察到骨样牙本质形成，并充满了整个根管。他们使用骨涎蛋白（BSP）获得了更好的结果，诱导形成了更为坚硬、均一的牙本质桥，覆盖暴露的牙髓。学者们还研究了其他几种牙齿组织衍生分子的生物学效应，包括牙本质素，一种细胞外基质糖蛋白（MEPE）衍生的酸性多肽，以及A+4和A-4，釉蛋白基因的两种剪接产物。每一种分子都能诱导浅表牙髓再生（Goldberg等2009）。

琼脂糖珠载体的周围组织中，牙髓细胞聚集并向成骨/成牙本质谱系分化。此外，细胞分裂较为活跃，增殖细胞核抗原（PCNA）抗体染色证实了这一点。实际上，牙髓细胞迁移并早期分化，在琼脂糖珠的周围形成环状结构。再者，牙髓细胞最初表达间充质标记物，随后表达骨桥蛋白和牙本质涎蛋白，这两种标记物都指示细胞分化并且对于形成修复性牙本质基质至关重要。这种细胞分化事件的级联反应导致直型牙本质或骨性牙本质形成。这些生物学研究有助于阐明盖髓和组织再生的生物学过程；然而，在将这些生物分子直接用于临床之前，需要更多的研究来探讨（与当前可用的矿物水门汀比）这些生物制剂的优势和安全性。

10.6 新进展

在过去10年中，生物材料的发展取得了显著的进步，这有助于重新唤起我们对活髓保存技术的关注。除了这些发展之外，我们对于牙髓生物学的理解也在不断深入，可以解释某些临床治疗失败的原因。必须指出的是，这些微创技术的薄弱环节仍然是患牙牙髓炎症状态的评估。在临床诊疗中，医生们仍然无法预测需要切除多少牙髓组织，才能将炎症组织彻底清除。最近有学者提出应该去除足够多的组织，这种观点有一定道理，但是没有必要去除所有的牙髓组织。以往观点认为，冠髓切断术仅适用于乳牙或者根尖未发育成熟的年轻恒牙；然而，冠髓切断术将来可能作为一种牙髓治疗方法，代替牙髓摘除术和根管治疗术，用于治疗不可复性牙髓炎（图10.4）。在冠髓切断术的操作过程中，需要去除全部冠髓，并按照前面描述的操作步骤对根髓创面进行盖髓。初步研究显示

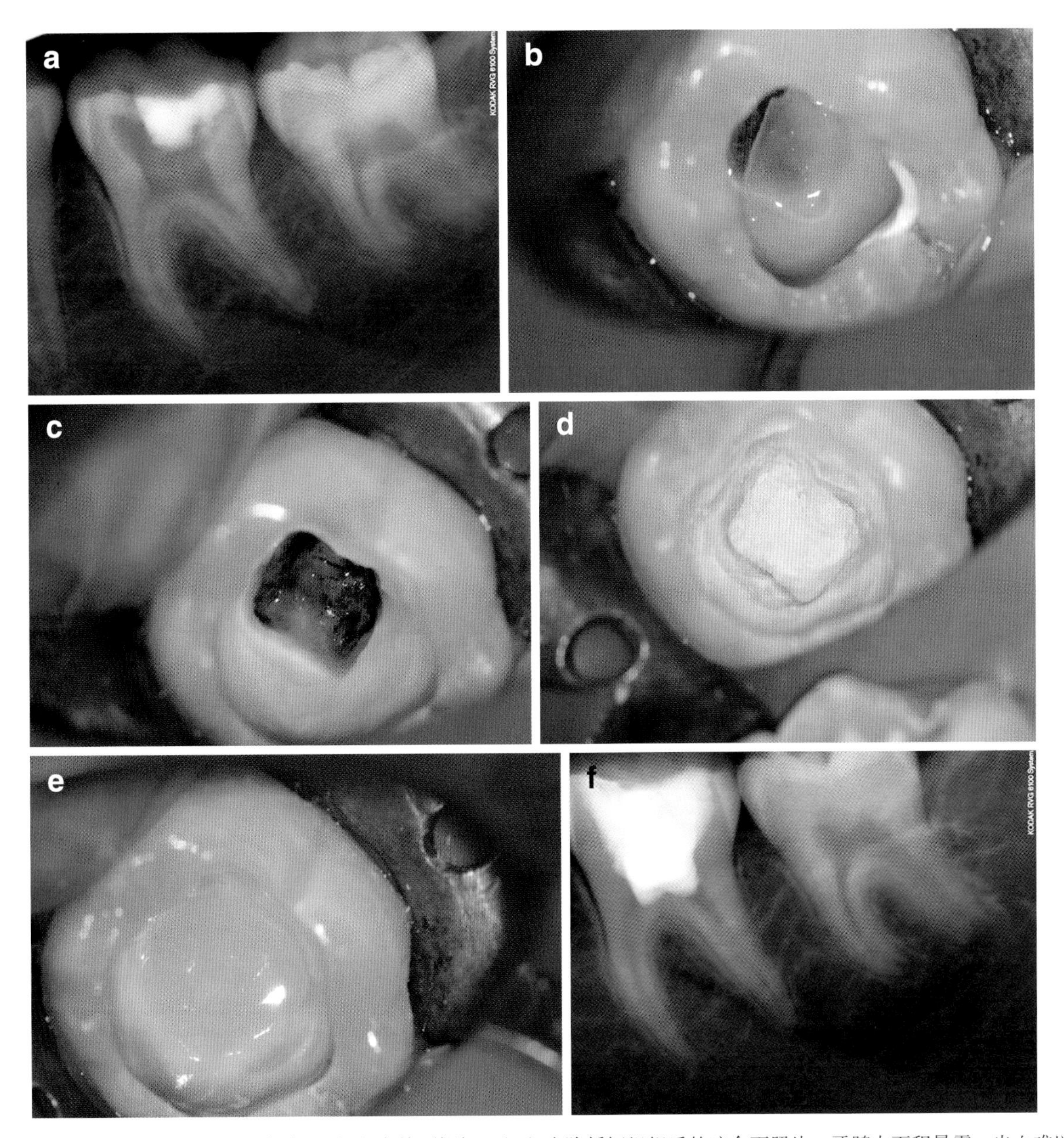

图10.4　下颌第一磨牙冠髓切断术。（a）术前X线片。（b）去除龋坏组织后的咬合面照片。牙髓大面积暴露，出血难以控制。（c）切除全部冠髓，并在根管口处对根髓止血。（d）生物活性材料充填髓腔和窝洞，与髓室底及根管口的牙髓直接接触。（e）使用玻璃离子水门汀和复合树脂完成冠部修复。（f）随访1年后拍摄的X线片。患牙无症状，根尖周未见明显炎症。该病例取得成功。

冠髓切断术可获得理想的效果（Simon等2013b），但是在将其作为常规操作之前，必须开展大量研究。

10.7 血运重建、再血管化和牙髓再生

前面讨论的治疗策略旨在预防牙髓组织退化和保持剩余牙髓的活力。然而，如果牙髓被严重破坏，可产生重度炎症或导致组织坏死，那么牙髓将无法保留。在这种情况下，医生必须摘除所有牙髓，对整个根管系统进行消毒和充填，以防止细菌再次感染。尽管目前根管治疗术可取得可靠的治疗效果，但是未来更理想的牙髓治疗方法可能是诱导根管系统内重新形成牙髓或结缔组织。然而，根管内牙髓组织再生仍需克服一些技术障碍。例如，理想的支架，干细胞的来源和募集，组织发育、成熟和新生血管形成所需的信号分子。

牙髓血运重建的第一次试验于在20世纪60年代成功完成，其主要目的是在根管中再生出新的牙髓组织（Ostby，1961）。这种早期方法的最大局限之一是只能通过刺激根尖周出血使细胞进入根管，这些细胞来自血液、牙骨质、牙周韧带或牙槽骨，也就是说，这些细胞不是牙髓源性。直到2001年，牙髓血运重建术重新得到关注（Iwaya等2001）。近期的理念是使用根管锉刺激根尖牙乳头，使根尖牙乳头干细胞（SCAP）通过血液进入根管腔，血液则凝固成为支架。

尽管目前已发表了大量的病例研究，但对于这种治疗方法所涉及的确切细胞学过程却所知甚少。在大多数病例研究中，接受牙髓血运重建术的是牙髓坏死伴根尖周病变的年轻恒牙。这些研究中有一部分病例治疗前由于牙髓坏死而导致牙根发育停止，经牙髓血运重建术后牙根发育完成，同时根尖牙本质厚度增加、根管腔缩窄。这些研究结果提示根管内可能再生出了牙髓样组织，外周细胞具有形成牙本质的能力。然而，这种治疗效果并不稳定，在一些病例报道中患牙因牙髓血运重建术失败而拔除。

Thibodeau等在犬牙模型上首次对牙髓血运重建术再生出的组织进行观察（Thibodeau等2007）。他们发现根管的牙本质壁上覆有一层牙骨质，还明显伴有新生牙周膜和类骨质。近期的研究中，学者们对经过牙髓血运重建术（Shimizu等2013）或使用富血小板血浆（Martin等2013）治疗后的牙齿进行组织学分析，结果显示根管壁上可见矿化物沉积。这种新生组织似乎是牙周组织而不是真正的牙髓，因此不能形成牙本质。相反，根管内募集的祖细胞可能从根尖牙乳头或根尖周组织中迁移而来，并分化为牙周组织样细胞。这些研究中进行的影像学分析，可能错误地认为这些矿化组织是牙本质而非牙骨质，正如最近的组织学分析所示。如果未来研究支持这些组织学发现，那么通过牙髓血运重建术发育的牙根就会难以评估。MTA可诱导根尖形成钙化屏障，使根尖闭合，如文献中所述（Nosrat等2013，Simon等2007），可作为一种替代方案。但是这种治疗实际上是根管治疗，并非再生治疗。

这种治疗方法是否有效取决于其治疗目标。如果其治疗目标是为了促进根尖周组织愈合，诱导骨再生并缓解患者的症状，那么这种治疗方法可被视为成功。然而，如果其目标是为了再生出新的牙髓组织，那么这种治疗方法则被视为失败。换言之，尽管这种治疗方法可能取得了临床上的成功，但是其结果并不是通过预期的生物学机制实现，因而不能将其称之为牙髓再生治疗。

感染牙齿牙髓治疗的目的是：（1）对根管系统进行消毒；（2）防止再次感染。促进骨质愈合和根尖周组织再生。使用生物性组织充填根管，避免了使用人工合成材料的许多缺点，例如封闭性不佳和毒性。此外，使用生物性组织进行治疗具有显著优势，可以保持根管的免疫活性而免于再感染的发生（图10.5）。

牙髓血运重建术是一种旨在用活性组织填充根管的技术。这种替代组织与根管内最初存在的组织不同，并且不会转化成牙本质。在迄今发表的132个病例中，只有1例显示根管内形成了牙髓——真正的成牙本质细胞层和结构完整的牙髓组织。该病例的重要鉴别特征是，患牙为牙髓炎，牙髓并未坏死。因此，成牙本质细胞层通常较为完整，其治疗是分解剩余的牙髓组织而非破坏它。虽然牙本质-成牙本质细胞复合体高度特化且难以再生，但是仍存在于根管内的固有细胞能够再生出牙髓组织。根据定义，“再生”是指在根管中重新形成牙髓组织，随后可行使正常稳定的功能。如果按照这个定义，我们目前的治疗方法都不满足这些要求，因此它们都不是真正的再生治疗，而是修复治疗。

以上这些对于当前牙髓再生治疗的讨论显然非常重要，它们仍然是需要解决的科学问题。然而在临床上，这些治疗方法仍具有重要意义，即便它们还没有明确的适应证和禁忌证。除了牙髓再生的定义之外，如何在根管中形成活性组织仍存在许多问题。有研究证实，牙髓血运重建术后的根管中确实存在干细胞（Lovelace等2011）。解释这一发现的最合理假设是SCAP的募集对于新生组织的形成至关重要；然而，这些细胞的来源仍然存在争议。近期研究发现，在接受相同的牙髓血运重建术后，成熟恒牙根管中也可以发现干细胞。因此，根尖牙乳头的存在可能不是牙髓血运重建术的必要条件。今后的研究将进一步确定干细胞龛在愈合过程中的作用（Chrepa等2015）。

以上假设表明，牙髓血运重建术的适应证应限于年轻恒牙；然而，如果祖细胞可以从根尖牙乳头以外的其他位置募集，那么适应证可扩展到成熟恒牙。如果祖细胞龛位于根尖周组织，那么理论上可以将它们募集到根管中。这可以解释为什么根管内的新生组织更接近于牙周组织而非牙髓样组织。如果这一假设成立，那么可以采用这种方法治疗成熟恒牙。

10.8　牙髓血运重建的治疗步骤（ESE推荐的指南）（Galler等2016）

第一阶段：

— 清洁牙齿，麻醉，橡皮障隔离，术区消毒（例如使用碘伏）。

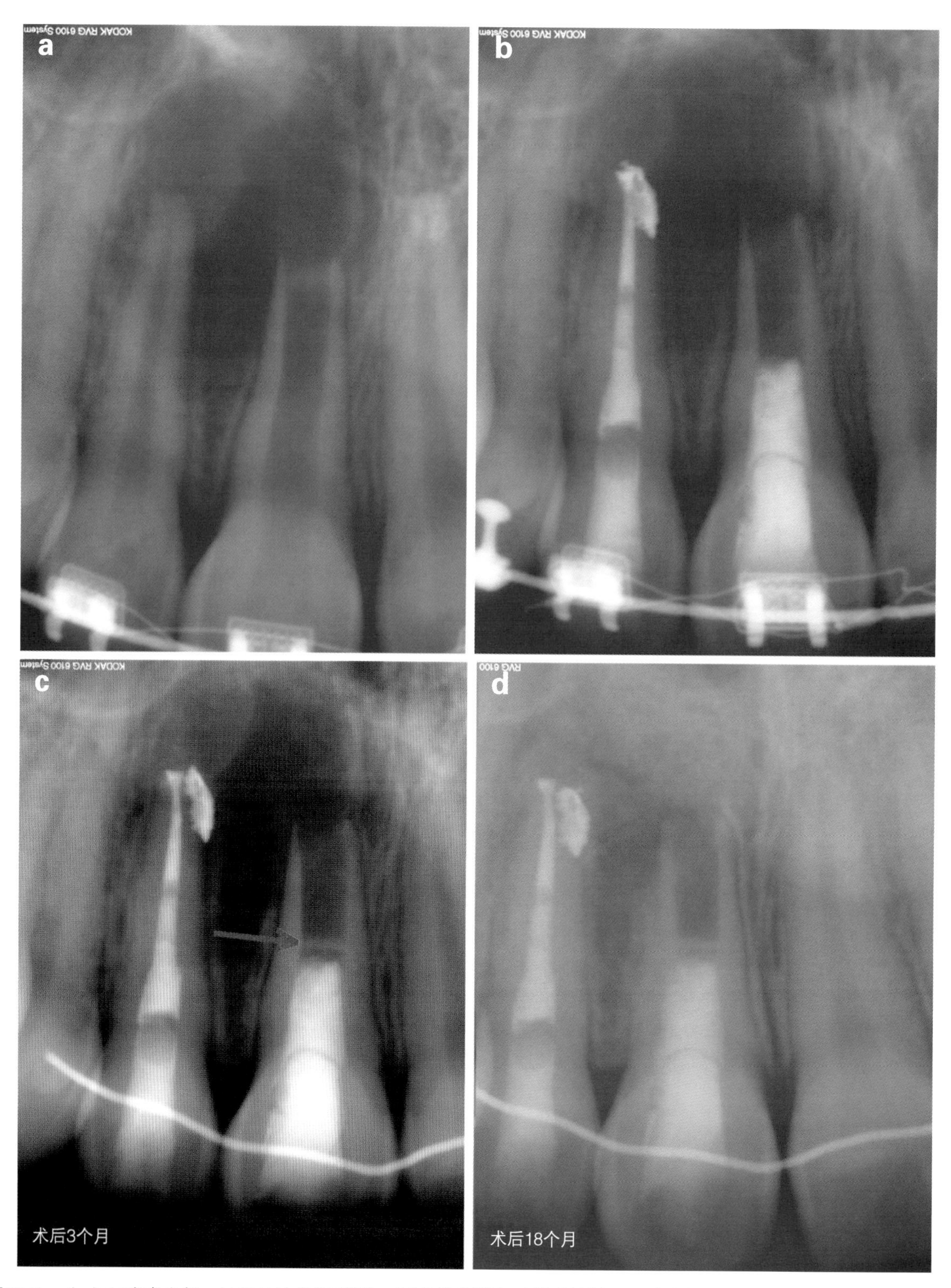

图10.5　（a）15岁青少年，11和12的术前X线片，可见根尖周大面积透射影。两颗牙齿的牙髓活力测试结果均为阴性。（b）12已行根管治疗，11行牙髓血运重建术。（c）术后3个月。患牙根尖周透射影范围缩小，钙化屏障清晰可见。（d）术后18个月。患牙根尖周骨质完全愈合。

— 开髓。

— 使用合适的根管器械去除松散或坏死的牙髓组织。

— 避免对根管壁进行机械预备。

— 1.5%~3%次氯酸钠（20mL，5分钟）冲洗，使用侧方开口的冲洗针头，置于活性组织上方2mm处。

— 如伴有出血或渗出（用纸尖吸收），可能需要延长冲洗时间。

— 0.9%盐水（5mL）冲洗，以尽量减少次氯酸钠对活性组织的细胞毒性。

— 用纸尖干燥。

— 20mL 17%EDTA冲洗。

— 将不会造成牙齿染色的氢氧化钙糊剂均匀注入根管中。

— 根据所使用的修复材料，在根管内的氢氧化钙糊剂上直接进行冠方封闭。

第二阶段（2~4周后）：

— 如果炎症没有消退，更换氢氧化钙。在此阶段可考虑全身使用抗生素。

— 清洁牙齿，麻醉，橡皮障隔离，术区消毒。

— 去除暂封物。

— 活性17%EDTA（20mL，5分钟）冲洗，使用侧方开口的冲洗针头，放置在组织上方2mm处。

— 0.9%盐水（5mL）冲洗，以减少冲洗液对靶细胞的影响。

— 纸尖干燥根管。

— 将一支根管锉（例如40号H锉）的尖端预弯，插入根管中，对根尖周组织进行机械刺激（旋转），将血液引入根管中。

— 让根管充满血液，直到龈缘下2mm处，等待15分钟形成血凝块。

— 将胶原海绵切割成直径大于根管冠部直径且高度为2~3mm，放置在血凝块上方，让胶原海绵浸透液体，以避免形成空腔。

— 将硅酸钙基水门汀（例如MTA）置于胶原海绵上，厚度约2mm。应将其置于牙骨质-牙釉质交界处下方。

— 使用流动性较好的光固化玻璃离子水门汀或氢氧化钙水门汀。

— 使用金刚砂车针或用氧化铝喷砂清理髓腔壁。

— 用粘接修复材料封闭髓腔及窝洞。

嘱患者分别于术后3、6、12、18和24个月分别复诊，之后每年复诊1次，观察期长达5年。应根据流程图进行临床诊断测试。

10.9 再生、修复和重塑：结语

骨质经历不断的重塑，周转率不到几个月。因此，新分泌的骨组织将与陈旧的骨组织融合，使得骨质成为新旧组织的结合。如果骨组织与其所在的微环境在生物学上并不相容，那么重塑还可导致再生组织的部分或完全破坏（Leucht等2008）。

牙本质与骨质不同，不会发生重塑，且不会被新生组织取代。组织学上，第三期牙本质与继发性牙本质相似；然而并不完全一样，也不具有与原发性牙本质连续的牙本质小管。牙本质-牙髓界面可被视为牙本质-成牙本质细胞复合体，因为成牙本质细胞突延伸至牙本质小管中，并在成牙本质细胞层相互混合，从而形成一个整体，其作用类似于一种隔膜，通过Weil层（无细胞层）与下方的牙髓隔开。龋病、创伤或医源性损伤破坏了成牙本质细胞隔膜而使牙髓组织暴露，并使其易于损伤。

确定修复/再生过程的组织来源，需要对组织形成细胞上的标记物（通常是蛋白质）进行鉴定。基于这些标记物的存在、细胞行为（尤其是生物矿化）以及新生组织的结构，可以推断出这些新生组织的起源。尽管如此，由于新生组织通常缺乏特定的分子标记，因此相关细胞被赋予后缀“样”（例如成牙本质细胞样细胞）。通过这种方法，可以区分正常组织和新生组织，证实后者是修复形成而不是再生。在口腔生物学领域，传统上将牙齿细胞分泌的矿化组织均可视为牙本质；只有少量研究描述第三期牙本质合成期间所产生的矿物质类型。有研究通过X线分析证实，盖髓后形成的修复性牙本质的晶体结构接近于直型牙本质，但是两者的蛋白质水平不同（Simon等2008）。然而，目前关于矿化组织的确切性质所知甚少，牙本质和骨之间可能存在的差异尚未得到合理解释。这些知识可以让我们描述矿化组织的准确性质和组成，并将愈合过程确定为真正的再生或修复。

参考文献

[1] Chrepa V, Henry MA, Daniel BJ, Diogenes A (2015) Delivery of apical mesenchymal stem cells into root canals of mature teeth. J Dent Res 94:1653.

[2] Cooper PR, McLachlan JL, Simon S, Graham LW, Smith AJ (2011) Mediators of in ammation and regeneration. Adv Dent Res 23:290–295.

[3] Dummer PM, Hicks R, Huws D (1980) Clinical signs and symptoms in pulp disease. Int Endod J 13(1):27–35.

[4] Farges JC, Keller JF, Carrouel F, Durand SH, Romeas A, Bleicher F et al (2009) Odontoblasts in the dental pulp immune response. J Exp Zool B Mol Dev Evol 312B(5):425–436.

[5] Ferracane JL, Cooper PR, Smith AJ (2010) Can interaction of materials with the dentin-pulp com- plex contribute to dentin regeneration? Odontology 98(1):2–14.

[6] Galler KM, Krastl G, Simon S, Van Gorp G, Meschi N, Vahedi B, Lambrechts P (2016) European Society of Endodontology position

statement: revitalization procedures. Int Endod J. 49(8):717–723. https://doi.org/10.1111/iej.12629 Epub 2016 Apr 23.

[7] Goldberg M, Six N, Chaussain C, DenBesten P, Veis A, Poliard A (2009) Dentin extracellular matrix molecules implanted into exposed pulps generate reparative dentin: a novel strategy in regenerative dentistry. J Dent Res 88:396–399.

[8] Graham L, Cooper PR, Cassidy N, Nor JE, Sloan AJ, Smith AJ (2006) The effect of calcium hydroxide on solubilisation of bio-active dentine matrix components. Biomaterials 27(14): 2865–2873.

[9] Hilton TJ, Ferracane JL, Mancl L (2013) Comparison of CaOH with MTA for direct pulp capping: a PBRN randomized clinical trial. J Dent Res 92(7 Suppl):16S–22S.

[10] Hirata A, Dimitrova-Nakov S, Djole S-X, Ardila H, Baudry A, Kellermann O et al (2014) Plithotaxis, a collective cell migration, regulates the sliding of proliferating pulp cells located in the apical niche. Connect Tissue Res 55(Suppl 1):68–72.

[11] Iwaya SI, Ikawa M, Kubota M (2001) Revascularization of an immature permanent tooth with apical periodontitis and sinus tract. Dent Traumatol 17(4):185–187.

[12] Laurent P, Camps J, About I (2012) Biodentine(TM) induces TGF-β1 release from human pulp cells and early dental pulp mineralization. Int Endod J 45:439.

[13] Leucht P, Kim J-B, Amasha R, James AW, Girod S, Helms JA (2008) Embryonic origin and Hox status determine progenitor cell fate during adult bone regeneration. Development 135(17):2845–2854.

[14] Liu J, Jin T, Ritchie H, Smith A, Clarkson B (2005) In vitro differentiation and mineralization of human dental pulp cells induced by dentin extract. In Vitro Cell Dev Biol Anim 41(7): 232.

[15] Lovelace TW, Henry MA, Hargreaves KM, Diogenes A (2011) Evaluation of the delivery of mes- enchymal stem cells into the root canal space of necrotic immature teeth after clinical regenera- tive endodontic procedure. J Endod 37(2):133–138.

[16] Martin G, Ricucci D, Gibbs JL, Lin LM (2013) Histological ndings of revascularized/revital- ized immature permanent molar with apical periodontitis using platelet-rich plasma. J Endod 39:138–144.

[17] Nair PN, Duncan HF, Pitt Ford TR, Luder HU (2007) Histological, ultrastructural and quantitative investigations on the response of healthy human pulps to experimental capping with mineral trioxide aggregate: a randomized controlled trial. Int Endod J 41(2):128–150.

[18] Nosrat A, Li KL, Vir K, Hicks ML, Fouad AF (2013) Is pulp regeneration necessary for root matu- ration? J Endod 39(10):1291–1295.

[19] Ostby BN (1961) The role of the blood clot in endodontic therapy. An experimental histologic study. Acta Odontol Scand 19:324–353.

[20] Ricucci D, Loghin S, Siqueira JF (2014) Correlation between clinical and histologic pulp diagno- ses. J Endod 40:1932–1939.

[21] Rutherford RB, Wahle J, Tucker M, Rueger D, Charette M (1993) Induction of reparative den- tine formation in monkeys by recombinant human osteogenic protein-1. Arch Oral Biol 38(7):571–576.

[22] Rutherford RB, Spångberg L, Tucker M, Rueger D, Charette M (1994) The time-course of the induction of reparative dentine formation in monkeys by recombinant human osteogenic pro- tein-1. Arch Oral Biol 39(10):833–838.

[23] Shanmugam V, Schilling A, Germinario A, Met M, Kim P, Steinberg J et al (2012) Prevalence of immune disease in patients with wounds presenting to a tertiary wound healing center. Int Wound J 9(4):403–411.

[24] Shimizu E, Ricucci D, Albert J, Alobaid AS, Gibbs JL, Huang GT-J et al (2013) Clinical, radio- graphic, and histological observation of a human immature permanent tooth with chronic api- cal abscess after revitalization treatment. J Endod 39:1078–1083.

[25] Simon S, Rilliard F, Berdal A, Machtou P (2007) The use of mineral trioxide aggregate in one-visit apexi cation treatment: a prospective study. Int Endod J 40(3):186–197.

[26] Simon S, Cooper P, Smith A, Picard B, Naulin I C, Berdal A (2008) Evaluation of a new labora- tory model for pulp healing: preliminary study. Int Endod J 41(9):781.

[27] Simon S, Cooper PR, Lumley PJ, Berdal A, Tomson PL, Smith AJ (2009a) Understanding pulp biology for routine clinical practice. Endod Pract Today 3(3):171–184.

[28] Simon SR, Smith AJ, Lumley PJ, Berdal A, Smith G, Finney S et al (2009b) Molecular characteri- sation of young and mature odontoblasts. Bone 45(4):693–703.

[29] Simon S, Smith AJ, Berdal A, Lumley PJ, Cooper PR (2010) The MAP kinase pathway is involved in odontoblast stimulation via p38 phosphorylation. J Endod 36(2):256–259.

[30] Simon SRJ, Berdal A, Cooper PR, Lumley PJ, Tomson PL, Smith AJ (2011) Dentin-pulp complex regeneration: from lab to clinic. Adv Dent Res 23(3):340–345.

[31] Simon SR, Smith AJ, Lumley PJ, Cooper PR, Berdal A (2013a) The pulp healing process : from generation to regeneration. Larjava H, editor. Endod Topics 26:41–56.

[32] Simon S, Perard M, Zanini M, Smith AJ, Charpentier E, Djole SX et al (2013b) Should pulp chamber pulpotomy be seen as a permanent treatment? Some preliminary thoughts. Int Endod J 46(1):79–87.

[33] Smith AJ, Duncan HF, Diogenes A, Simon S, Cooper PR (2016) Exploiting the bioactive proper- ties of the dentin-pulp complex in regenerative endodontics. J Endod 42(1):47–56.

[34] Thibodeau B, Teixeira F, Yamauchi M, Caplan DJ, Trope M (2007) Pulp revascularization of immature dog teeth with apical periodontitis. J Endod 33(6):680–689.

[35] Tomson PL, Grover LM, Lumley PJ, Sloan AJ, Smith AJ, Cooper PR (2007) Dissolution of bio- active dentine matrix components by mineral trioxide aggregate. J Dent 35(8):636–642.

[36] Witherspoon DE (2008) Vital pulp therapy with new materials: new directions and treatment per- spectives--permanent teeth. J Endod 34(7 Suppl):S25–S28.

[37] Zanini M, Sautier JM, Berdal A, Simon S (2012) Biodentine induces immortalized murine pulp cell differentiation into odontoblast-like cells and stimulates biomineralization. J Endod 38(9):1220–1226.